管理栄養士養成のための
栄養学教育モデル・コア・カリキュラム準拠

第11巻

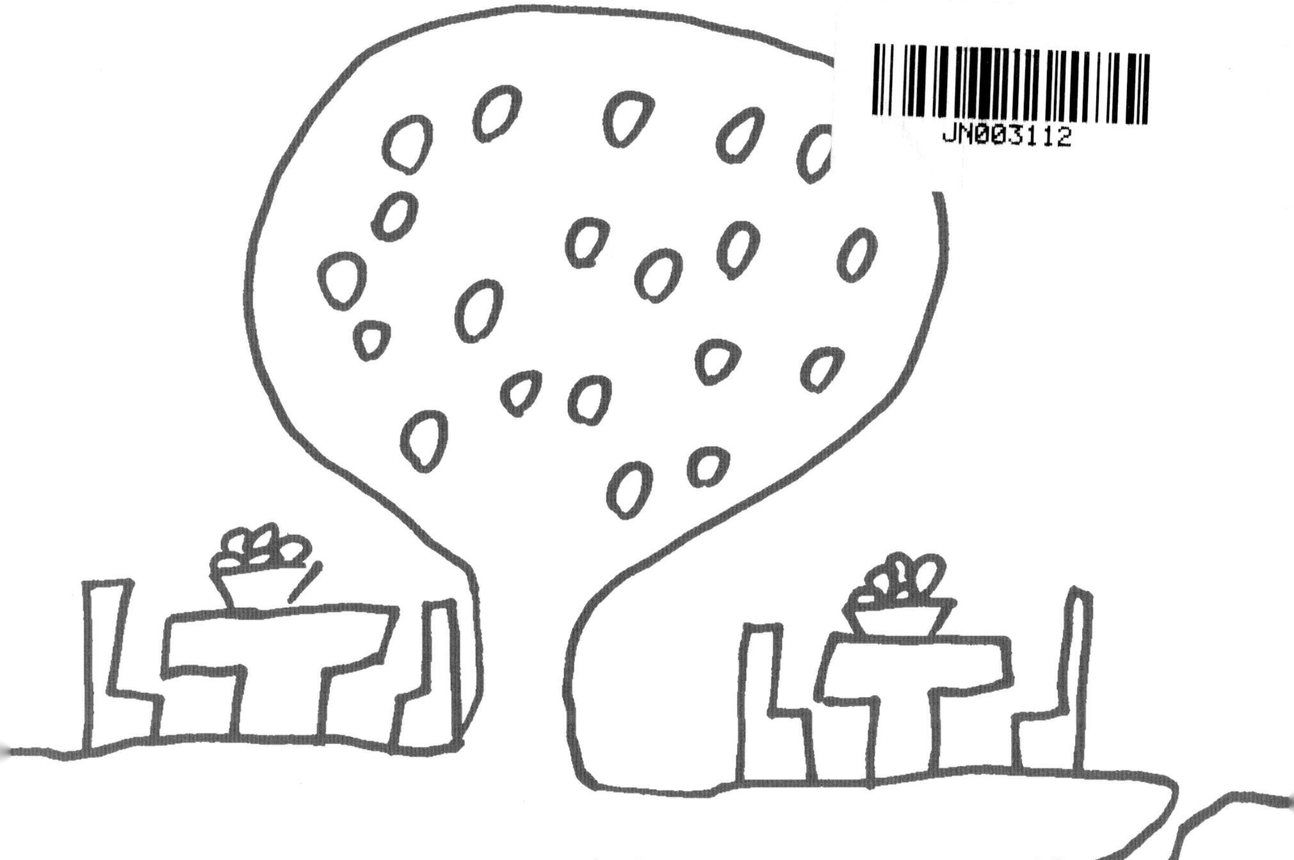

給食経営管理論 第2版

給食と給食経営管理における関連項目の総合的理解

特定非営利活動法人 日本栄養改善学会　監修

市川陽子・神田知子　編

医歯薬出版株式会社

監修

特定非営利活動法人 日本栄養改善学会

編者

市川 陽子	いちかわ ようこ	静岡県立大学食品栄養科学部 教授
神田 知子	こうだ ともこ	同志社女子大学生活科学部 教授

執筆者一覧

赤尾 正	あかお ただし	大阪樟蔭女子大学健康栄養学部 准教授
石田 裕美	いしだ ひろみ	女子栄養大学栄養学部 教授
市川 陽子	前掲	
上岡 章男	うえおか あきお	（株）ウエテック研究所 代表取締役
金光 秀子	かなみつ ひでこ	山形県立米沢栄養大学健康栄養学部 教授
金谷 由希	かなや ゆき	山形県立米沢栄養大学健康栄養学部 講師
神田 知子	前掲	
齋藤 長徳	さいとう ちょうとく	青森県立保健大学健康科学部 教授
佐々木ルリ子	ささき るりこ	宮城学院女子大学生活科学部 教授
柴﨑 みゆき	しばさき みゆき	つくば国際大学医療保健学部 准教授
髙橋 孝子	たかはし たかこ	大阪公立大学大学院生活科学研究科 准教授
名倉 秀子	なぐら ひでこ	十文字学園女子大学人間生活学部 教授
縄田 敬子	なわた けいこ	相模女子大学栄養科学部 准教授
韓 順子	はん すんじゃ	元 愛知淑徳大学健康医療科学部 教授
細山田 洋子	ほそやまだ ようこ	関東学院大学栄養学部 教授
堀端 薫	ほりばた かおり	女子栄養大学栄養学部 准教授

（五十音順）

This book is originally published in Japanese
under the title of :

KANRIEIYOSHIYOSEINOTAMENO EIYOGAKUKYOIKU MODERU KOA KARIKYURAMU JUNKYO
KYUSHOKUKEIEIKANRIRON

(Based on the Nutritional Science Education Model Core Curriculum for Training of Registered Dietitians-
Food Service Management)

Editor :
The Japanese Society of Nutrition and Dietetics

ISHIYAKU PUBLISHERS, INC.
7-10, Honkomagome 1 chome, Bunkyo-ku,
Tokyo 113-8612, Japan

特定非営利活動法人 日本栄養改善学会

管理栄養士養成のための
栄養学教育モデル・コア・カリキュラム準拠
教科書シリーズ発刊に寄せて

管理栄養士養成のための栄養学教育モデル・コア・カリキュラム

国民の健康問題や少子高齢化社会におけるさまざまな問題を改善できる高度な専門的知識および技能を有する管理栄養士の育成を目的とし，平成 12（2000）年に栄養士法の改正が行われました．一方，管理栄養士養成施設数は，平成 7（1995）年の約 30 校から平成 30（2018）年には 150 校ほどに急増し，毎年約 1 万人が管理栄養士国家試験に合格し，管理栄養士名簿に登録され，その教育の質の担保が重要となっています．

日本栄養改善学会では，教育課程は本来その専門職のコアカリキュラムに基づいて設定されるべきものという考え方から，学術団体として独自に「管理栄養士養成課程におけるモデルコアカリキュラム」の検討を行ってきました．その実績を踏まえ，厚生労働省から委託を受け，平成 30（2018）年度に「**管理栄養士・栄養士養成のための栄養学教育モデル・コア・カリキュラム**」を策定，公表しました．

本モデル・コア・カリキュラムでは，管理栄養士・栄養士に共通して期待される像を「栄養・食を通して，人々の健康と幸福に貢献する」としました．栄養学を学術的基盤とし，栄養・食を手段として，さまざまな人々の健康はもとより，より広義の well-being に寄与する専門職であることを，明瞭簡潔に表現したものです．

そして，期待される像を実現するモデル・コア・カリキュラムの全体的な構造を概念図（次頁）にしました．上部の A「管理栄養士・栄養士として求められる基本的な資質・能力」の達成に向けて，B を踏まえ，左側の C から右側の G や H へと，基礎的な学修内容から総合的，統合的な内容へと学修が発展します．また，基礎教養科目や各養成施設の教育理念に基づく独自の教育内容も位置づけています．

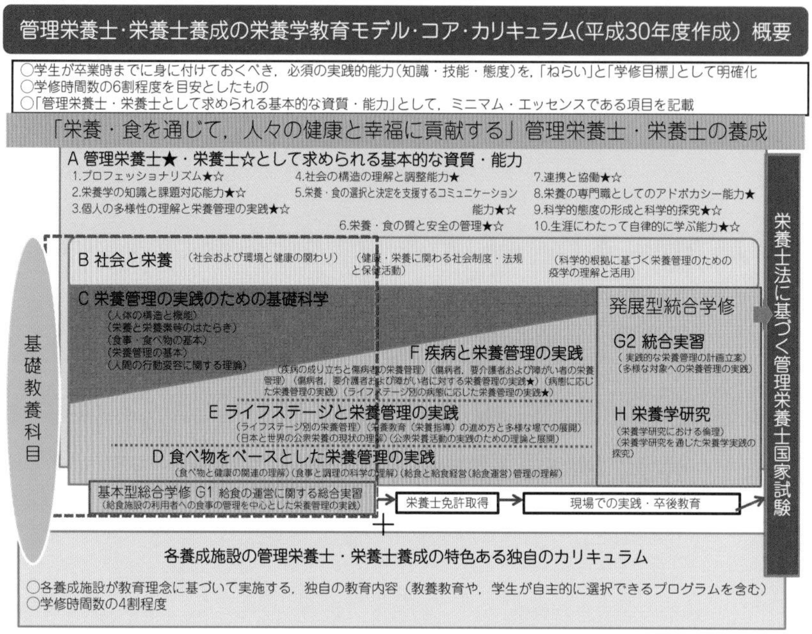

モデル・コア・カリキュラムの趣旨と活用

本モデル・コア・カリキュラムでは，管理栄養士養成における基礎教養分野を除く学修時間の3分の2程度で履修可能となるよう内容を精選しています．学生が卒業時までに身につけておくべき必須の実践能力について，具体的な学修目標をいわゆるコンピテンシーの獲得として記述しました．共通したモデル・コア・カリキュラムに基づく学修は，社会に対する管理栄養士の質保証に資するとともに，管理栄養士は何ができる専門職なのかを広く国民に対して提示することにもなります．

養成課程のカリキュラム構築は，各分野の人材養成に対する社会的要請や学問領域の特性等を踏まえつつ，各養成施設が建学の精神や独自の教育理念に基づいて自主的・自律的に行うべきものです．各養成施設がカリキュラムを編成するに当たっては，学修目標だけでなく，学修内容や教育方法，学修成果の評価のあり方等も重要な検討課題です．各養成施設においては，本モデル・コア・カリキュラムの学修目標を内包したうえで，特色ある独自のカリキュラムを構築されることを期待申し上げます．

新シリーズ編集の経緯・ねらい

日本栄養改善学会では2011年より，医歯薬出版株式会社との共同事業として，学会独自のモデル・コア・カリキュラムに基づく教科書シリーズを発行してまいりました．この度，新たに国として初めての「管理栄養士・栄養士養成のための栄養学教育モデル・コア・カリキュラム」の策定を受け，これまでのシリーズを全面刷新することにいたしました．

新シリーズは，厚生労働省の了解も得て，「管理栄養士養成のための栄養学教育モデル・コア・カリキュラム準拠」教科書シリーズと称することとなりました．各巻の編者は，モデル・コア・カリキュラム策定に深く携わった先生方にお引き受けいただき，栄養学教育および管理栄養士の職務に造詣の深い先生方にご執筆をお願いしました．

本モデル・コア・カリキュラムは，先述の概念図に示すように，科目の相互のつながりや学修内容の発展段階を踏んで上級学年へと進められるように構成されています．このため新シリーズは，国家試験の出題基準に沿った目次構成となっている従来の教科書とは異なり，管理栄養士養成課程での系統立った学修の流れを示し，各巻のつながりを意識した構成といたしました．学生が卒業後一人の管理栄養士として現場に出た際に，管理栄養士・栄養士の期待される像の実現を可能とできるように，構成や内容の充実を図っております．

読者に期待すること

管理栄養士養成課程で学ぶ皆さんは，卒業後は大きな社会の変革のなかで，課題解決力をもち，「栄養・食を通して，人々の健康と幸福に貢献する」管理栄養士となることが期待されます．栄養学およびその背景にある学問や科学・技術の進歩に伴う新たな知識や技能について，すべてを卒前教育で修得することは困難であり，卒業後も自律的に自己研鑽していくことが必要です．そのための基本的な能力を，本シリーズを通して培っていただければ，編者，執筆者一同，幸甚に思います．

2021 年 2 月

村山伸子
特定非営利活動法人 日本栄養改善学会　理事長

武見ゆかり
特定非営利活動法人 日本栄養改善学会　前理事長

第2版 序

本書は，日本栄養改善学会監修による厚生労働省委託事業「管理栄養士養成課程のための栄養学教育モデル・コア・カリキュラム」に準拠した教科書シリーズの第11巻である．

新モデル・コア・カリキュラムでは，その概念図において，「D. 食べ物をベースにした栄養の実践」が，すべての栄養の実践領域の根底を支える形で描かれている．「D-3. 給食と給食管理の理解」はこれに含まれる．すなわち，栄養管理，栄養介入に必要な方法，技術として明確に位置づけられたのである．

また，新モデル・コア・カリキュラムは，概念図だけでなく本文においても，科目相互のつながりを説明している．同時に「給食と給食管理の理解」においても，各管理項目の学修で修得した知識・技術を踏まえて，あるいは統合して，別の管理項目の内容を理解する必要があることを示している．

たとえば，モデル・コア・カリキュラム3-5)「給食の生産・提供における衛生管理」では，給食の資源（人，食材料，施設・設備，資金等）やオペレーションシステムに応じた衛生管理が説明できること，3-6)「給食の生産管理」では，食材料管理，品質管理，衛生管理を統合して作業指示書を作成できること等が，学修目標の一つになっている．

旧シリーズの第9巻では，Part 1「給食を理解する」，Part 2「給食経営管理を理解する」の2部構成となっていたが，本書では，新しいモデル・コア・カリキュラムの内容を踏まえ，2部構成とせず目次を再構築した．各管理項目の関連性については，Chapter 0（本書の活用方法について）を設け，図0-1に関連図として示しているのでぜひ参照し，「つながり」を意識した学修を進めてほしい．

現在，特定給食施設を取り巻く現状は厳しく，慢性的な労働力不足に加え，世界情勢を背景にした物価高騰の影響は深刻である．特定給食施設における「栄養管理の主体である給食」を，持続可能なものとするため，マネジメントサイクルを回し，課題の解決に対応できる管理栄養士が求められている．本書を活用して，真に栄養の実践に結びつく給食経営管理の理解に努めてほしい．

最後に，本書の出版に当たりお世話になりました医歯薬出版編集部の皆様に，心より感謝申し上げます．

2024年1月

編者一同

序

本書は，日本栄養改善学会監修による厚生労働省委託事業「管理栄養士養成課程のための栄養学教育モデル・コア・カリキュラム」に準拠した教科書シリーズの第 11 巻である．

新モデル・コア・カリキュラムでは，その概念図において，「D. 食べ物をベースにした栄養の実践」が，すべての栄養の実践領域の根底を支える形で描かれている．「D-3. 給食と給食管理の理解」はこれに含まれる．すなわち，栄養管理，栄養介入に必要な方法，技術として明確に位置づけられたのである．

また，新モデル・コア・カリキュラムは，概念図だけでなく本文においても，科目相互のつながりを説明している．同時に「給食と給食管理の理解」においても，各管理項目の学修で修得した知識・技術を踏まえて，あるいは統合して，別の管理項目の内容を理解する必要があることを示している．

たとえば，モデル・コア・カリキュラム 3-5)「給食の生産・提供における衛生管理」では，給食の資源（人，食材料，施設・設備，資金等）やオペレーションシステムに応じた衛生管理が説明できること，3-6)「給食の生産管理」では，食材料管理，品質管理，衛生管理を統合して作業指示書を作成できること等が，学修目標の一つになっている．

旧シリーズの第 9 巻では，Part 1「給食を理解する」，Part 2「給食経営管理を理解する」の 2 部構成となっていたが，本書では，新しいモデル・コア・カリキュラムの内容を踏まえ，2 部構成とせず目次を再構築した．各管理項目の関連性については，Chapter 0（本書の活用方法について）を設け，図 0-1 に関連図として示しているのでぜひ参照し，「つながり」を意識した学修を進めてほしい．

特定給食施設の栄養管理の主体は給食である．現在，特定給食施設を取り巻く現状は厳しく，労働力不足，食材料費の高騰，さらに COVID-19 の感染対策や利用者の減少などの影響は深刻である．持続可能な栄養管理の推進のために，マネジメントサイクルを回し，これらに対応できる専門家に期待が集まっている．本書を活用して，栄養の実践に結びつく給食経営管理の理解に努めてほしい．

最後に，本書の出版に当たりお世話になりました医歯薬出版編集部の皆様に，心より感謝申し上げます．

2021 年 3 月

編者一同

Contents

Chapter

0

本書の活用方法について

1. 学修項目の関連性と本書の活用

図0-1は，本書における**Chapter**ごとの学修項目の関連性を示したものである．管理栄養士の役割の一つは食べ物をベースとして栄養管理を行うことである．給食の目的は提供する施設に応じて異なっており，それぞれの施設や対象者に対して適切な給食を提供し，栄養管理を実践する必要がある（**Chapter 1，3**）．

給食の運営システムには，クックサーブやクックチルなどがあり，それらのシステムに応じて施設・設備，食材購入や調理を行うタイミングが異なる．また，調理の施設・設備の違いにより，それぞれの厨房機器に応じた調理方法や提供方法を検討することになる（**Chapter 2，4，5，6，8**）．当然のことながら，これらは徹底した衛生管理（**Chapter 7**）のもとで実践される．

給食利用者の栄養管理を継続的に行うためには，利用者に応じた品質の給食を提供すること，摂食量の把握を行い，給食を通した栄養管理の評価を行うシステムを構築することが重要となる（**Chapter 3**）．利用者のニーズに応じたメニューを提供することが摂食量の増加につながるため，満足度調査も必要である（**Chapter 9**）．給食提供および栄養管理を持続的に行うためには，組織管理や原価管理の他，危機管理対策が欠かせない（**Chapter 10，11**）．これらの関連を意識しながら学修に結びつけることが重要である．

各施設や外食産業では，それぞれに対象者が異なるため，管理栄養士・栄養士の役割は多岐にわたる（**Chapter 12，13**）．給食の資源である人・食材・施設・設備をどのように活用し，給食の運営と栄養管理が行われているかについては，現場での実習を通して学ぶ必要がある．

各章を学修する際には，図0-1に立ち返って各**Chapter**の関連性を確認しながら学修を進めていってほしい．

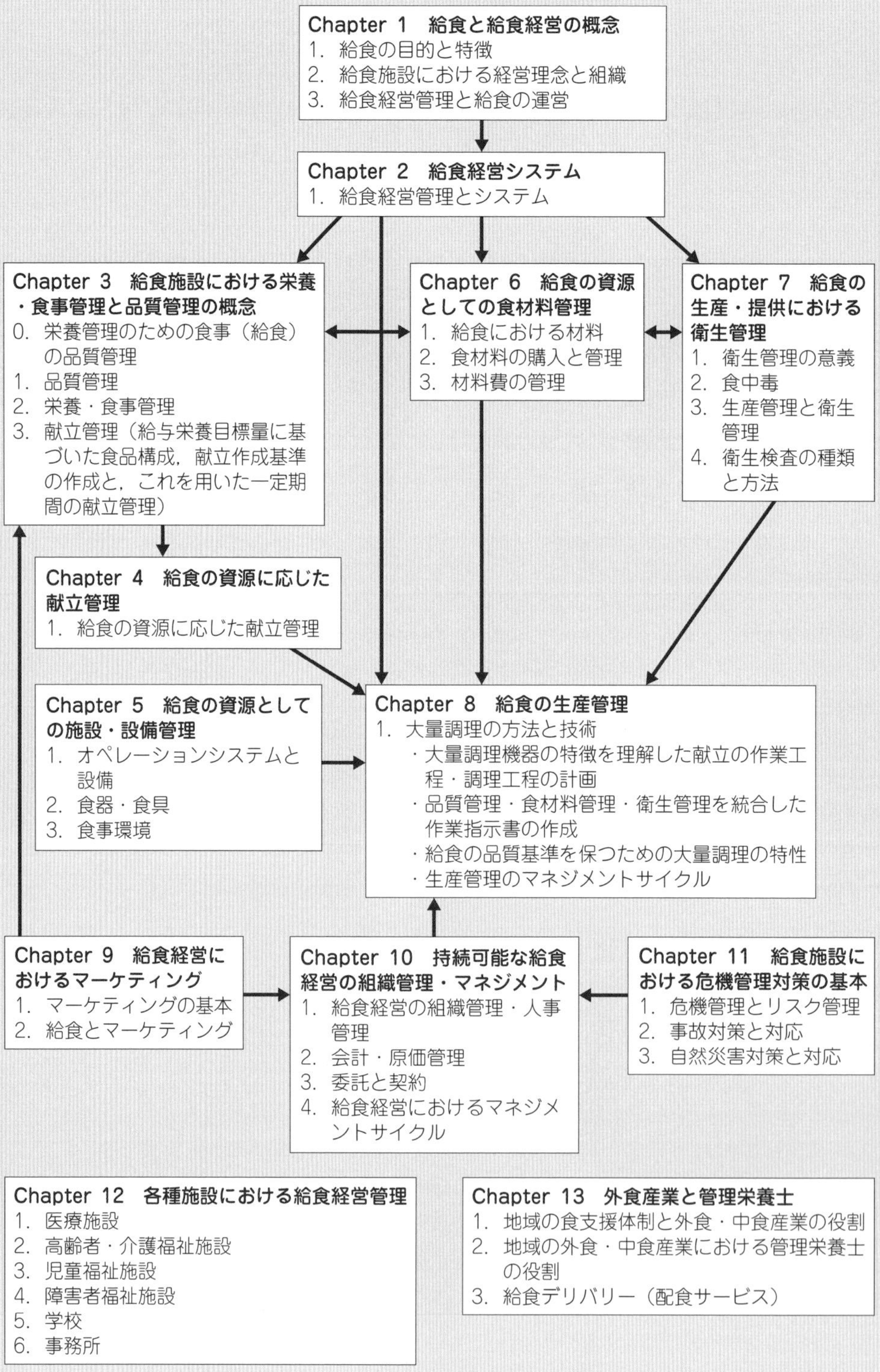

図 0-1 ●本書における学修項目の関連性

Chapter
1
給食と給食経営の概念

学修到達のポイント

- 特定給食施設における給食の意義・役割が説明できる.
- 給食経営の資源を説明できる.
- 給食経営におけるマネジメントサイクルを説明できる.
- 給食経営管理におけるトータルシステムとサブシステムを説明できる.

本 Chapter「給食と給食経営の概念」は，給食を利用する特定多数の人々の栄養管理を適切に行い，給食の運営全体をマネジメントするための理論的な考え方をまとめている．給食を作り，提供する諸活動をサブシステムとして捉え，それらを統合したトータルシステムの組み立てを体系的に整理する．さらには，管理栄養士が給食経営において果たす役割を考える．

1. 給食の目的と特徴

1）給食と給食施設の種類別の特徴

❶ 給食と給食施設

給食とは，給食施設において食事を提供することや提供する食事のことである．したがって，給食は，給食を利用する人々の栄養状態に直接的に介入することになる．

給食施設とは，施設（組織体）に付属するものであり，その施設（組織）に所属しているあるいは施設を利用する人々に対して，継続的に食事を提供する施設のことである．

給食の対象者は，施設利用者に限定される．

・利用者は組織に属する人々であり，特定された多数人である．

・利用者は継続して給食を摂取するため，給食は利用者の習慣的な摂取量に寄与する．

対象者が多数であっても，給食は個々人のエネルギーおよび栄養素の習慣的摂取量に寄与するため，給食施設では，給食を利用者の栄養管理における食事介入として位置づける必要がある．

❷ 健康増進法と特定給食施設

わが国では，給食が人々の健康増進に与える影響を踏まえ，その運営に関して法律で基本事項を定めている．これが健康増進法である〔2003（平成15年）年5月1日施行〕．健康増進法第20条では，給食施設を特定給食施設とし，次のように定めている．

「**特定かつ多数の者に対して継続的に食事を供給する施設のうち栄養管理が必要なものとして，厚生労働省令で定めるものをいう**.」

また，健康増進法施行規則第5条において厚生労働省令で定める施設とは，

「**継続的に1回100食以上又は1日250食以上の食事を供給する施設**」としている．

栄養管理とは，人々の栄養状態がより向上することを目標に，栄養補給，栄養教育などを通じて対象者（集団）に介入し，食生活の改善を支援する活動およびそのマネジメントである．給食施設において，適切な栄養管理を行うことは，**対象者（集団）に適した食事提供による栄養補給**という直接的な介入を実施することによって，栄養状態をよりよい方向に導くことである．そのためには，対象者（集団）の食事改善の必要性を明らかにし，問題点の改善を目標に介入し，改善に導けるような活動でなければならない．

❸ 給食施設の種類別の特徴

代表的な給食施設の特徴を**表1-1**に示す．1日のうちの昼食1食である施設もあれば，生活の場として，1日3回の食事を提供している施設もある．その施設の目的に応じて利用者集団のライフステージや栄養状態・健康状態等の特徴も異なる．よって**給食の目的や役割は施設の種類によって異なる**．

給食施設の種類はさまざまであるが，共通する給食の目的は，給食の利用者のQOLの向上であり，給食の役割は，健康の保持・増進に寄与することである．

2）食環境としての給食の意義・役割

❶ 食環境としての位置づけ

給食は，利用者の食環境の一つに位置づけられる．一般飲食店（外食）や惣菜，加工食品を販売する店（中食）と同様に，家庭外で食べ物を入手する際にアクセスする食環境の一つである．一般飲食店等は対象者が不特定でありその利用は継続的ではない．これに対して給食は，利用者が特定される多数の人々（集団）であり，継続的に利用されるため，健康的な食事にアクセスできるような食環境としての役割がある．

❷ 給食と栄養管理

栄養管理のプロセスは，①対象者の栄養状態のアセスメント，②栄養状態の評価・判定，③食事改善の目標設定，④栄養ケア（栄養補給あるいは栄養

表 1-1 ●給食施設の種類別の特徴

給食施設の分類	関連法規	代表的な施設	利用者の特徴	給食の特徴
医療施設	医療法 健康保険法	病院	病院に入院している患者（すべてのライフステージ）	患者の治療に寄与する．対象者の疾患とライフステージに対応した治療食であって，摂食機能に応じた食事形態に展開するために，食種が多い．365 日，3 食給食として運営する．選択食も実施されている．
高齢者・介護福祉施設	介護保険法 医療法 老人福祉法	介護老人保健施設	施設に入所している介護が必要な高齢者	入所者にとっての生活の場であり，栄養状態の改善，QOL の向上に寄与する．対象者の摂食機能に応じた食事形態に展開する．365 日，3 食給食として運営する．選択食も実施されている．
児童福祉施設	児童福祉法	保育所	保育に欠ける乳児または幼児	乳幼児の発育・発達に寄与する．通所施設であり，昼食とおやつが提供される．保育時間によっては，補食や夕食などを提供をする場合もある．発育・発達段階に応じ，ミルク，離乳食，幼児食と展開する．多くの場合は，平日および土曜日に開園している．1 献立で実施される．
学校	学校給食法 公立義務教育諸学校の学級編成及び教職員定数の標準に関する法律	小学校	学校に通う小学生（児童）	児童の成長に寄与し，学校教育の場での食事として，給食は生きた教材としての機能を有する．学校のある日の昼食が提供される．成長期であり，一部選択食も導入されているが，基本的には主食・おかず・牛乳の食事パターンの 1 献立である．
事業所	労働安全衛生法	企業	その企業に勤務する従業員	勤労者の健康管理に寄与する．主に勤務日の昼食が提供される．勤務体制によっては朝食，夕食，夜勤食などが提供される場合もある．給食の利用は自由である．複数の種類の食事を提供し，利用者が自由に選ぶ．

教育）の計画，⑤栄養ケアの実施とそのモニタリング，⑥評価（栄養状態の再アセスメント）である（**図 1-1**）．給食はこのプロセスにおいて栄養補給に位置づけられる．栄養補給は提供した食事が摂取されて成立する．①，②，③，④は計画（Plan），⑤は実施（Do），⑥は検証（Check），そして改善＝次なる計画（Act）へとサイクルしながら継続して活動することで，段々と栄養状態が向上していく．これを**PDCA サイクルに沿った活動**という．これには，他職種との連携を必要とし，さらには，費用，人手，設備などの資源のコントロール，すなわちマネジメントが必要である．

給食施設の種類によって，利用者の習慣的な食事摂取量に対する給食の寄与率は異なる．また，利用者の特徴も異なる．そのため施設の目的に応じて栄養管理における給食の管理の仕方は異なる．

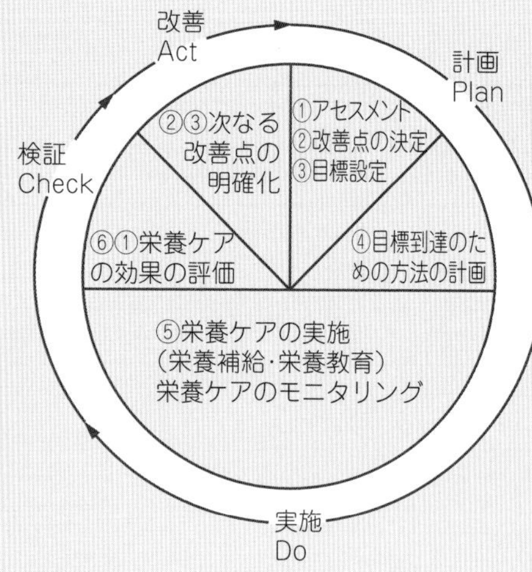

図 1-1 ●栄養管理のプロセス

健康増進法
この法律は国民の栄養改善や健康増進を図るための措置を講じ，国民保健の向上を目的としている．国民は健康増進に努めなければならないとしている．国民健康・栄養調査，食品の特別用途表示や栄養表示に関しても定めている．また罰則を定めており，特定給食施設においても適切な栄養管理の実施に違反すれば罰せられる．

厚生労働省令
法律や政令を施行するためにその委任に基づき厚生労働大臣が発する命令．健康増進法に関する省令は健康増進法施行規則と同じ．

3）給食施設の種類と関連法規

給食は利用者が摂取するため，健康への影響は大きい．さらに対象者が特定されかつ多数であるため，その影響は大きくなる．わが国では，給食に関して法的な整備がなされ，教育，医療，福祉などの制度のなかに給食の運営に関する事項が含まれている（表 1-1）．国民生活に関わる政策は，社会情勢や社会環境によって変化するため，給食に関わる法律や制度も改正される．そのため常に新しい事項を理解して，業務に反映させなければならない．これは専門職の重要な役割である．

給食施設すべてに関係する法律は健康増進法である．健康増進法第 21 条には，**特定給食施設における栄養管理**について次のように定めている．

> 特定給食施設であって特別の栄養管理が必要なものとして厚生労働省令[注]で定めるところにより都道府県知事が指定するものの設置者は，当該特定給食施設に管理栄養士を置かなければならない．
>
> 2　前項に規定する特定給食施設以外の特定給食施設の設置者は，厚生労働省令で定めるところにより，当該特定給食施設に栄養士又は管理栄養士を置くように努めなければならない．

COLUMN

学校給食

国民のもっとも多くが経験する給食は，学校給食と思われる．学校給食は時代に応じて献立に特徴があり，世代間で異なる話題でもある．時代の食糧政策を反映しており，脱脂粉乳のミルク経験，米飯給食経験など，給食の話題で年齢がわかる．ちなみに私の給食の思い出は揚げパン，鯨の竜田揚げ．世代で共有できる思い出の味である．

3　特定給食施設の設置者は，厚生労働省令で定める基準に従って，適切な栄養管理を行わなければならない．

厚生労働省令で定める基準とは，「第 9 条栄養管理の基準」のことであり，その内容は以下のとおりである．

一　当該特定給食施設を利用して食事の供給を受けるもの（以下「利用者」という．）の身体の状況，栄養状態，生活習慣等（以下，「身体の状況等」という．）を定期的に把握し，これらに基づき，適当な熱量及び栄養素の量を満たす食事の提供及びその品質管理を行うとともに，これらの評価を行うよう努めること．
二　食事の献立は，身体の状況等のほか，利用者の日常の食事の摂取量，嗜好等に配慮して作成するよう努めること．
三　献立表の掲示並びに熱量及びたんぱく質，脂質，食塩等の主な栄養成分の表示により，利用者に対して，栄養に関する情報の提供を行うこと．
四　献立表その他必要な帳票等を適正に作成し，当該施設に備えつけること．
五　衛生の管理については，食品衛生法（昭和22年法律第223号）その他関係法令の定めるところによること．

特定給食施設に関連する通知
特定給食施設が行う栄養管理に係る留意事項として，栄養管理の基準の 5 項目に加え，6 つめとして「災害時の備えについて」を含む通知が発せられている（健が発0329第3号）．

4）特定給食施設における管理栄養士の役割

健康増進法の趣旨からすれば，適切な栄養管理を行う義務を担っているのは，給食施設の設置者である．すなわち施設の経営者である．経営者は適切な栄養管理を行うために管理栄養士あるいは栄養士を施設に雇用し配置することになる．

管理栄養士・栄養士は，専門職として給食施設で利用者に対する栄養管理に関する業務を担うために，雇用される．また，健康増進法第 21 条に管理栄養士や栄養士の給食施設への配置を定めている．法律に従って，管理栄養士等を配置することは，設置者の適切な栄養管理の実施の現れといえる．

管理栄養士を置かなければならない施設は厚生労働省令第 7 条および 8 条に規定されている．

第 7 条

一　医学的な管理を必要とする者に食事を供給する特定給食施設であって，継続的に 1 回 300 食以上または 1 日 750 食以上の食事を供給するもの
二　前号に掲げる特定給食施設以外の管理栄養士による特別な栄養管理を必要とする特定給食施設であって，継続的に 1 回 500 食以上または 1 日 1500 食以上の食事を供給するもの．

第 8 条

> 栄養士又は管理栄養士を置くように努めなければならない特定給食施設のうち，1 回 300 食又は 1 日 750 食以上の食事を供給するものの設置者は，当該施設に置かれる栄養士のうち少なくとも一人は管理栄養士であるように努めなければならない．

管理栄養士等の配置は医学的管理の必要性と食数規模によって異なる規程になっている．多数の集団のなかで健康状態の個人差が非常に大きく，疾病等の影響を踏まえた栄養管理の実施が求められる医療施設や介護施設では，より高度な知識や技能が求められる．また集団の規模が大きくなれば，個人差も多様になり，栄養管理において高度な知識や技能が求められる．これらのことを反映し，管理栄養士の必置が定められている．給食施設に勤務する管理栄養士や栄養士は，設置者に代わり適切な栄養管理を行う使命を担っている．したがって，給食を利用する特定多数の人々の栄養状態がより向上するような食事摂取になるように，給食の管理を行う役割を果たさなければならない．

一方，栄養管理はサービスと捉えることができる．すなわち，利用者が給食の提供を受け，それを摂取することで，栄養状態が改善するという効果が提供されなければならない．このサービスに満足するか否かは利用者が決定する．

利用者の満足度は，提供するサービスの質によって決定される．利用者が望むサービスの提供のために経営管理の手法を取り入れ，給食の管理を行う必要がある．さらに，対象となるのは多数の人々である．したがって，多数人に適した食事の計画，調理，提供，摂取状況の確認といった業務は，管理栄養士や栄養士一人では成し遂げられない．調理従事者をはじめとした食事提供のために働く人と，限られた施設・設備を用いて，限られた費用のなかで給食の品質向上に向け，PDCA サイクルに沿った業務を行う必要がある．管理栄養士等には，食事提供に関わる業務を動かす，すなわち給食の運営全体をマネジメントする役割がある．

2. 給食施設における経営理念と組織

施設の理念

施設のミッション（使命），ビジョン（展望），バリュー（価値観）など，組織の管理・運営上にあるべき根本の考え．

給食施設は，施設の理念[注]，使命や目標をもつ組織に属している．組織は，2 人以上から成立し，複数の構成員が共通の目標のために協働する仕組みである．構成員には地位や役割があり，それに応じた責任がある．

給食を提供することが主目的となる施設はない．したがって，**給食は施設の理念や目標に沿ってその品質を決定し，運営していかなければならない**．たとえば学校は教育機関としての使命をもっており，教育の理念，教育目標に沿って学校が運営されている．そのなかでの給食は，施設としての教育の理念や目標に沿った品質が求められる．このように，施設のなかで給食を計画し，作り，提供し，その効果を検証する部門が，給食管理担当部門あるいは栄養管理担当部門となる．施設によってその部門の名称は，栄養部，給食課，栄養管理室などと異なるが，組織の一つの部門として位置づけられていることが多い．

3. 給食経営管理と給食の運営

1）給食の運営と作業手順

給食施設において給食管理担当部門は適切な栄養管理を行う使命をもち，そのために食事を提供する業務を担っている．適切な栄養管理のゴールは，利用者が提供した食事に満足して継続的に摂取し，栄養状態がよりよくなることである．利用者に適した食事を提供するためには，食事を作る（生産）活動が必要になる．もの（製品）を作る活動は，何を作るか，その製品の品質を決め，材料を集め，生産方法を決めて，納期までに必要な数量，目標とした品質の製品を生産することである．生産のための活動はさまざまな作業の連続である．これら複数の作業全体を時間軸に沿って動かすことが運営（operation）である．また，給食の運営全体をコントロール（統制）することが給食管理であり，作業と資源を調整し，製品である給食の質と量を保障することになる．さらには，この活動を持続できるように，システム化，効率化を図りつつ，活動全体を向上させるためのマネジメントが給食経営管理である．

図1-2は給食の運営の流れである．その中心は**生産**である．生産（production）とは，生産要素である原材料（食材料），労働力（調理従事者による調理作業），機器（厨房に設置された大量調理用機器など）を有用な財〔有形（料理・食事）・無形（サービス）〕に変換させるプロセス（過程）のことをさす．すなわち，**原材料，労働力，機器の性能を変換（生産）システムに投入（インプット）し，料理，食事がアウトプット**される．生産システムには，製品の利用者の情報，製品の設計情報といった**情報もインプット**する．これらの給食の運営の流れのなかで行われる作業は次のとおりである．

① 作るものの情報を得る（利用者の栄養状態やニーズのアセスメント，栄養量の基準の設定）
② 作るものを決める（献立作成）
③ 作る（調理・盛り付け）
④ 提供する（配膳・配食）
⑤ 喫食後の後始末（下膳・片付け，摂取量の把握）

これに加えて，生産システムに投入（インプット）する以下の生産資源を準備，管理する作業がある．

⑥ 食材料の購入（発注・検収・保管）
⑦ 調理従事者の配置（作業計画と作業のコントロール）

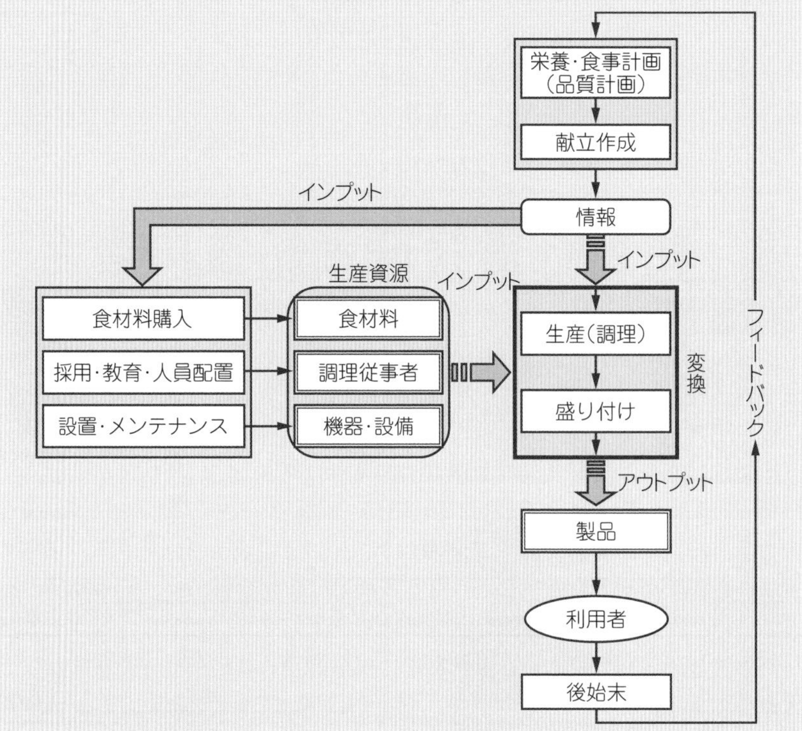

図 1-2 ●給食の運営の流れ

⑧ 機器の設置や維持

これらは，関係性をもちながら，サイクルで動いている．また①～⑧までは，それぞれの作業に対して，計画，実施，評価，改善のサイクルで動いている．

2）給食経営の資源

多数の人々に食事を作り提供する業務は管理栄養士あるいは栄養士が一人ではできない．給食の運営を行うためには資源が必要であり，それを活用する．

資源は次の 6 つである．

① **人（man）**：調理業務に従事する人

② **物（material）**：食材料

③ **設備（machine）**：厨房や大量調理用の機器など

①～③は先に示した生産資源である．これに加えて次の 3 つがある．

④ **金（money）**：食材料費，人件費等，予算

⑤ **方法（method）**：調理や配膳の方法，システム

⑥ **情報（information）**：利用者の情報，食材料や料理に関する情報

いずれの資源にも質，量ともに制約がある．たとえば，調理員の技術や人数である．食材料費も 1 食 200 円と 300 円とでは扱う食材料の質や量は違ってくる．設置されている大量調理用の機器の種類によって献立が異なるなど

である．このように，利用できる資源には制約があり，そのなかでしか活動できない．**最大限の効果を出せるよう資源を活用，調整することがマネジメント**であり，管理栄養士の役割の一つである．

3）給食経営理念とマネジメントサイクル（経営管理の機能と展開）

給食経営の理念は，利用者の栄養管理にかなう品質の食事の調整，提供を通じて利用者の健康状態の維持・向上，QOL の向上に貢献することである．しかし，施設ごとに施設の経営理念があり，給食部門としてはそれに沿った具体的な理念を示し，給食部門に属する従事者すべてで共有していくことが重要である．利用者に満足される栄養管理を提供する，特にその具体が食事提供である．

病院の組織図のなかでの給食部門

病院の組織図のなかで，給食を担当する部門は栄養管理部門として，医療・診療部門あるいは医療協力部門の下に位置づいているところが多い．かつては事務部門に位置づくことが多かった．これは患者の栄養管理や給食管理業務が事務業務として位置づけられていたことを意味する．食材料費，水光熱費，設備管理費等，調理業務委託費など，扱う費用は大きく，施設全体の経営に影響することもあって事務部門に位置づけられていたと考えられる．

また，給食経営によって社会的な責任を果たすためには，法律や制度に準拠し，計画的に施設の組織を動かしていくことが必要になる．給食の運営を統制するためには，「PDCA（plan-do-check-act）サイクル」を回しながら，すなわち，計画→実施→検証→改善を繰り返しながらスパイラルアップ（向上）し続けることをめざす．マネジメントサイクルは，各業務をシステム化しサブシステムとして，それぞれ独立的に機能させつつ，サブシステムを連動させて全体のシステム（トータルシステム）としても機能させる（動かす）．

サブシステムとして捉える管理業務は，以下で構成される．

❶ 栄養・食事管理

製品（食事）設計情報の管理体系．給食の対象者の栄養状態や嗜好を把握し，具体的な栄養量の基準を設定し，献立作成の基準の作成までの業務の管理システムである．また摂取量の情報や一定期間に出現した食品を食品構成及び荷重平均成分値等と比較し，使用食品の種類や使用量面から評価，改善へとマネジメントサイクルを動かす．

❷ 献立管理

献立とは製品の品質を情報として具体化したものであり，製品の設計書である．製品である料理とその組み合わせの管理体系．給食を利用した人（喫食者）の満足（顧客満足）が向上することを目的に管理するとともに，生産活動の基盤となるため，限られた資源の範囲を踏まえ，作る側の視点での評価・改善のマネジメントサイクルも動かす．

❸ 生産管理

ものづくり（調理）の活動の管理体系．献立の情報を工程に置き換え，製品（料理）に変換する過程（プロセス）を管理するものである．人の作業と機器の稼働との組み合わせで工程を管理するとともに，決められた時間のなかでの必要な生産量を確保することが求められるため，生産に伴う片付け，次の生産のための準備も含まれる．調理工程，作業工程を標準化できるようなデータ収集等含め，評価・改善のマネジメントサイクルも動かす．

❹ 提供管理

製品（食事）を利用者に渡すための管理体系．配膳・配食や食べる環境を整える過程を管理するものである．下膳といった喫食後の後始末も含まれる．個別対応が必要な食事においては，正しい配食が重要となり，ミスの起きない作業手順を確立するために，インシデントやアクシデントレポートによる評価・改善のマネジメントサイクルを動かすことは重要である．

これら❶～❹に加え，生産資源を生産システムにインプットする以下の**生産資源要素の管理システム**がある．

❺ 食材料管理

生産のための材料の購買（発注と購入・検収），保管の管理体系をさす．材料には食品以外のエネルギー（水・光・熱）などさまざまな消耗品もあるが，食材料は最終製品のなかに残存する直接材料である．また，価格の変動もあり，費用の収支バランスを取りながら調整していく必要がある．

❻ 人事・労務管理

人を対象とする管理体系．主に作業者の確保（採用・雇用人数），技能の向上（教育・訓練），配属や昇進，作業者への指示（作業工程と作業の割り当て，生産指示），実際の生産活動管理（作業統制）などからなる．

❼ 施設・設備管理

厨房（調理室）と機器の管理体系．生産のためのハードウエアの管理であり，施設の設計や設備を設置する時点で生産に必要な製品設計情報である食事計画や献立計画を取り込むことが望ましい．厨房や設置した機器の質を維持することが主になる．すなわち保全（メンテナンス）活動である．

❶～❼の管理には，生産資源，生産活動全体を通じてその安全性が確保されることが求められる．そのための管理活動が全体に関わっている．

❽ 安全・衛生管理

生産資源の衛生的な安全性の確保と生産活動全体の衛生および安全性の確保のための管理活動の体系．HACCP システムに代表される．安全性確保の面から事故対策，災害時の対策も含む．

アウトプットされた製品の評価は，顧客による評価が基本になる．すなわち，給食を食べる人の食べるものと食べた結果に対する満足度である．この**満足度を高めるための構成要素には，品質とコスト**がある．

品質とは，顧客満足を生み出すものであり，食事そのものである．適切な栄養管理に寄与する品質の食事を生産することが求められる．品質は具体的に量や味，温度，テクスチャーなどで表すことができる．コストとは，製品1単位あたりの製品原価のことである．製品原価には，労務費，材料費，経費が含まれる．これらを管理（マネジメント）することは，給食経営管理の重要な柱である．これらの管理業務の体系は次のとおりである．

❾ 品質管理

品質を管理する活動は，より高い品質をめざして活動する．設計段階での品質，（設計品質）とそれが実際の料理・食事となった時の品質（製造品質），製造品質と設計品質の適合度（適合品質）を評価し，何を改善すべきかを明らかにして，品質の改善に取り組む活動をする．

❿ 原価管理

製品のコストを管理する活動．収入に対して支出を適切に管理していく必要がある．食材料費は把握しやすいが，人件費，設備費，水光熱費等，施設全体の運営として管理されている場合には把握しにくい．原価構造を理解して運営する必要がある．

給食経営を行うには，以上のような複数の管理業務が連動し，一つの統合的なシステムになって機能しなければならない．個々の管理業務を統合させるには，的確な情報をタイムリーに伝達すること，PDCAサイクルにおける記録が必要になる．

⓫ 情報管理

各管理業務を動かすには，情報を収集・整理し，異なる管理業務に情報としてインプットする活動がある．さらに，インプットされた情報に基づき次なる管理業務が動く．さらに記録を取り，その情報に基づき次の改善につなげていく．

個々の管理業務を動かす体系をサブシステム，サブシステムを統合した体系をトータルシステム（給食システム）という（**図1-3**）．

施設の条件，すなわち活用できる資源の状況に応じてそれぞれのサブシステムとそれを統合したトータルシステムを構築し，それが組織的に機能することで，目的を達成できるように動かしていくことが給食経営管理である．

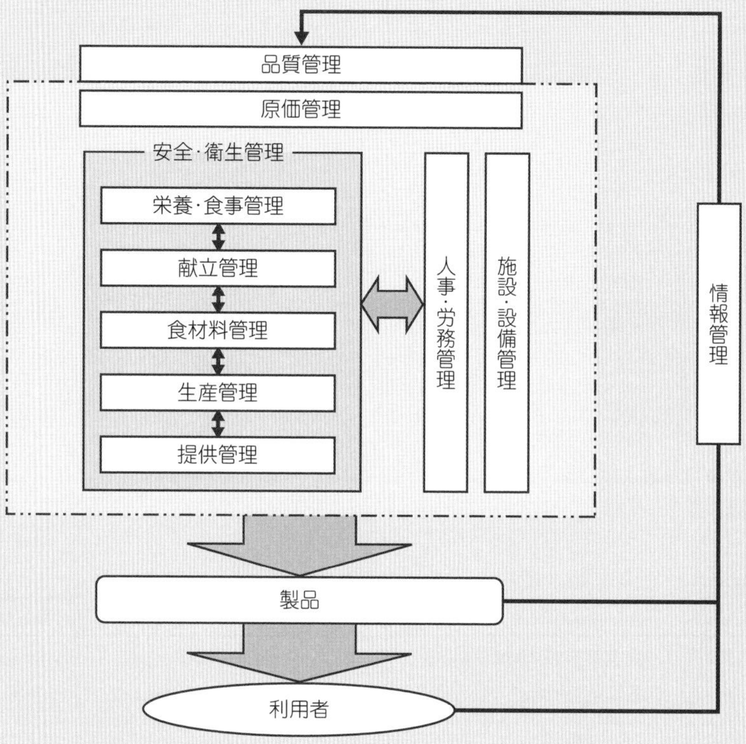

図 1-3 ●給食経営管理におけるサブシステムとトータルシステム

Chapter

2

給食経営システム

学修到達のポイント

- ●給食システムを理解し，その構築のための業務を説明できる．
- ●給食の目的に応じたオペレーションシステムとその特徴を説明できる．

本 Chapter「給食経営システム」は，給食の運営を効率的に行うためのマネジメントとして，給食経営管理全体をシステムとして捉える考え方をまとめている．また栄養管理，食材料管理，衛生管理，品質管理などのさまざまなサブシステムとその組み合わせであるトータルシステム（給食経営システム）を働かせるためのオペレーションシステムや給食経営の資源についての基本事項をまとめている．

1. 給食経営管理とシステム

1）給食経営管理におけるトータルシステム，サブシステムの概念

給食は，肉や魚，野菜などの食材料（資源）をインプット（投入）して，施設や大量調理機器，調理従事者が調理加工し，料理（製品）をアウトプット（出力）する．これらの過程でさまざまな業務があり，人・物（食材料や調理機器）・金・情報などの給食の資源を効果的に活用することが必要である．

給食経営管理において，システムを構築する際のポイントおよび病院の例を**表 2-1** に示す．

給食の経営および運営に関わるすべての管理業務，機能を統合したシステム全体を「トータルシステム」といい，**表 2-2** に示した各管理業務を「サブシステム」という．**サブシステムは，栄養管理の実施プロセスに基づき，調理，提供する実働作業システム**と，**これらが円滑に行われるよう支援する支援システム**がある．

2）給食の多様なオペレーションシステム

給食のオペレーションは，戦略に基づいた経営・生産計画，調理機器の操

表 2-1 ●システム構築のポイント（病院の例）

ポイント	病院の例
① 施設の理念に沿った給食部門の目標を設定（明確に）する.	① 施設の理念：国際化を踏まえ，外国人患者を積極的に受け入れる. 給食部門の目標：外国人患者のニーズに応える.
② 地域および患者のニーズ，ウォンツを把握する.	② 高齢化が進み，外国人患者が増加したことで嚥下調整，アレルギーや宗教，思想信条などの個別対応ニーズに応える.
③ 採算性（経営面）を考慮し，目標を実現するためのシステムを検討する.	③ システム構築のコンセプト：個別対応ニーズに応えるため，集約対応や合理化を進める. 一般食およびエネルギーコントロール食で食種を簡素化し，献立サイクルを 4 週にしたうえで，料理ごとにクックチルやアッセンブリー化を積極的に進める.
	※目的の明確化が重要
④ 施設の状況を踏まえ，導入効果をシミュレーションする.	④ イニシャルコスト[注]（設備・備品など）とランニングコスト[注]（食材料費・労務費・水道光熱費など）を試算し，費用対効果[注]をシミュレーションする.
⑤ スタッフ間で情報を共有し，導入効果について意思統一する.	⑤ ①～④をスタッフ間で共有し，導入効果について意思統一する.
⑥ 実施，再考を繰り返し継続可能なシステムを構築する（PDCA サイクルを回す）.	⑥ PDCA サイクルを回す.

イニシャルコスト
施設や設備，栄養管理ソフトなどを新規に導入する際に用いた費用＝初期投資費用.

ランニングコスト
人件費や水道光熱費，衛生費など，施設や設備，栄養管理ソフトなどの操業に用いる費用.

費用対効果
仕事に必要な費用（コスト）とその仕事を完成させるための能力や成果（パフォーマンス）を比較したもの＝コストパフォーマンス.

配食と配膳
配膳は料理を食器に盛り付け，トレイメイクして提供すること. 配食は利用者に食事を配ること.

表 2-2 ●トータルシステムとサブシステム

	サブシステム			関連する帳票や業務
トータルシステム	実働作業システム	栄養・食事管理システム	利用者の身体の状況などをアセスメントして，個々の栄養管理計画を立案，実施，管理する.	栄養出納表，喫食（残菜）調査表，栄養管理計画書
		食材料管理システム	献立表に基づいて食材料を適切に購入，保管，管理する.	発注書，納品書，検収簿，食材の選定
		生産（調理・作業）管理システム	食材を用いて調理する工程を管理する.	作業指示書，調理作業工程表
		提供管理システム	出来上がった食事を，利用者に適正な量，状態で提供（配食，配膳[注]）する.	食数表，食環境整備
		安全・衛生管理システム	安全で衛生的な調理を実践する管理活動.	調理室の温度記録，HACCP システムの運用，事故・災害対策
		品質管理システム	品質（質・量）の食事を調理するため，献立や調理の標準化を行う.	嗜好調査，喫食調査，品質目標の設定，品質保証
	支援システム	組織・人事管理システム	組織を構築して，人員を配置，管理する. 従業員の教育・訓練	出勤簿（勤務記録表），人事考課表
		施設・設備管理システム	調理室の設計や機器の購入，メンテナンスを行う.	ドライシステムの導入，エアシャワーの設置・改修
		会計・原価管理システム	費用と収益（予算）を考慮して，給食の原価を管理する.	食材料費日計表，在庫食品受払簿，労務費の算出
		情報処理管理システム	栄養管理ソフトなどの IT を活用して，効率的に事務（帳票）管理を行う.	各種帳票の作成 利用者データの管理

※各サブシステムは，相互に関連する.（給食経営管理）

表 2-3 ●オペレーションシステム構築の流れ

		病院の例
給食施設の特徴および目的の把握	施設の理念	国際化を踏まえ，外国人患者を積極的に受け入れる
	給食部門の目標	高齢者，外国人患者のニーズに応える
	ニーズ	嚥下調整，アレルギーや宗教，思想信条（グルテンフリー[注]，ビーガン[注]）などの個別対応
	コンセプト	個別対応ニーズに応えるため，集約対応や合理化を進める
	行動計画	一般食およびエネルギーコントロール（EC）食で食種を簡素化 献立サイクルは 4 週 料理ごとにクックチルやアッセンブリー[注]化 すべての献立表に使用食材料の掲示
提供方式	単一・複数献立，カフェテリア，ビュッフェ	一般食，EC 食で複数献立方式 例）① 肉料理メニュー ② ビーガンメニュー
サービス形態	セルフサービス，フルサービス，ハーフセルフサービス	フルサービス（患者に応じた食事を盛り付け，トレイメイクして，提供するまでを行う）
提供回数	1 回，2 回，3 回，その他	3 回（食種により 4，5，6 回食）
配膳・配食方式	中央配膳，病棟配膳，食堂，弁当，食缶	病棟配膳（病棟パントリー方式）※各病棟に管理栄養士を配置 ① メイン厨房（セントラルキッチン）で主菜，副菜を調理（完全調理済み食品の活用），各病棟へ ② 病棟で盛り付け（個別対応） ③ 病棟で下膳（喫食調査，カルテ入力により栄養・食事管理） ④ 食事オーダー，栄養・食事管理の妥当性を医師，看護師，コメディカルと検討

作，調理作業など運営業務全般をいう．給食施設の種類は多様であり，超少子高齢化や国際化に伴い，利用者ニーズも増加している．これらを踏まえて，施設の目的や目標に沿ったオペレーションシステムの構築が必要である．**表 2-3** に給食施設の目標に沿った，オペレーションシステム構築の流れを示した．また，**表 2-4** にオペレーションシステム上のシステム事例をまとめた．

3）オペレーションシステムと関連する資源の活用（施設設備，調理従事者，食材料）

本格化する超少子高齢社会において，給食の担い手である調理従事者の確保が喫緊の課題である．また，給食は継続した利用が基本であることから，利用者が負担するコストも大幅な増加は望めず，**一定の品質や満足度を維持したうえでの労働生産性**[注]**の向上が求められる**．労働生産性の向上には機械化（施設設備），省力化（調理従事者），アッセンブリー化の観点による合理化が必要である．前述のオペレーション上のシステム事例（表 2-4）や調理システム（**図 2-1**）を理解し，**表 2-5** に示したこれらの要素について理解して，関連する資源を活用することが重要である．献立表の違いにおいても，下処理，調理，盛り付けの各工程ごとの必要人員，料理の組み合わせにより

グルテンフリー

小麦などに含まれるグルテンを除去した食事法や食事．アレルギー対策や一次予防として用いる場合もある．

ビーガン

植物性食品のみを食する，完全菜食．アレルギーに加え，個人の思想信条により実践する場合もある．ベジタリアンの場合は，乳製品や卵，魚を食する場合もある．

アッセンブリーサーブシステム

調理済み食品，半調理済み食品を購入して，再加熱した後に提供するシステム（表 2-4）．

労働生産性

従業員（調理従事者）1 人あたりの，生産量（食数）を表す指標．非常勤従業員は常勤に換算する．

アッセンブリーサーブシステムの活用で，省力化と個別対応

少量多食種の病院，アレルギーなど禁忌食品対応の多い学校や保育園では，クックサーブでの 2 時間ルールの徹底や充実した衛生管理は困難である．献立表からアッセンブリー化が可能な料理（完全調理済み食品や PB 食材料）を導入することで合理化を進め，部分的に手作りのこだわりや個別対応を充実させることが可能となる．

表 2-4 ●オペレーション上のシステム事例

分類	システム名	概　要
栄養管理	栄養・食事管理システム	栄養管理を行うべき対象者集団のニーズや栄養アセスメントを行い，その結果から栄養補給方法や栄養教育内容など総合的な栄養ケアの方法を計画し，実際に栄養補給計画に沿って一定期間食事提供を行う．その後，対象者の身体状況の評価から目標に沿った結果が達成できたか評価し，目標に達成していなかった場合は栄養ケア計画の見直しを行うという循環するシステム．
食材料管理	カミサリーシステム	複数の給食施設が共同で設置し，食材料や給食関連消耗品を一括購入し，保管，配送までをまとめて行う流通センターを利用した食材料購買システム．流通段階の省略，大量購入による経費の節減ができ，各給食施設において合理的・効率的な運営が可能となる．また，生産原価の引き下げと品質の安定化が期待できる．
	食材料管理システム	取引先の選定・管理，食材料の購入，検収，保管，PB 食材料の開発などに関するシステム全般．
生産管理	セントラルキッチンシステム	集中調理をする 1 か所の厨房（メインキッチン，またはセントラルキッチン）から，複数の食事を調理済みで送る生産管理システム．供給される側に厨房（サテライトキッチン）を設け，一部の調理や再加熱を行う場合もある．
	レディフードシステム	クックサーブシステムに対して，クックチルシステムやクックフリーズシステムなど提供日前にあらかじめ調理をして保存をしておく調理システムのこと．
	クックサーブシステム	加熱調理（cook）した後，速やかに提供（serve）する調理・提供システム．従来から行われている調理提供システム．コンベンショナルシステムともいう．
	アッセンブリーサーブシステム	調理済食品，加工食品として購入し，厨房で再加熱して提供するシステム．再加熱後，盛り付け，配膳する．
	クックチルシステム	加熱調理の直後に急速冷却（加熱調理後 90 分以内に中心温度 3℃以下）して冷蔵保管の後，提供直前に再加熱（中心温度 75℃以上，1 分間以上）する調理・提供システム．調理冷却日と消費日を含んで最長 5 日間の保管が可能．食事を提供する時間と加熱調理する時間を切り離すことができるので，前もっての調理が可能になり，調理作業の閑忙の平準化が可能になる．
	クックフリーズシステム	加熱調理の直後に急速冷凍（加熱調理後，冷凍−18℃以下）して冷凍保管の後，提供直前に再加熱（中心温度 75℃以上，1 分間以上）する調理・提供システム．クックチルに比べて保存日数を長くできるが，冷凍による食材料の組織破壊があり，適用できる料理（食材料）に制限がある．
	真空調理システム	肉，魚，野菜などの食材料を真空包装して，蒸気，湯煎などで加熱調理するシステム．素材の風味，香りを逃がさずに加熱調理できることが特徴．
提供管理	適温供食システム	適温に管理された給食を供食するシステム．適温の食事を提供するために冷温蔵配膳車，保温トレイ，保温食器，食堂に設置されたウォーマーなどを使用する．
	精算システム	給食代金の計算システム．料理選択時に精算する方式と料理選択後，または喫食後に一括精算する方式がある．支払いは現金で支払う方式，カードで支払う方式，食券方式などがある．料理を乗せたトレイを精算機に置くと自動計算されるオートレジ方式もある．
	POS システム	商品の販売情報として販売時刻ごとに品目，売上数を記録し，マーケティング活動等に活用するためのシステム．レジスターとホストコンピュータをつなげて給食費の精算を給与からキャッシュレスで行うことができる．
安全衛生管理	温度管理システム	HACCP の概念に基づき，人を介さずに厨房内の温湿度の測定・記録，冷蔵・冷凍庫の温度測定・記録，調理機器（コンビオーブンやブラストチラーなど）の芯温調理データ測定・記録など自動で温度管理するシステム．
	HACCP システム	食品の安全衛生に関する危害の発生を，事前に防止することを目的とした，自主的な衛生管理システムのこと．
施設設備管理	ドライシステム	厨房内の床を調理作業中乾燥した状態で運用できるような設計をして使用するシステムのこと．
	ウェットシステム	床に水をまいて調理作業中も常にぬれている状態で高温多湿な作業環境になるような設計がされ使用されるシステムのこと．
	ウォールマウントシステム	清掃の簡便性，脚錆の防止，配管の露出部分の減少，埃だまりの防止など衛生管理をより徹底するために回転釜やティルティングパンなどの厨房機器を壁掛け式にするシステム．
病院給食	院外調理システム	病院外の調理加工施設を使用して調理を行うこと．施設を使用して調理を行う場合には，調理システムの原則としてクックチル，クックフリーズおよび真空調理（真空パック）の 3 方式がある．なお，病院と調理加工施設が隣接する場合は，クックサーブの併用が認められる．
	オーダリングシステム	医療機関において，医師が医療行為に関わるさまざまな指示をコンピュータの端末機から入力して情報を体系的に保存し，入力された情報をそれぞれの部署で活用する電算機処理システム．栄養部門にこれらの情報が伝達され，給食業務への効率化や患者の症状，摂食能力や嗜好などに対応した栄養管理，栄養教育を行うことができる．

※給食経営管理用語辞典から抜粋

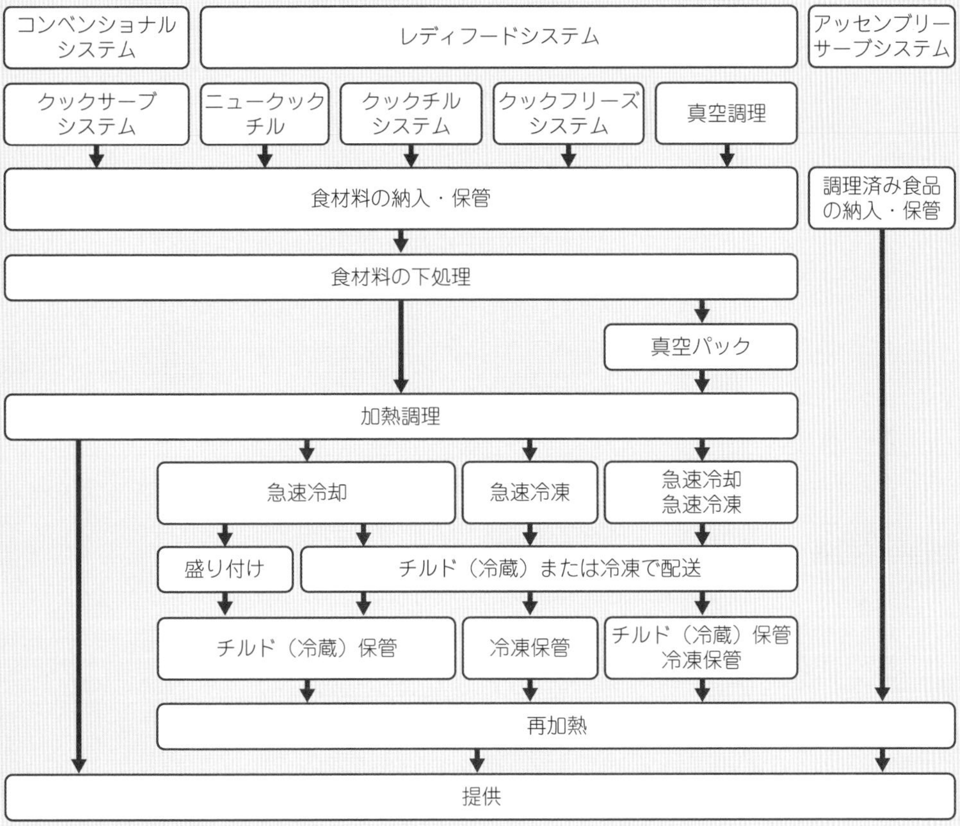

図 2-1 ● 調理システム

（日本栄養改善学会監修：給食経営管理論. p18, 医歯薬出版, 2013 を一部改変）

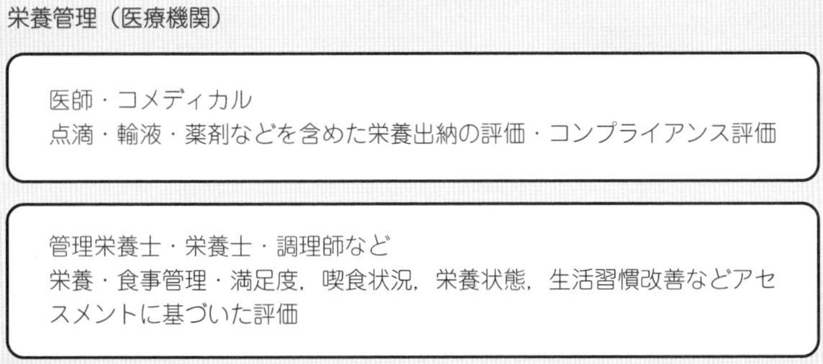

図 2-2 ● 医療における栄養・食事管理

栄養・食事管理の実践には，給食経営管理分野の知識に加え，臨床栄養学（疾病ごとの栄養評価），応用栄養学（ライフステージ），栄養教育（実践方法），基礎栄養学（栄養出納）が必要となり，これらの知識・技術を統合させることが重要である．

栄養管理と栄養・食事管理（病院）
（図 2-2 参照）

医療における栄養管理は，輸液や点滴などによる人体への栄養出納を含む評価を指す．管理栄養士は，このうち栄養・食事管理を担当し，利用者の満足度，喫食状況などを含めて課題を明確にし，カルテやチーム医療を通して，情報を共有しながら継続評価・改善することで治療に貢献する．病棟担当の管理栄養士に栄養・食事管理は欠かせない．

表 2-5 ●オペレーションシステムと関連する資源の活用

活用事例		効果 （関連する資源）
回転釜，ティルティングパン，蒸し器 ↓ スチームコンベクションオーブン導入	T.T 管理，標準化，省スペース，省力化． **蒸す・茹でるの代用** ●大量の沸騰水が不要で作業が早く，簡便． ●複数の食材で，同時調理が可能． ●100℃より低温での蒸し加熱により，なめらかな茶わん蒸しやプリンの仕上がり． ●茹でるのに比べ，栄養成分・呈味成分の流出を抑制（ただし，灰汁も残る）． **蒸す・茹でる，煮る・炊く・炒める・揚げるの代用** ●水蒸気の凝縮熱により，熱伝達速度が速い． ●焦げにくく，煮崩れしにくい． ●油の使用を控え，摂取エネルギー量を抑える．	機械化 （施設設備） 省力化 （調理従事者）
ブラストチラー（急速冷却器）導入 ※スチームコンベクションオーブンの導入を前提とする． **他の急速冷却器** タンブルチラー（水冷），真空冷却器	ホテルパンにより加熱調理した料理を，60 分以内に中心温度 10℃付近（30 分以内に中心温度 20℃付近）に急速冷却． 衛生管理の充実（T.T 管理[注]，2 時間ルール順守）	機械化 （施設設備） 省力化 （調理従事者）
野菜・果物 → カット野菜・果物	労務費の削減（食材料費は増加） 生ごみの減量化	アッセンブリー化 （食材料） 省力化 （調理従事者）
（生）魚切り身 → 焼き魚・煮魚（冷凍・真空パック）	労務費の削減（食材料費は増加） 味の均一化	アッセンブリー化 （食材料） 省力化 （調理従事者）
手作りの嚥下調整食 ↓ 市販の嚥下調整食品（レトルト，冷凍など）	労務費の削減（食材料費は増加） 衛生管理の充実（2 次汚染防止，2 時間ルール順守） 個別対応の充実	アッセンブリー化 （食材料） 省力化 （調理従事者）
PB 食材料[注]（料理）の関連施設，近隣施設との共同開発	労務費の削減（食材料費は増加） 衛生管理の充実（2 次汚染防止，2 時間ルールの順守） 味の均一化 個別対応の充実	アッセンブリー化 （食材料） 省力化 （調理従事者）

T.T 管理

食品衛生のため，時間（time），温度（temperature）を管理する事．保管温度は，大量調理施設衛生管理マニュアルなど，さまざまなガイドラインに基づく．

PB 食材料（料理）

自社用に企画し，生産を委託した自主企画食材料のこと．プライベートブランド（private brand）．

オペレーションは異なる（**表 2-6**）．

4）オペレーションシステム構築のための情報管理

給食のオペレーションを構築するためには，給与栄養目標量や食品構成表に基づいた献立表，食種，食数表，衛生管理基準に基づくモニタリングおよび記録，発注，在庫管理，原価など，あらゆる情報を管理する必要がある．これらの情報を適切に管理し，評価することで，ムリ・ムダ・ムラを把握し，改善することにもつながる．人による管理には限界や作業のロスがあり，可能な限り情報を管理するためのシステムを活用することで，情報管理を徹底しつつ，合理化を進めることが可能となる．現在，給食施設で活用されているさまざまなシステムを**表 2-7** にまとめた．

表 2-6 ●献立表によるオペレーションの違い（作業工程数，時間）

	下処理	調理	盛り付け
焼きそば（回転釜）	少	多	普
焼きそば（スチコン）	少	少	普
八宝菜	多	少	少
焼き魚（付け合わせ：大根おろし，大葉）	普	普	多
ハンバーグ（付け合わせ：グラッセ，温野菜）	多	多	多
天ぷら（5 種盛）	多	多	多
野菜の盛り合わせサラダ（茹で卵，ハム，トマト，ブロッコリー，キャベツ）	多	少	多
ほうれん草お浸し	普	少	少

※多（作業工程・時間多い），少（作業工程・時間少ない），普（普通）

省力化と省スペース化

厨房新設時には，作業導線や作業性を考慮し，調理室は必要最低限とし，盛り付け・配膳室にゆとりをもたせるのがよい．調理室は労働生産性の向上を意識して１人の調理従事者が多くの調理が担当できるよう無駄な機器やスペースを減らし，個別対応や複数スタッフによる２重３重の確認が容易な構造とするのがよい．また，献立表作成時は，作業工程の平準化に配慮し，下処理，調理、盛り付けの各工程の片寄りをなくすとよい（表2-6）．

表 2-7 ●給食施設で活用されているさまざまな情報管理システム

情報管理システム	栄養管理ソフト	献立表作成，食数，在庫，発注，食品構成表，荷重平均栄養成分表などの必要情報を基に帳票を作成する．	病院用，施設用，学校用など，さまざまな会社から販売されている．
	各室の温度・湿度，機器温度を管理（HACCP 対応）	調理・盛り付けなど各エリアの温湿度，冷蔵・冷凍庫庫内温度を厨房内の各室に設置したセンサーと，各種機器のセンサーを管理パソコンにつなぎ，24 時間モニタリングし，データを記録する．	深夜の停電などに備え，24 時間管理する．
	食材料の入荷から提供までの温度管理（HACCP 対応）	検収時の食材料の表面温度や，加熱調理時の食材の中心温度を計測してデータ管理して，PC に記録する．	中心温度計，放射温度計，ハンディターミナル（食材料の受け入れから調理・保管までバーコードで一元管理）．
他	吸排気システム	最適な温湿度環境を実現し，給排気容量の調整によりエネルギー（電気）使用量を削減することができるシステム．	厨房内の陰圧（異物混入防止）や空調ロス（光熱費削減）を調整する．加熱調理で発生する有害物質の除去や空調設備の自動洗浄などの機能もある．

COLUMN

新厨房設置計画（新設や移転）の落とし穴

厨房施工会社に厨房平面図および機器リストの作成を委託することが一般的であるが，施設および給食部門の目標や運用計画を十分伝えていないため，必要な機器が配置されないことや，使用しない機器が配置される，作業動線が悪く労務費が増大する（構造上，無駄な人員配置が必要）などの問題事例が散見される．しっかりした目標，運用コンセプトの設定と情報共有が重要である．

また，厨房平面図および機器リストには

① 床，壁の素材や色
② 天井高
③ 空調性能（加熱調理機器使用時，25℃80％以下の順守，排気ダクトの性能を考慮した温湿度管理）
④ 熱容量（電気・ガス）
⑤ 配膳専用エレベーター，廃棄物保管場所への導線
⑥ 調理台，シンクの高さ
⑦ 食器および食器かご，ホテルパン，厨房什器・備品などの数

などは記載がないことや一般的な仕様で決定されていることが多く，あらかじめ指示や確認することが必要となり十分な情報収集や必要に応じて第３者的な立場のコンサルを依頼することが，イニシャル・ランニングコストの削減につながる．

Chapter 3

給食施設における栄養・食事管理と品質管理の概念

学修到達のポイント

- 品質管理の意義とその方法を説明できる.
- 給食施設における栄養管理システムを説明できる.
- 給食施設における利用者のアセスメント情報に基づいた栄養・食事管理の目標を立てることができる.
- 食事摂取基準を活用して，給食施設の給与栄養目標量を決定することができる.
- 給食を個別対応で提供する方法，品質評価と喫食者の摂取量状況を把握する方法について説明できる.
- 適切な食品・料理選択のための栄養情報の提供とその具体的な方法を説明できる.
- 品質評価と喫食者の摂取量状況を把握する方法を説明できる.
- 献立の機能や役割を説明できる.

本 Chapter「給食施設における栄養・食事管理と品質管理の概念」は，給食経営管理のサブシステムの一つとして，栄養・食事管理をまとめている．給食経営管理の目的でもある適切な栄養管理の実施を達成するための一つの管理業務としての基本的な考え方を示している.

0. 栄養管理のための食事（給食）の品質管理

給食とは，給食施設において食事を提供することや提供する食事のことである．したがって，給食は，給食を利用する人々への代謝への介入が直接行われるという点で重要性が高い.

栄養・食事管理は，製品（食事）設計情報の管理体系を意味する．給食対象者の栄養状態や嗜好を把握し，具体的な栄養量の基準を設定し，献立作成の基準を作成する．この献立作成基準に基づき，献立作成がなされ，実際の生産（調理）につながっていく．製品（食事）設計は，利用者の栄養管理を目的として行われるものであり，製品設計情報には摂取量も含まれる．喫食後の情報をフィードバックし，栄養量の基準や献立作成基準の見直しを図り，改善につなげる．継続的な摂取が栄養状態に反映することから，利用者の栄養状態を定期的に評価する，あるいは評価した情報を得ることが必要である．対象者が多数であることから限られた人員でこの業務を行うためにシステム化し，体系的に行うことが求められる．

1. 品質管理

1）給食経営における品質と品質管理の意義

給食施設では，利用者の要求や期待を満足する食事サービスを安定的に生産し，提供するために食事サービスの品質管理が求められる．給食経営では，その資源（人，物，設備，金，方法，情報）を活用し，利用者の栄養管理のために，食事サービスである給食の品質管理を行っていかなければならない．その品質管理活動により顧客満足度を高めることができ，給食の品質保証につながる．

品質を保証することは，給食の利用者に信頼感を与えることになる．そのために品質保証[注]の活動は給食施設全体で行い，給食に対するマーケティングから，品質管理活動につなげ，生産された給食について，品質の情報を提示することや，利用者の評価にも敏感に，そして継続的に対応することが求められる．

品質は，一般的に製品やサービスが，顧客（消費者）のニーズや期待を満たしているかを評価する特性をさしており，たとえば，製品の規格や仕様表，アフターサービスなどがあげられる．また，マーケティング要素を含める顧客視点の品質では，探索品質，経験品質，信用品質の３分類に分けられる（**図 3-1**）．探索品質は，顧客が購入する前に評価できる品質をいい，洋服や家電品などがその例で，試着や仕様表により，品質の評価が比較的簡単にできる．経験品質は，購入後または購入中に評価できる品質をさし，外食の例のように，喫食後に料理とサービスを評価することが可能であり，経験

品質保証

品質保証（Quality Assurance）とは，「消費者が要求する品質が十分に満たされていることを保証するために，生産者が行う体系的活動」（JIS Z 8101：1981）と定義されている．

探索品質に分類できる給食

利用者は，献立表示やディスプレイ等により事前に提供される給食の情報を入手し，その品質をイメージできる点で，探索品質の要素を含み，実際に給食とサービスを定時刻に受け，喫食後あるいは継続的に喫食，利用することで品質評価がなされることで，健康の維持・増進の視点の経験品質を含むといえる．

COLUMN

サービス品質

高齢者福祉施設の利用者さん（90 歳）は給食の残菜量が多い．そこで，利用者さんとのコミュニケーションが取れる時に，食欲がない理由や好きな料理や食べたい料理の話を伺うことがある．その時に，「ライスカレーが食べたい．若い頃の元気な時に食べた黄色い昔のカレーが好きなんだよ．」と利用者からの給食への期待を聴くことがある．「では，来週にはあなたの好きなカレーを提供しようかな」とにっこり頷いて，お応えする．

そして，カレーの献立日には，「あなたの好きなカレーを今日の昼食に提供しますよ．食べたいと教えてくれたからね」と声をかける．すでに 1 か月以上前に献立計画された「カレーライス」であるが，「あなたのために」とお声をかけることで，食欲が増すことはよく施設で聞く話である．これは，サービス品質の共感性の例である．

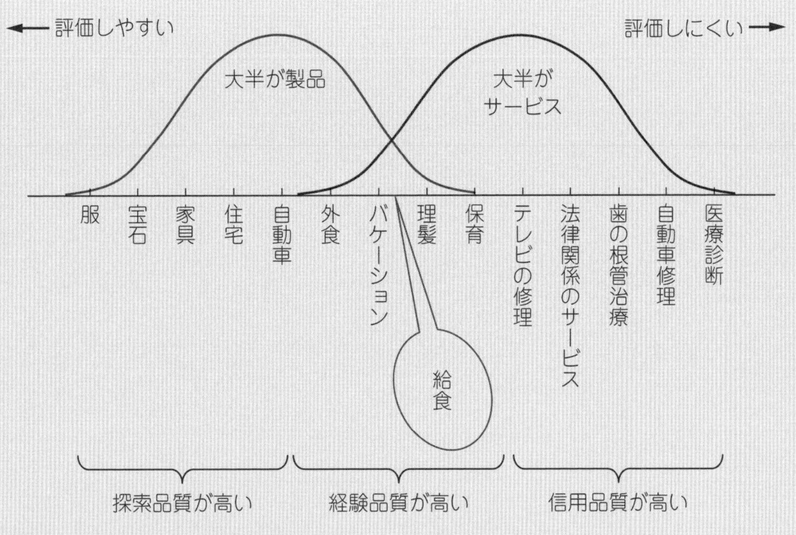

図 3-1 ●異なるタイプの製品評価の連続性
（フィリップ・コトラー，ケビン・ケラー著，恩藏直人監修：コトラー＆ケラーのマーケティング・マネジメント．第12版，ピアソンエデュケーション，p501，2009より一部改変，Zeithaml and Bitner, 2003に加筆）

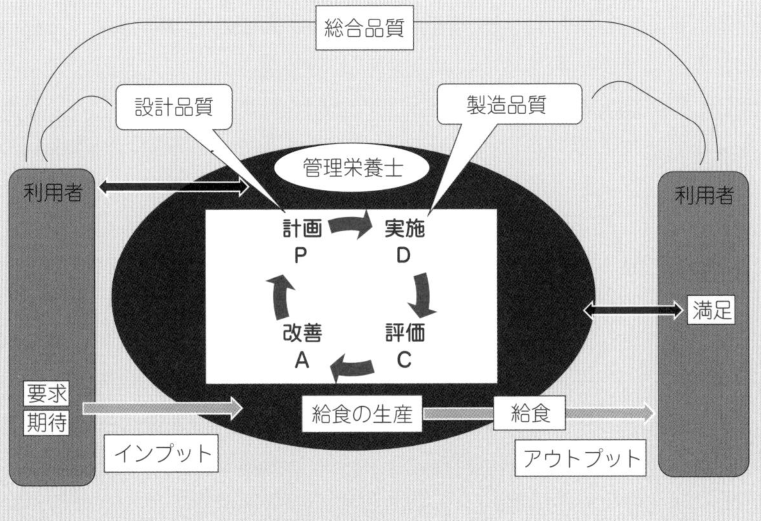

図 3-2 ●給食における品質管理
：価値を付加する流れ，：情報の流れ

をしてみなければ良し悪しが評価できないものである．信用品質は，購入後であっても評価が困難で，病院での診断や老人ホームの入居の例のように，他との比較もできにくく，サービスの品質評価が難しいため，サービス提供者を信用して購入を決めることになる．給食経営における品質は，利用者が提供された食事（有形）とサービス（無形）を「食べる」という継続的な経験により，ニーズや期待の満たす度合いを評価する特性といえる．

給食における品質管理について，**図 3-2** に示した．品質管理の基本的理念である利用者の要求や期待は，給食施設の目的によりさまざまであるため，情報として正確に把握しておかなければならない．利用者にとって給食は，本来の空腹を満たすという生命維持の要求が第一であり，一方で，食生活が豊かになった今日では，食環境の良さなどの情緒的な付加価値を期待することも多くみられる．たとえば，スマートミール認証を受けた給食施設は，食事と食環境の提供において，管理栄養士や栄養士を配置して栄養管理が日々ゆき届き，禁煙の食堂で食事提供しているなど，給食という製品に加えて食環境を含めた食事サービスにより，レストランや専門料理店などの飲食店との差別化を図り，利用者の健康に対する期待に応えている．

給食における付加価値とは？

付加価値には，機能的価値（給食では空腹を満たす），情緒的価値（安心感，特別感，ワクワクするなどの感覚的な価値），自己表現的価値（健康的な自分になれるなどの自己実現に関する価値）に分類される．近年では，機能的価値はもちろんであるが，情緒的価値にも期待が大きくなっている．

給食やサービスに利用者が期待する品質は，第一に安全・安心である．安全で安心して喫食できる食事には，食中毒のない衛生的な安全性，健康を維持するための栄養管理，また，適切な給食費の経済性，味やテクスチャーなどの嗜好性，食べやすい形態などがあげられ，利用者の健康状態や身体状況により期待や満足の評価対象やその度合いは，さまざまである．給食経営における品質では，衛生管理，栄養管理を中心に会計・原価管理，生産管理などサブシステムを同時に管理することで管理運営が実施される．

他方，給食経営する側の管理栄養士の視点の品質は，Garvin が示す５つの品質概念で表すことができる．製品属性概念として味や成分などの客観的な分析に基づく品質，ユーザー・満足概念として喫食者のニーズ，満足の度合いなどの主観的な分析による品質，価値概念では価格に対した品質，製造品質概念として製造・販売者の計画時の品との完成度合いによる品質，超越論的概念として食文化や人の幸せ感などの分析しにくい美学・哲学的な品質と捉えることができる．ここで，給食施設別にみると，医療施設では疾病の治療を目的とした品質，学校では子どもたちの心身の健全な発達，そして食育を目的とした品質，事業所では従業員の健康の保持・増進と組織の生産性の向上のための品質などがあげられる．また，給食（有形）とサービス（無形）は，生産（調理）管理された給食の品質，利用者と管理栄養士，調理員，配膳者などとの間のコミュニケーションサービスの品質と考えると理解しやすい．サービスには，利用者への栄養情報提供や栄養教育内容などの品質，また，給食の生産，提供に関わるすべての作業者である人と利用者との間に生まれるホスピタリティ（相互満足）の品質などをさすこともある．時代とともに品質管理の考え方が，給食（有形）の品質管理に加えてサービス（無形）の品質管理も求められることが多くなってきている．管理栄養士の業務では，対象となる人の栄養管理において，給食とサービスの品質の向上をめざすことを期待する．

品質管理の活動では，日常的に品質の維持と品質の改善の２つの視点があげられる．品質の維持活動は，品質の指標に適合させるために，生産工程の問題点などを見出し，より指標に近づけるための活動のことをさし，製造品質が適合品質になるための活動ともいえよう．品質の改善活動は，品質をレベルアップさせ，高品質とする管理活動である．限られた施設・設備での給食づくりでは，第一に品質の維持活動を中心に活動することが多いが，日常業務において問題点を細かく抽出し，さらに品質の改善活動につなげられる

表 3-1 ●品質の管理活動のポイント

	具体的な内容	例
①品質の目標設定	利用者が要求する給食やサービスの品質の具体的な目標	給与栄養目標量，料理の調味濃度，給食の提供温度，料理の組み合わせ，クレームの把握数
②目標の実現のための方法	給食施設の施設整備	生産のための設備，厨房機器類の整備 適切な作業員の配置
③品質の測定	客観的で継続的な品質の測定	給食の重量や温度測定，官能評価 施設長による給食の検食
④体系的な管理	改善につながる品質の標準化	定量的に測定された数値 統計処理された数値

よう，毎回の生産管理と利用者の健康状態，満足度把握に敏感になるとよい．これらの品質管理は，計画（Plan），実施（Do），評価（Check），改善（Act）のサイクルで継続的に活動を行っていく．

具体的には，次の4点についてPDCAサイクルにて品質管理することが望ましい．品質の管理活動のポイント（**表 3-1**）に示すような，具体的な内容をイメージしながら考えてみるとよい．その内容は，①明確な品質の目標をたて，②その目標を実現するために環境を整備し，③品質を測定し，④体系的に管理を行うことである．

2）品質の定義（設計品質，適合品質，総合品質）

給食を狭義の「提供する食事」とすると，各施設での食事（モノ）には，安全・安心の高品質，納期である提供時刻の厳守，適正なコストが求められる．品質は，利用者の給食への期待の要素が含まれ，その品質管理活動は，品質保証につながる．給食の品質を高めるには，利用者のニーズを把握して，食事づくりに反映させ，生産（調理）活動を行い，利用者の品質評価を受けつつ，各施設に合わせた健康の維持，増進の度合いなどの評価から改善活動につなげることになる．管理栄養士業務には，設計品質，適合品質（製造品質），総合品質に基づく給食づくりが求められる．ここでは，製品としての給食の品質（図 3-2）について説明する．

COLUMN

汁物の蒸発率に影響を与える要因

汁物を回転釜で調理する時，同じ加熱時間で同じ具材で調理していても，出来上がり量が異なることが多い．室温と湿度を衛生的な管理のもとに調整（室温25℃以下，湿度80％以下）しても，首都圏は夏の高温多湿，冬の低温乾燥の気候の影響が左右している．じゃがいもと玉ねぎを具材とした味噌汁を夏（6～8月）と冬（11～2月）に実験的にそれぞれ6回調理を行った．室温と湿度の平均値は，夏が24℃，55％，冬が18℃，28％であった．汁の蒸発率の平均値は，夏が9.5％，冬が14.1％と明らかに冬季が多くなった．これらの蒸発率に対して説明変数を室温と湿度として，蒸発に影響する要因を統計的に検討した．すると，蒸発率は室温より湿度の影響が強いことが統計的な検定により明らかになった．（辻ひろみ，名倉秀子，ほか：回転釜を用いた汁物調理における食塩濃度の標準化に関する研究．栄養学雑誌，77（5）特別付録：248，2019）

❶ 設計品質

設計品質は，ねらいの品質ともいわれるように，**提供する給食の目標となる質**をさす．給食施設は，施設の理念に沿って給食提供を行うことから，福祉施設，事業所などでは健康の維持，増進を，学校では教育を，また医療施設などでは疾病の治療などの目標と合わせ，栄養的なニーズや嗜好などを含めた利用者の品質要求事項に近づけた品質である．具体的な品質の設計では，栄養アセスメントにより利用者のニーズを把握し，食事のコンセプトを考え，これらを基に具体的な食事計画，献立やレシピに展開する（反映する）．栄養アセスメントの把握は，個人の給食への付加価値である給与栄養目標量の設定となる．さらに，給食施設では利用者全員の目標量をまとめる技術が求められる．さらに，目標量に基づいて日々の献立へと展開し，それらを示す献立表は，もっとも重要な設計品質で，給食づくりにおける作業指示書として機能する．

❷ 適合品質（製造品質）

作業指示書に基づいて生産管理活動した後に提供する給食の品質は，製造品質といわれる．給食は設計品質（作業指示書）に基づき生産されることから，**設計品質との適合の度合いを示すことから，適合品質ともいわれる**．品質管理の評価を中心に考える場合では，適合品質がわかりやすい表現である．設計品質の献立表や作業指示書は，給食の生産工程（調理工程，作業工程）に落とし込み大量調理が実施される．その結果，利用者の食事（給食）提供につながり，一食の給食が製造品質となる．また，設計品質との適合度を評価するため，適合度品質ともいわれる．

❸ 総合品質

総合品質は，**設計品質と適合品質（製造品質）の上に成り立つ品質**であり，**給食の利用者の期待に対する評価**を示す．高い適合品質の給食が利用者の満足度を高めるかというと，それは異なることもある．なぜならば，利用者と給食の提供者の品質に対する期待とそれに対する評価が異なるからである．利用者は，給食に対して「安全性」や「おいしさ・嗜好性」を期待するが，管理栄養士では，「安全性」「栄養のバランス」を優先することが多い．高水準の総合品質が，利用者の満足を高め，それが健康の維持・疾病の治療などに反映できるよう，製品である給食のみならずサービスの品質にも意識を向けることが望まれる．**表 3-2** にサービス品質の５つの項目を示した．

3）給食の品質基準と献立の標準化

給食は，品質の要素として，衛生管理がなされ，栄養管理に基づいた食事であることが，求められている．「大量調理施設衛生管理マニュアル」に基づく衛生管理の基準や，施設ごとの献立[注]の一定期間を単位として，1人1日あたりの給与栄養目標量をほぼ満たす基準を作成して，献立の標準化につなげていく．また，品質には料理に適切な温度やテクスチャーの触覚，盛り付

献立

献立は，食事における料理や食品の組み合わせを示し，レシピ（作業指示書）は，料理ごとに食品の種類と重量，調理作業や品質管理の基準を示している．前者は利用者に提供するフロント・オフィスで，後者は調理作業員に提供する厨房などのバック・オフィスで必要となる書類である．

表 3-2 ●サービス品質の 5 つの項目

項目	内容	給食での具体的な例
信頼性	約束した給食サービスについて，確実かつ正確に行う能力	表示どおりの栄養量の給食の提供，適時適温の給食配膳，会計の正確さ
反応性	利用者に役に立ち，迅速なサービスをしようとする意思	利用者が混み合う時のスピーディーな対応，食欲のない時の特別な料理提供の努力
確実性	食に関する知識があり，礼儀正しく，信頼と安心を与える能力	豊富な知識で適切な栄養・食事の説明，利用者の栄養や食事の質問に丁寧で充分な説明
共感性	利用者一人一人に思いやり，気遣いの能力	一人一人のニーズの把握，個人的な要求にも応ずる，利用者第一の考え（箸からスプーンへ食具の変更，お茶から冷茶へ等）
有形成	施設，設備，サービス関連資料等の形ある物	配食サービス者の清潔な身なり，見やすい献立，栄養に関する適切な情報，清潔で，居心地がよい食堂

〔コトラー＆ケラーのマーケティング・マネジメント．第 12 版，ピアソンエデュケーション，p513-514，2009 より一部改変〕

けや彩りなどの視覚，料理特有の香りなどの嗅覚，調味料の組み合わせや味付けの濃度などの味覚，咀嚼により発生する音などの聴覚，これらのおいしさに関わる五感の要素も大切な品質となる．なお，聴覚では給食のサービスの要素である環境などが品質として考えられる．これらの基準も設定することが求められる．

設計品質として示される献立では，料理の組み合わせ，料理単位の食品と重量について標準化すると，高水準の品質が維持される．たとえば，選択食導入の献立では，選択できる料理の種類（主食，主菜の選択など），副菜などの一品の重量を基準化しておくことにより，栄養的なばらつき（変動幅の最小化）を管理でき，より品質の高い給食の提供が簡易に無理なく実施される．また，サイクルメニューでは，一定期間を単位とした期間献立を作成し，季節性や行事食による食品の変換を行うことにより，繰り返し献立ではあるが，変化のある給食の提供になり，高い水準の品質を保つことにつながる．

献立の標準化では，栄養管理サービスと利用者のニーズを反映した設計品質の計画書に視点がおかれ，同時に生産管理システムに関わる作業指示書（レシピ）でもあり，さらには調理工程や作業工程をも考慮することが求められる．作業指示書は，給食提供のためのバック・オフィスの書類としての働きがあり，図 3-2 (p25) の給食の生産につながる．給食施設により給食の品質管理は異なるため，作業指示書に記載すべき内容は，個々に異なる．また，生産管理に関わる要素は，食材料と人と厨房機械となる．そこで，品質管理のためには，施設で求められる生産量（食種と食数）を把握，検討のために，厨房機器類の仕事能力である性能や使い方としての仕様書などを把握することも必要となる．

4）調理工程と標準化

調理工程[注]の標準化のために考慮すべき要素は，食材料の重量，調理操作の種類と順序，調理時間，調理温度，提供時刻，使用機器の性能，食器の容量

調理工程

調理工程とは，食材料が人や設備機器類を介して料理に変換される生産（調理）工程をさす．食材料，衛生管理されたエリア（下処理室，主調理室など），調理操作（計量，洗浄，切砕，下調味，焼く，炒める，揚げる，煮る，茹でる，蒸す，和える，保温，冷蔵，盛り付け）を組み合わせて示される．

表 3-3 ●炊飯における調理工程の標準化のための要素と数量化

標準化の要素	食材料の重量	調理操作（下処理操作）	調理操作（加水）	調理操作（浸漬）	調理操作（加熱）	保温	盛り付け
	米重量	洗米機による洗米時間	加水量	浸漬時間	加熱時間と火力	保温方法による（加熱保温時間など）	飯碗の容量 盛り付けしゃもじの1回飯重量
数量化	炊飯器（釜）の70〜80%炊飯量となる米重量	2〜3分	加水量＝(米重量×1.2〜1.5倍)－吸水量＋蒸発量 吸水量：洗米により米重量の10%前後 蒸発量：炊飯加熱により米重量の6〜10%	30〜120分	沸騰まで10〜15分 沸騰継続1〜2分 蒸し煮期（弱火）10〜15分 むらし期（消火）15分		飯碗の50，80%を占める飯重量 盛り付けしゃもじの1回飯重量
大量調理科学に基づく品質における問題点	炊飯された飯は，炊飯器（釜）の上下で硬さに差が生じ，品質の維持ができない．	長時間の洗米は吸水した米が，水圧および米間の接触により砕けることが多くなり，米粒形の保持が困難となる．近年の搗精の状態において，米ぬか等の除去は十分されている．	洗米による吸水率は，米の種類と重量，放置時間，ざるの大きさにより異なる．米重量が少なく，ざるの径が広いほど吸水率は低い．炊飯釜の材質，形，ふたの密閉度，加熱時間により蒸発量が異なる．	米のでん粉粒，細胞が30分で膨潤し，120分まで徐々に米粒中心部まで吸水，膨潤する．	少量の調理科学と同じである．	保温加熱時間に従い，米飯の水分量の減少とともに硬さの変化が生じる．	見栄えのよい盛り付け量は，飯碗の70〜80%であり，飯碗から米粒などがはみださない量．
具体的な方法	炊飯器のマニュアルを参考に1回の炊飯量（米重量）の算出，確認．	洗米機のマニュアルを参考に1回の洗米量と洗米時間を確認．	加水量は加水直前の吸水した米の重量を測定する．マニュアルより蒸発量を参考に加水量を決定する．官能評価と合わせて適切な加水量の決定をする．	水温が高い場合では浸漬時間が短く，逆に水温が低い場合では長くし，夏と冬において時間を変える．	炊飯機器のマニュアルの確認．	保温の方法により，保温時間と米飯の品質は異なる．	使用する食器と盛り付けしゃもじにより，飯重量を計測する．

などがある．提供する料理の一つ一つについて，調理工程に必要な数種の要素を組み合わせ，数量化した情報として集積しながら標準化につなげる．料理（操作）ごとの調理工程の各要素について数量化を試み，標準化を行い，調理工程の単純化を進めることにより，生産効率とともに品質管理につながる．

たとえば，炊飯の調理工程の標準化のために数量化する項目は，釜の炊飯容量と日常の炊飯容量，適切な洗米時間，米の種類別加水量，浸漬時間，飯碗への盛り付け米飯重量，盛り付け操作で用いるしゃもじ1回の米飯重量などの数量化を行う（**表3-3**）．炊飯能力2.8〜7 kg/釜のガス自動炊飯器を用いて，米4.0 kgと5.6 kgの加水量を変えた時の調理工程における重量の変化を示した（**表3-4**）．さらに炊き上がりの釜の上中下の3層部と蒸らし後の上下撹拌の4種の飯のテクスチャーを測定すると，硬さは差がみられないが，付

表 3-4 ●炊飯の調理工程における重量の変化

米重量	4.0 kg		5.6 kg	
加水倍率	1.35 倍	1.45 倍	1.35 倍	1.45 倍
吸水量**(kg)	0.38±0.02		0.49±0.04	
吸水率（%）	9.4±0.5		8.8±0.7	
蒸発量（kg）	0.61±0.01	0.55±0.07	0.67±0.17	0.59±0.02
蒸発率*(%)	11.3±0.2	9.5±1.3	8.9±2.2	7.4±0.5
調理後の重量変化率**(%)	210±1	224±7	218±1	230±4

**：$p<0.01$，吸水率は 2 試料の間，調理後の重量変化率は 4 試料の間
*：$p<0.05$，蒸発率は 4 試料の間
（JSPS 科研費 JP26350159「給食の品質管理における栄養評価のためのデータ構築」の研究成果報告書より）

着性では撹拌後がもっとも高い値となった．このように撹拌の影響は，付着性などの粘りを引き起こし，利用者の嗜好を左右すると考える．ご飯の満足度は，飯の味はもちろん，硬さ，粘りの食感が影響するともいわれ，炊き上がり後の撹拌は，重要な品質管理の要素として，工程管理に注意する必要がある．

給食施設の生産システムに合わせ，設置された機器を最大に活用し，ムリ，ムダ，ムラのないように，大量の調理科学，「大量調理施設衛生管理マニュアル」に則り，料理ごとの標準化された調理工程を作成し，さらに，レシピ合わせ数種の料理の調理工程を基に，献立の調理工程計画を検討，作成する．

5）作業工程と標準化

作業工程[注]は，標準化された調理工程に基づき，調理従事者が最適な作業を行うために時間あたりの作業量などについて，時間をパラメーターとして数量化し，標準化する．標準化された作業工程に基づく給食の生産は，その効率がよく，単純化され，高い品質管理に結びつく．作業工程の標準化のために，考慮すべき要素は，作業の種類（主体作業，付帯作業，余裕），調理作業者の人数，作業能力（熟練者など）などがあげられる．調理工程に沿った作業工程であるために，調理操作の方法，大量調理機器の性能などに基づく調理作業時間，調理時間が関係する．

作業工程の標準化では，**作業の種類を主体作業（主作業，付随作業），付帯作業（準備作業，後始末作業），余裕に分析**し，**時間軸に合わせて料理および献立ごとに確立**させる．主作業の例として，下処理での洗米時間では，米の重量と洗米時間を使用機器（水圧洗米器，連続洗米機，自動計量洗米機）の性能により数量化し，併せて調理従事者の人数も前後の作業を含めて確認しておくことが標準化につながる．また，生産管理における作業では，加熱のための予熱や器具類の準備作業や料理の出来上がり後の器具洗浄など後始末作業も含めて作業時間を分析して標準化しなければならない．さらには，作業分析の余裕を加えることが望まれ，調理従事者の提供時刻から生じる精神的なストレスの除去が余裕につながることより，給食サービスの品質も向上する．このように作業分析された時間を含めた作業工程を作成し，標

作業工程

作業工程とは，調理従事者が食材料を調理工程に沿って食事を生産し，提供，下膳など一連の厨房での作業の内容を時刻とともに示すもので，食器の洗浄，厨房内の清掃，厨芥処理まで含められる．

表 3-5 ●せん切りキャベツの洗浄作業のタイミングと水溶性ビタミンの保持率（%）

試料	作業の手順	ビタミン B_1	ビタミン B_2	ビタミン C
キャベツ生	作業なし	100	100	100
せん切りキャベツ	①洗浄（1 枚ずつ），せん切り，殺菌	100	75	67
	②洗浄（4 つ割），せん切り，殺菌	100	75	79
	③せん切り，洗浄，殺菌	100	75	67

（JSPS 科研費 JP26350159「給食の品質管理における栄養評価のためのデータ構築」の研究成果報告書より）

表 3-6 ●魚の煮付けにおける下味の浸漬時間と食塩濃度の関係

調理方法	食塩濃度（%）	
	煮魚	残液（調味液）
調理前の魚 （切り身の食塩濃度 0.7%）		
①魚と調味液をあわせ，直後に加熱	0.86±0.03	1.00±0.07
②魚に調味液塗布，直後に加熱	1.01±0.04	3.13±0.13
③魚に調味液塗布，2 時間浸漬後に加熱	1.30±0.08	2.29±0.06

（辻ひろみ，名倉秀子，ほか：給食に冷凍魚を用いた料理の品質管理―食塩相当量について―．栄養学雑誌，75（5）特別付録：211，2017 より）

準化する．したがって，作業工程の標準化は，調理工程の標準化が確立された上に成り立つものである．

また，給食のサービスでは，その品質を左右する重要なカギをにぎるのが調理従事者であり，利用者との接点が多くなる配食の作業工程においても標準化が必要である．

ここでは，キャベツのせん切り作業について，栄養管理の視点の例（**表 3-5**）を示す．付け合わせに用いるキャベツのせん切り作業は，洗浄，切裁の後，殺菌を行うために，ビタミン C の流出が多くなる．①葉を剥いて洗浄後に切裁，殺菌，②4 つ割にカットして洗浄後に切裁，殺菌，③キャベツ全体を切裁後に洗浄，殺菌の場合の水溶性のビタミンについて示した．4 つ割にカット後に洗浄し，せん切り後に殺菌した場合の歩留まり率（保持率）がもっとも高い値を示し，この作業は栄養管理と合わせた作業の効率性の検討時に参考になる．

また，魚の煮付けにおける調味液の浸漬の方法と時間は，作業工程を作成する時に大切な要素となると同時に，塩味を左右し，利用者の満足度に影響する．①切り身魚をホテルパンに置き，調味液を加えてすぐ加熱，②切り身魚に調味液を塗布してホテルパンに置き，調味液を加えて加熱，③切り身魚に調味液を塗布し，2 時間調味液に浸漬し，ホテルパンに置き，調味液を加えて加熱の条件で，煮魚を生産した．魚の身の食塩濃度とホテルパンに残った調味液の食塩濃度を**表 3-6** に示した．調味液に 2 時間浸漬した切り身がもっとも食塩濃度が高く，調味液から切り身魚への下味浸透量は，浸漬時間との関係が明らかになった．適切な下味の浸漬時間を確認する必要性を示すデータであり，**それぞれの給食施設にて適切な時間を把握し，標準化し，品質の向上をめざす必要がある**．

6）大量調理科学の意義

大量調理の科学的な視点は，調理量が多いことによる料理への影響を，下処理，加熱調理，盛り付け，配膳などの調理作業において，食品と水分，時間，重量（容積），温度を変動要因として把握する必要がある．数量で捉える要素を通して，食品の形態変化では水分量，重量（容積）として，調理作業に関わる時間や温度と組み合わせて捉えることが求められる．

給食施設では，1回に多数の人々の食事を提供するために，調理される主材料の容量がg単位の数値では収まらず，kgという大きな単位で示されることが日常的である．さらに，その給食には，提供時刻という納期や価格というコストの制約がある．これらの条件のなかで，高品質の給食を生産・調理するためには，給食の品質に関わる変動要因を抽出し，標準化しておく必要がある．特に，品質管理のための調理工程の標準化では家庭レベルの少量調理とは異なり大量の調理において生じる品質の変動要因を見出し，その問題を最適な制御方法によって解決するために大量の調理科学の意義がある．

変動要因には，時間的要因として1回の仕込み量による調理時間，調理操作に要する時間，出来上がりから配食・喫食までの時間，機器設備の要因として加熱機器の性能と作業性，温度上昇速度，冷却速度，調理操作や食品の要因として水分・加水量，水の蒸発率，廃棄率，調味濃度（下味，仕上がり味），衛生的要因として細菌の増殖と二次汚染防止，その他に保管温度，多品種少量生産と効率化に対応する新調理システム，作業員の熟練度などさまざまある．施設ごとに，毎食の給食の生産管理のなかで変動要因を抽出し，給食の品質の維持および改善管理を，給食従事者を含む担当者全員で取り組む水準の総合品質となることができる．

ここでは，利用者にとって見栄えにつながる視覚的な要素である加熱による鶏肉の収縮率（**表 3-7**），収穫時期の異なるほうれん草の重量変化率（**表 3-8**）について紹介する．いずれも，大量調理後の食品を重量変化という基本的な把握により，器に盛り付けられた料理の見栄え，外観などの五感による利用者の満足度向上のための例を示した．

設計品質の料理や給食は，バック・オフィスで生産され，食事として利用

COLUMN

人気の学校給食メニュー

小学校給食で人気のコロコロきゅうりがある．給食センターで調理され提供し，「コロコロきゅうり○○○○」などの料理名で，○○○○には季節に合わせた「青じそドレッシング」「中華味」などが書かれている．この料理はいつも完食され，家庭で「コロコロきゅうりを食べたい」とせがむことが多く，母親泣かせの料理と聞く．児童の満足度100%といえる料理である．1 cmの幅の小口切りのきゅうりを，衛生管理のために熱湯で茹で，真空冷却器にて減圧冷却して，ドレッシングなどで和えている．このきゅうりのテクスチャーは冷風冷却（ブラストチラー）と比較すると，最大応力，破断歪が高く，破断曲線の変化率が低いことが確認できた．つまり，パリパリのきゅうりよりしなやかな軟らかさでグニャグニャと壊れる食感のきゅうりが，児童に好まれていることが明らかになった．コロコロきゅうりは，近年の軟らか嗜好の食感となった給食特有の料理の一つと考えられよう．

（宮田　唯，名倉秀子，ほか：学校給食のサラダに用いるきゅうりの品質評価．栄養学雑誌，76(5) 特別付録：277，2018）

表 3-7 ●鶏肉の焼き加熱に伴う重量，表面積の変化（%）

		皮を下にして焼く	皮を上にして焼く
重量	肉の重量	68.6	70.5
	流出鶏脂など	8.0	8.7
	水分	23.4	20.8
	計	100.0	100.0
表面積*		65.2	57.2

表面積*は，みかけの表面積を算出した．（名倉秀子ほか：栄養食糧学会講演集）
若鶏胸肉（皮付き）は，ホテルパンに肉を置く時の皮の位置により，栄養量や肉の食感が異なる．これを考えて作業の指示をする．
（JSPS 科研費 JP26350159「給食の品質管理における栄養評価のためのデータ構築」の研究成果報告書より）

表 3-8 ●収穫時期の異なるほうれん草の重量変化率

収穫時期	生	重量変化率（%）		
		水冷後	しぼり後	盛り付け時
4〜5 月	100	104.2±8.5	79.1±2.5	99.3±6.8
6〜7 月	100	87.3±5.7	70.4±2.4	85.6±1.7

水冷後は，ほうれん草を茹で加熱直後に水にさらし後の重量変化率，しぼり操作（生重量の 80%目安）の後，だし割醤油に浸漬し，盛り付け時の重量変化率を示した．
（松下太朗，名倉秀子，辻ひろみ，ほか：大量調理におけるほうれん草のお浸しの品質の標準化に関する研究．第 15 回日本給食経営管理学会学術総会講演要旨集，p45，2019 より）

者のいるフロント・オフィスで製造（適合）品質としてサービス提供されることで利用者が満足し，健康維持・増進につながっているならば，総合品質として，給食の品質管理が遂行されていると判断できよう．

2. 栄養・食事管理

図 3-3 に栄養・食事管理における栄養量のフローを示す．利用者は特定される多数の個人である．個々の必要量から集団を通しての給与栄養目標量（給食を作るための代表値）を決定する．個々人の必要量を設定するにはさまざまな考え方，方法があり，給食の目的によっても異なる．性，年齢，身体活動レベル別に類似の集団ごとに検討する場合もあれば，臨床検査結果を含め，個人の詳細な栄養状態から必要量を設定する場合もある．目標量に基づいて，献立を作成し，食事ごとの提供栄養量が決定する．調理したのち，個々へ提供され摂取されることによって摂取量が決定する．給与栄養目標量は**集団における食事づくりのための代表値**である．したがって，個人に対応するには，代表値で準備された食事を盛り付け時に調節しながら提供する場合もあるが，最終的には個々の摂取行動によって調節することになる．集団内でまったく同じものが提供され，同じ量だけを摂取する給食はおそらく存在しない．このように，集団内で摂取量は個人に応じて調節される．摂取量の日々の積み重ね（習慣的摂取量）が，栄養状態に反映する．**栄養状態を評価することによって，目標量の適否を評価する**ことが必要である．

限られた資源（人材，予算，他職種との連携）のなかでどのようにこのフ

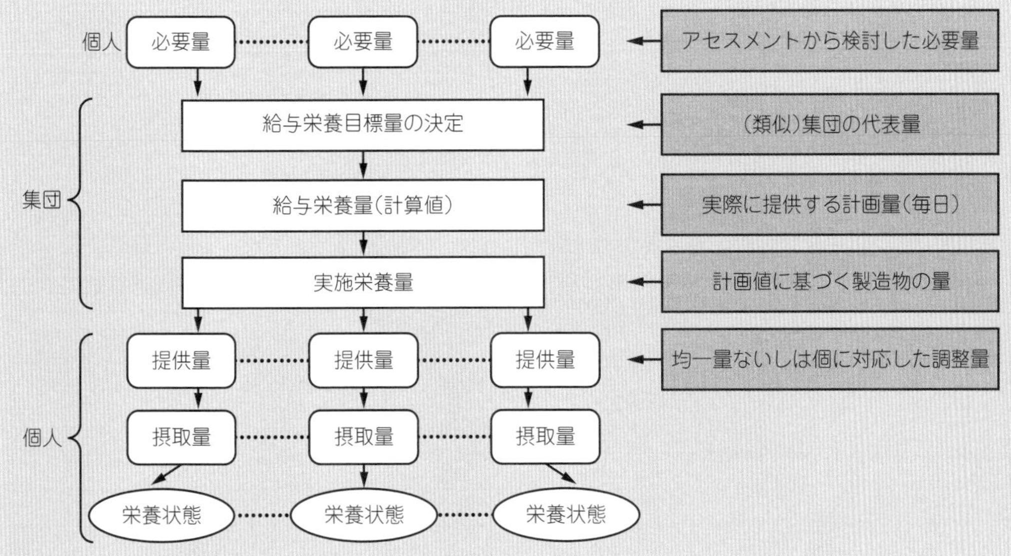

図 3-3 ●栄養量のフロー

ローを進めるかをシステム化し，体系的に行うことが求められる．多数の人々すべての詳細な栄養状態を把握できるか否か．できない場合にはスクリーニングを実施して詳細に把握する人とそうでない人を振り分けるといった方法もある．また，栄養状態の把握はどのような項目で，どのくらいの間隔（期間）で行っていくか，摂取量は誰が，どのくらいの頻度でどのような方法で把握するかなども検討し決定しておく必要がある．他職種から情報を得る場合には，情報の使用目的や情報の内容，提供方法などもあらかじめ決めておくことが必要である．

栄養・食事管理業務は，Plan（計画），Do（実施），Check（検証），Act（改善）の PDCA サイクルに沿って，継続的に行う（**図 3-4**）．

1）利用者の栄養管理を目的とした給食の品質管理の意義

❶ 栄養管理の目標

栄養管理の目標は利用者によって異なるため，各施設を利用する利用者に応じた給食を提供する（**表 3-9**）．

❷ 品質目標

ここでの品質目標とは，利用者の栄養管理を目的として，利用者に応じた給食を提供するためどのような食事にするかをめざすための指標である．エネルギーおよび栄養素量は品質目標の一つの指標（品質基準）となる．摂食機能や消化機能に応じた食事の形状も重要な品質目標である．提供されたものが摂取されるためには，食事量や調味割合（味），粘度，硬さや軟らかさ，食品の大きさなどの品質目標を明確にし，調理指示につなげていく．

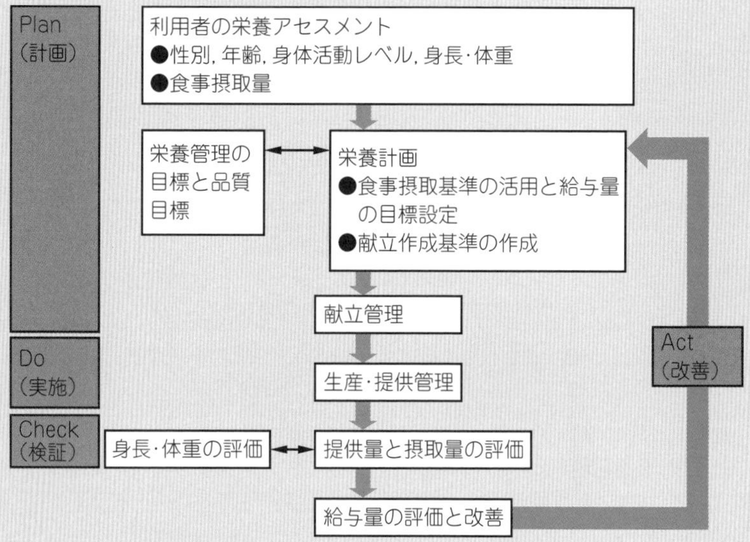

図 3-4 ●PDCA サイクルに基づく栄養・食事管理業務

表 3-9 ●施設ごとの給食の目標

保育所給食	子どもの健やかな発育・発達をめざし，子どもの食生活を支援
学校給食	適切な栄養の摂取による児童・生徒の健康の保持増進，望ましい食習慣を養う
事業所給食	勤労者の健康の保持増進，生活習慣病の予防
病院給食	患者の疾病からの回復を目指し，治療の一環としての食事（療養食）の提供と食生活改善の支援
高齢者施設給食	高齢者の QOL の向上・楽しみや生きがいに寄与，食事を通した自立支援，低栄養・褥瘡の予防・改善

2）利用者の食事計画に必要なアセスメント情報

給与栄養目標量を設定するためには，利用者の栄養アセスメントが必要となる．

❶ 集団の特性の把握

利用者集団の特性を把握するために必須である項目は，性別，年齢，身体活動レベル，身体特性（身長，体重）である．これらの情報をもとに，集団のなかで特性の類似する利用者をグループとし，栄養計画を立てる．また，把握したい項目は，施設の特性などにより異なるので，施設の特徴に応じたアセスメントの実施が必要である．

❷ 個人のアセスメントに必要な項目

個人のアセスメントに必要な項目は，身体状況の他，生活習慣，食事摂取状況，病状，摂食機能，食物アレルギーの有無，嗜好等である．アセスメントの実施は主に他の職種によって行われることが多い．アセスメントの結果を給与栄養目標量の設定や評価に用いることの意義を施設全体で理解できるようにするとともに，情報を共有する仕組みを作っておくことが必要である．それには，施設長の理解が不可欠である．

❸ 食事摂取量のアセスメント

給食を含むすべての食事の摂取量を把握し，評価を行うことが求められる．しかし，現実的にはその情報を得ることは難しい．すべての食事が給食の場合でも，給食以外に摂取している場合もあり，それも含めた摂取量の把握が必要である．配食方法によっては，盛り付け時に量の調整を行う，またおかわりができる場合などもあり，提供量にばらつきが存在する．病院や高齢者施設などで摂取量を把握する方法として，目測による把握方法がとられている．たとえば提供量を目視し，その後，残菜量を提供量の記憶との比較で把握し，摂取量を提供量に対する割合で評価する方法もある．料理ごとの把握ではなく，主食，副食に分けておおまかに評価している場合もある．多様な方法がとられているため，方法論に関する妥当性の評価が必要である．

また，1日のうちの一部の食事が給食である場合には，給食以外の食事も含めた摂取量のアセスメントが必要である．給食のみ，あるいは一部の利用者の集団について評価を行うなど，できることから取り組む．

3）食事摂取基準の活用と給与量の目標設定

給与栄養目標量の設定には，対象者および対象集団の栄養状態の把握が不可欠である．それとともに，施設での食事提供の方法，個別対応にどこまで対応できる能力をもつかなどを含めて検討する必要がある．すなわち，提供する食事の食数，食事の種類数，提供方法〔セルフサービスでカウンター配膳（調理従事者による盛り付け），食缶配膳，ユニット配膳など（喫食者自身による盛り付け），あるいはカフェテリアで自由に料理を組み合わせる，定食方式で食事の組み合わせが固定されるのかなど〕等，オペレーションを考慮したうえで目標量（代表値）を複数設定できるか否かを検討する．

食事摂取基準[注]を活用して給与量の目標を設定するには以下の考え方が基本である．

① エネルギー量：目標とするBMIの人の割合が多くなることを目標にする．

② 推定平均必要量・推奨量が策定されている栄養素：摂取量が推定平均必要量を下回る人の割合を減らすように計画する．

③ 目安量が策定されている栄養素：目安量を下回る人の割合を減らすように計画する．

④ 耐容上限量が策定されている栄養素：耐容上限量を超えて摂取する人が出ないように計画する．

⑤ 目標量が策定されている栄養素：目標量を逸脱した摂取量の人をできるだけ少なくするように計画する．

食事摂取基準

健康な個人または集団を対象として国民の健康の維持・増進，生活習慣病の予防を目的とし，エネルギーおよび各栄養素の摂取量の基準を示すもの．エネルギーについては1つ，栄養素には5つの指標が設定されている．

❶ 給与エネルギー目標量の設定

利用者の栄養アセスメントで得られた性・年齢階級・身体活動レベル別の人員構成を確認し，推定エネルギー必要量を確認する．利用者集団の肥満ややせの割合を考慮し，肥満ややせの割合が減るように計画する．エネルギー量の幅が 1 日あたり ±200 kcal 以内になるよう，給与エネルギー目標量を複数設定し，分布を確認して，どの水準（量）に集約することがよいかを検討する．ただし，給与エネルギー目標量の設定数は，給食施設の食事提供の実現可能性を考慮し，柔軟に検討する．

一例として事業所給食の給与エネルギー目標量の設定方法を示す（**手順 1〜3**，**表 3-10**，**表 3-11**，**表 3-12**）．事業所給食は詳細な摂取量の把握が困難なことが多く，類似の集団の食事調査結果などを活用しながら検討する．

❷ たんぱく質・脂質・炭水化物の給与目標量の設定

＜手順 4＞たんぱく質の設定

たんぱく質エネルギー比率は，49 歳未満を対象とする場合は DG（目標量）13 以上 20％エネルギー未満の範囲になるよう設定する．50〜64 歳を対象とする場合は，14 以上 20％エネルギー未満の範囲になるように設定する．

＜手順 5＞脂質の設定

脂肪エネルギー比率は，生活習慣病予防の観点から，DG の 20 以上 30％エネルギー未満をめざす．飽和脂肪酸をとりすぎないようにするため，飽和脂肪酸の目標量を 7％以下に設定する．

＜手順 6＞炭水化物の設定

炭水化物エネルギー比率は，生活習慣病予防の観点から，DG の 50 以上 65％エネルギー未満をめざす．

＜手順 7＞食物繊維の設定

給与エネルギー目標量が 1,700 kcal に該当する場合は，生活習慣病予防の観点から，女性（18〜64 歳）の DG である 18(g/日）以上の範囲をめざす．2,100 kcal，2,500 kcal に該当する場合は，男性（18〜64 歳）の DG である 21（g/日）以上の範囲をめざす．

❸ ビタミン・ミネラルの給与目標量の設定

＜手順 8＞ビタミンの設定

●ビタミン A

給与エネルギー目標量が 1,700 kcal に該当する場合は，女性の RDA のもっとも高い値をめざすが，それが困難な場合でも女性の EAR のもっとも高い値を下回らないように留意する．また，UL に近づかないように留意する．

2,100 kcal，2,500 kcal に該当する場合は男性の RDA をめざすが，それが困難な場合でも男性の推定平均必要量を下回らないように留意する．UL に近づかないように留意する．

●ビタミン B_1，ビタミン B_2

<手順1> 表 3-10 ●性・年齢階級・身体活動レベル別構成人数の確認

性別	男性（人）		女性（人）	
身体活動レベル	Ⅰ（低い）	Ⅱ（ふつう）	Ⅰ（低い）	Ⅱ（ふつう）
18～29（歳）	—	60	80	30
30～49（歳）	90	120	60	20
50～64（歳）	50	80	40	20
小計	140	260	180	70
合計	650			

<手順2> 表 3-11 ●推定エネルギー必要量の確認（kcal/日）

性別	男性（kcal/日）		女性（kcal/日）	
身体活動レベル	Ⅰ（低い）	Ⅱ（ふつう）	Ⅰ（低い）	Ⅱ（ふつう）
18～29（歳）	2,300	2,650	1,700	2,000
30～49（歳）	2,300	2,700	1,750	2,050
50～64（歳）	2,200	2,600	1,650	1,950

<手順3> 表 3-12 ●給与エネルギー目標量の設定（1 日あたり）

推定エネルギー必要量（kcal/日）	対象者人数（人）		該当対象者	給与エネルギー目標量（kcal/日）	給与エネルギー目標量と推定エネルギー必要量との差（kcal/日）
1,650 1,700 1,750	40 80 60	180	50～69 歳女性・Ⅰ 18～29 歳女性・Ⅰ 30～49 歳女性・Ⅰ	1,700	50 0 −50
1,950 2,000 2,050 2,200	20 30 20 50	120	50～64 歳女性・Ⅱ 18～29 歳女性・Ⅱ 30～49 歳女性・Ⅱ 50～64 歳男性・Ⅰ	2,100	150 100 50 −100
2,300 2,600 2,650 2,700	90 80 60 120	350	30～49 歳男性・Ⅰ 50～64 歳男性・Ⅱ 18～29 歳男性・Ⅱ 30～49 歳男性・Ⅱ	2,500	200 −100 −150 −200

給与エネルギー目標量が 1,700 kcal に該当する場合は女性の RDA をめざすが，それが困難な場合でも女性の EAR を下回らないように留意する．

2,100 kcal，2,500 kcal に該当する場合は，該当対者男性の RDA のもっとも高い値をめざすが，それが困難な場合でも男性の EAR のもっとも高い値を下回らないように留意する．また，1,000 kcal あたりで EAR，RDA が策定されているので，給与エネルギー目標量に応じて設定する．

●ビタミン C

RDA を目指し，それが困難な場合でも EAR は下回らないように留意する．

<手順 9>ミネラルの設定

●カルシウム

給与エネルギー目標量が 1,700 kcal に該当する場合は，女性の RDA をめざすが，それが困難な場合でも EAR を下回らないように留意する．また，UL に近づかないようにする．

表 3-13 ●給与栄養目標量の設定例（1 日あたり）

エネルギー（kcal）	1,700	2,100	2,500
たんぱく質エネルギー比率（%）	13～20	13～20	13～20
たんぱく質（g）	55～85	68～105	81～125
脂肪エネルギー比率（%）	20～30	20～30	20～30
脂質（g）	38～57	47～70	56～83
飽和脂肪酸（%） （g）	7 以下 13 以下	7 以下 16 以下	7 以下 19 以下
炭水化物エネルギー比率（%）	50～65	50～65	50～65
炭水化物（g）	213～276	263～341	313～406
食物繊維（g）	18 以上	21 以上	21 以上
ビタミン A（μgRAE）	500 を下回らず 2,700 未満	650 を下回らず 2,700 未満	650 を下回らず 2,700 未満
ビタミン B_1（mg）	0.9 を下回らず 1.1 付近	1.1 を下回らず 1.3 付近	1.2 を下回らず 1.4 付近
ビタミン B_2（mg）	1.0 を下回らず 1.2 付近	1.2 を下回らず 1.5 付近	1.3 を下回らず 1.6 付近
ビタミン C（mg）	85 を下回らず 100 付近	85 を下回らず 100 付近	85 を下回らず 100 付近
カルシウム（mg）	550 を下回らず 2,500 未満	600 を下回らず 2,500 未満	650 を下回らず 2,500 未満
鉄（mg）	9.0 を下回らず 40 未満	9.0 を下回らず 40 未満	6.5 を下回らず 50 未満
食塩相当量（g）	6.5 未満	6.5 未満	7.5 未満

2,100 kcal，2,500 kcal に該当する場合は，男性の RDA のもっとも高い値をめざすが，それが困難な場合でも男性の EAR のもっとも高い値を下回らないように留意する．

●鉄

給与エネルギー目標量が 1,700 kcal，2,100 kcal に該当する場合は，その集団に該当する女性の RDA（月経あり）をめざすが，それが困難な場合でもその集団に該当する女性の EAR（月経あり）を下回らないように留意する．また，その集団に該当する女性の UL に近づかないようにする．

2,500 kcal に該当する場合は，男性の RDA のもっとも高い値をめざすが，それが困難な場合でも男性の EAR を下回らないように留意する．また，男性の UL のもっとも低い値に近づかないようにする．

●食塩相当量

給与エネルギー目標量が 1,700 kcal，2,100 kcal に該当する場合は，女性の DG 未満をめざす．2,500 kcal に該当する場合は男性の DG 未満をめざす．

＜手順 1～9＞をまとめると**表 3-13** のようになる．

4）食品構成，献立作成基準を用いた一定期間の献立管理

対象者の 1 日あたりの給与栄養目標量に対し，提供する食事（朝食，昼食，夕食，間食）の区分に応じて，給食で提供する配分割合を決定する．たとえば，昼食の割合を表 3-13 のエネルギー目標量の 35% とすると 600 kcal，750 kcal，900 kcal の 3 パターンのエネルギー目標量が設定できる．

表 3-14 ●食品構成表

		重量 (g)	エネルギー (kcal)	たんぱく質 (g)	脂質 (g)	炭水化物 (g)
穀類	こめ類	196	694	12.2	1.6	150.0
	パン類	80	231	7.6	4.9	39.1
	麺類	30	51	1.4	0.2	10.5
	その他の穀類	10	35	1.0	0.3	6.9
いもおよびでん粉類		100	68	1.5	0.1	15.7
砂糖および甘味類		10	36	0	0	9.2
大豆製品		120	139	11.2	9.0	2.2
種実類		3	14	0.4	1.1	0.6
野菜類	緑黄色野菜	120	36	1.6	0.2	8.4
	その他の野菜	230	44	1.8	0	16.6
果実類		100	55	0.9	0.1	14.2
藻類		5	6	0.6	0.1	2.2
魚介類		70	107	13.2	5.5	0.1
肉類		40	77	7.8	4.7	0
卵類		50	76	6.1	5.2	0.3
乳類		150	107	5.4	4.8	9.9
油脂類	動物性	8	62	0	6.7	0
	植物性	10	89	0	9.6	0
調味料および香辛料類		15	23	1.3	0.6	2.9
合計			1950	74.0	54.7	288.8

❶ 料理パターン（料理区分の組み合わせ方）

食事ごとの料理の組み合わせパターンを設定する．事業所給食であれば，定食方式で提供するのか，カフェテリア方式で提供するのかなどの提供方法を検討する．病院や高齢者施設では，1 回の食事に使用できる食器の種類や数，トレーのサイズなども考慮する．

＜例＞

朝食：主食はパンかご飯の選択，主菜＋付け合わせ，乳製品

昼食：主食＋主菜＋副菜の小鉢，麺・どんぶり＋副菜の小鉢，果物

夕食：主食（ご飯）＋主菜＋付け合わせ＋副菜の小鉢＋汁物

❷ 食品構成，献立作成基準

食品構成は，**一定期間の摂取目標となる給与栄養基準量を基準に，食品群別に提供量の目安を示したもの**である（**表 3-14**）．ある一定期間でどのような食品をどのくらい摂取したらよいかを考慮して献立を作成することで，給与栄養基準量に近い献立作成が可能となる．

献立作成基準は，エネルギーや栄養素の給与目標量を実際の献立で実現するために，主菜や副菜の構成などを設定したものである（**表 3-15**）

たとえば，エネルギー値を 600 kcal，750 kcal，900 kcal の 3 パターンに設定する場合，主食の量を変更することで対応する場合がある．その場合，食

食品群別荷重平均成分表

食品群ごとに，ある一定期間における食品の使用量を調査して使用比率を計算して，100 g あたりの栄養成分に比率を乗じて算出した使用成分値を合計して表にしたもの．施設の特徴を反映させるため，施設の実態に即して作成する．食品構成を作成する際に用いる．

表 3-15 ●献立作成基準の一例

料理区分	食品	1 食の目安	頻度
主食	飯	S：150 g，M：200 g，L：250 g	毎日
主菜	肉 魚 豆腐 卵	50～100 g 50～100 g 100 g 50 g	2～3 回/週 2～3 回/週 2 回/週 2 回/週
副菜	緑黄色野菜 その他の野菜 芋	40 g 80 g（小鉢 1 つで 70 g 程度） 60 g	毎日 毎日 毎日
汁	野菜，海藻		毎日
果物（デザート）	果物 乳製品	50～100 g 50～100 g	適宜 適宜

（鈴木久乃，小林幸子，君羅 満，石田裕美編：給食経営管理論．南江堂，p53，2007 を改変）

品構成の穀類や献立作成基準の主食の量を数パターン作成しておく．

❸ 献立作成

一定期間の食品摂取の目安となる食品構成や献立作成基準を基に，設定した栄養管理の品質目標と照らし合わせながら献立を作成する．

病院では，病態に応じた治療食など特定の成分を制限する，あるいは付加する食事を準備するために，複数の種類の食事が必要になる．基本献立を治療食に展開しやすいように合理性や効率化ついても検討する．高齢者施設では摂食機能に応じた食形態への対応がしやすいように配慮する．

5）栄養補給法および食事形態の計画

栄養補給法を決定する際は，まず経口摂取が可能かどうかのアセスメントを実施する．経口摂取が可能であれば，対象者の病状や摂食機能に配慮する（Chapter 12 参照）．

① 咀嚼に問題がある場合は，一口大や舌でつぶせるような硬さに調整する．
② 嚥下に問題がある場合は，とろみをつける，ペーストやムース状にするなど，形態を調整する．
③ 消化吸収能力に問題がある場合は，消化しやすい食品を選ぶ．

6）給食を個別対応で提供する方法

❶ 禁止食材料の対応

禁止食材料の個別対応を行う場合は，特に関連職種との情報共有や連携が必要である．誤配膳に注意することも忘れてはならない．

食物アレルギーの原因となる食材料については，別の食材や調理品に置き換えて対応するなどの対応が必要である．

薬との併用に注意が必要な食材料については，使用を避ける必要がある．

❷ 盛り付け時における対応

盛り付け時における対応で，調理の負担を増やさずにエネルギーや栄養素量の調整を行う工夫を図ることができる．たとえば，エネルギーの調整を行う場合は，主食の量を調整する，主菜や副菜は味付けを変えず，ハーフサイズの盛り付け量にするなどである．食塩の制限がある場合は，汁物の回数を減らすことで対応する方法がある．

7) 提供された給食の品質評価と利用者の摂取状況を把握する方法

❶ 提供された給食の品質評価

給食の提供においては，計画に基づき提供した食事の出来上がりの全量が摂取されることが理想である．給与栄養目標量に基づき献立作成・調理した食事が適切に提供されたか，提供した食事が全量，摂取されたかどうかを見直す．盛り残しや残菜が多ければ，その原因が献立内容にあるのか，味，温度，硬さ，飲み込みやすさなど品質および調理技術的な問題にあるのか，または給与栄養目標量の設定に問題があるのかを検討しPDCAサイクルに基づき，栄養管理の品質目標や給与栄養目標量，献立作成基準を見直し改善する必要がある．

❷ 利用者の摂取量を把握する方法

摂取量を把握するための方法は，集団を対象としたものと個人を対象にしたものがある．集団の摂取量評価は，料理別に残菜量を調べ，残菜が多ければ提供量や味に問題があるとみなすことができ，残菜が少なければ提供量や味が適正であったとみなすことができる．

カフェテリア方式の場合には，利用者が何を選択し，どのように組み合わせているかを把握することが困難である．しかし，情報技術の発達により精算時に選択した料理の情報が自動的に記録されるような方法もある．摂取量は把握できなくても，選択行動から摂取量の傾向を知るなど可能な方法を検討することも必要である．

高齢者施設や病院では，個人の摂取量調査は，料理別あるいは主食と副食

COLUMN

適正なエネルギー目標量

高齢者施設の場合，治療食が提供されていない対象者においては，食事摂取基準が適用される．食事摂取基準では75歳以上を一つの年齢区分としているが，高齢者は個人差が大きいため，詳細なアセスメントを行い，適正なエネルギー目標量を設定する必要がある．また摂食・嚥下機能の状態により，個人に合った食事形態を選択する必要がある．その際，主食を粥にしたり，主菜や副菜をペースト状にしてから凝固剤などを加えて固める場合があるが，水分量によりかさが増えるため，予定給与栄養目標量の全量を盛り付けることができず，提供量が少なくなってしまうことがある．提供量が減った分のエネルギー・栄養素量を何で補うのかも含めて検討する必要がある．

別に摂取した割合を目測で調べる方法が用いられている．

❸ 摂取量の評価と改善

調理損失
給食施設の献立計画時では，食材料の生の成分値を用いて栄養価計算することが通例である．しかし，提供された料理のほとんどは加熱調理されたものであるため，調理過程で栄養素の損失が生じると考えられる．給与量の評価を食事摂取基準の数値と比較して行う場合には，調理損失を考慮に入れながら行うことが望ましい．

給与エネルギー量が利用者にとって適正であったかどうかは，提供量と摂取量の評価，および体重の変化と合わせて評価を行う．給与栄養素量については，EARが設定されている場合はEARを下回る人の割合を確認する．ULが設定されている場合は，ULを上回る人の割合を確認する．DGが設定されている栄養素は，DGを逸脱する人の割合を確認する．AI（目安量）が設定されている栄養素は，集団の摂取量の中央値とAIの比較を行う．

評価結果を活用し，成人の場合はBMIの正常範囲に留まる人の割合が維持され，EARを下回る人の割合と目標量を逸脱する人の割合を少なく，耐容上限量を超える人が出ないよう，献立計画・献立作成基準を見直しPDCAサイクルに基づき改善する．

利用者全員の評価が難しい場合は，一部の利用者について確認を行う．また，食事摂取基準は習慣的な摂取量の基準を示しているため，評価は一定期間（たとえば1か月間）で行い，継続的に繰り返すことが大切である．

8）適切な食品・料理選択のための栄養情報の提供

給食は利用者の習慣的な摂取量の一部となっており，身体の状況に直接影響する．給食を利用する国民が多く存在することから，国民の健康の保持・増進に給食が寄与できるよう，健康増進法で特定給食施設の栄養管理を義務づけている．これは，国民の食環境を整える一環である．外食における栄養成分表示や食品の表示に関する事項も食環境整備の一つである．

健康の保持・増進に寄与するように給食が機能するためには，提供する食事の質が利用者に適していることが前提である．利用者が選択できる給食の場合には，自分に適した質および量の食事を選択できるように，栄養成分表示をしている．選択できない食事の場合には，質および量が適するように提供していかなくてはいけない．

給食の質と量が利用者に適していれば，栄養状態が改善する方向に変化することが期待できる．給食利用者の栄養状態を評価することは，提供している食事の質と量の適否を評価することになる．

栄養情報には献立内容・献立やメニューの栄養表示・メニューの選び方・食材料についての情報・食生活や健康（疾病）に関する情報，などがある．利用者は情報と食べる食事を結びつけ，自分の健康にとって適する食事を理解し，また選択時の判断材料にすることができる．それゆえ，利用者が理解し活用できるように情報を提供していかなければならない．もし，十分な活用ができないのであれば，栄養教育を含め方法や内容を検討する．

栄養情報の提供方法としては，献立表の掲示，モデル献立の提示，メニューカード，卓上メモ，給食だより，ポスターなどがある．

9）栄養成分表示の活用と評価

栄養成分表示が給食利用者に正しく活用されるために，栄養成分表示と併せて給食利用者の教育を行う必要がある.

❶ モデル献立やおすすめメニューの提示

カフェテリア方式で複数の種類の料理が提供され，利用者が自ら選択，組み合わせる事業所給食での活用例として，モデル献立やおすすめメニューを提示する方法がある．栄養成分とともに，おすすめポイントなども提示する．評価方法としては，提示した献立やメニューの出食数，利用者の満足度調査，利用者の検診結果の改善などがある.

栄養成分の表示については，エネルギー，三大栄養素，食物繊維，食塩など対象者に合わせて行う．また，食事バランスガイドを用いる方法もある.

❷ バイキング給食での活用

学校給食や入院患者を対象としたバイキング給食では，各メニューのサービングサイズとその栄養成分を示し栄養教育として活用できる．評価は，メニューの選択内容が目標とする栄養量に見合っているかで行う.

3. 献立管理

1）献立の機能

❶ 給食施設の献立の機能

図 3-5 に献立管理の流れを示す．**献立とは，1 回の食事を構成する料理や食品の組み合わせのことである**．栄養アセスメントに基づき設定された食事の目標は，具体的な献立として表現される．献立は**提供する食事の品質設計を具体的に示すもの**でもあり，食事の生産計画の基本となる.

献立の種類には，レギュラーメニュー，行事食[注]，ヘルシーメニュー[注]などがある．また，2018 年には，事業所給食においてスマートミール（Smart Meal）の認証制度が開始された.

行事食
正月，ひな祭り，七夕等の伝統行事，入学式等の組織内行事を祝った，季節の食材料を用いたハレの日の食事.

ヘルシーメニュー
エネルギーや脂質，食塩相当量を抑え，不足しがちな栄養素を摂取できるような特徴をもたせた献立の通称.

COLUMN

スマートミール①：スマートミールとは

2018 年に，健康寿命延伸に向けた食環境整備を通して「健康な食事・食環境」認証制度が開始された．この制度は，外食・中食（持ち帰り弁当）・事業所給食で，「健康な食事（スマートミール）」を継続的に，健康的な環境で提供する飲食店や事業所を認証する制度である．スマートミールとは，健康に資する要素を含む栄養バランスのとれた食事，つまり主食・主菜・副菜が揃い，減塩にも配慮した食事の通称である．審査・認証は複数の学協会からなる「健康な食事・食環境」コンソーシアムが行い，認証を受けた施設は，「健康な食事・食環境」のマークを使ってメニューや POP 等で「スマートミール」を提供していることをアピールできる．2023 年の第 7 回認証までに延べ 518* 件が認証され，そのうち，331 件が給食施設であった.

〔「健康な食事・食環境」推進事業事務局 HP（smart-meal.jp/smartmealkijun.html）〕

* 認証後に失効，更新をしなかった等があるため，総数は，第 1 回から第 7 回の認証事業者数の合計数にはならない.

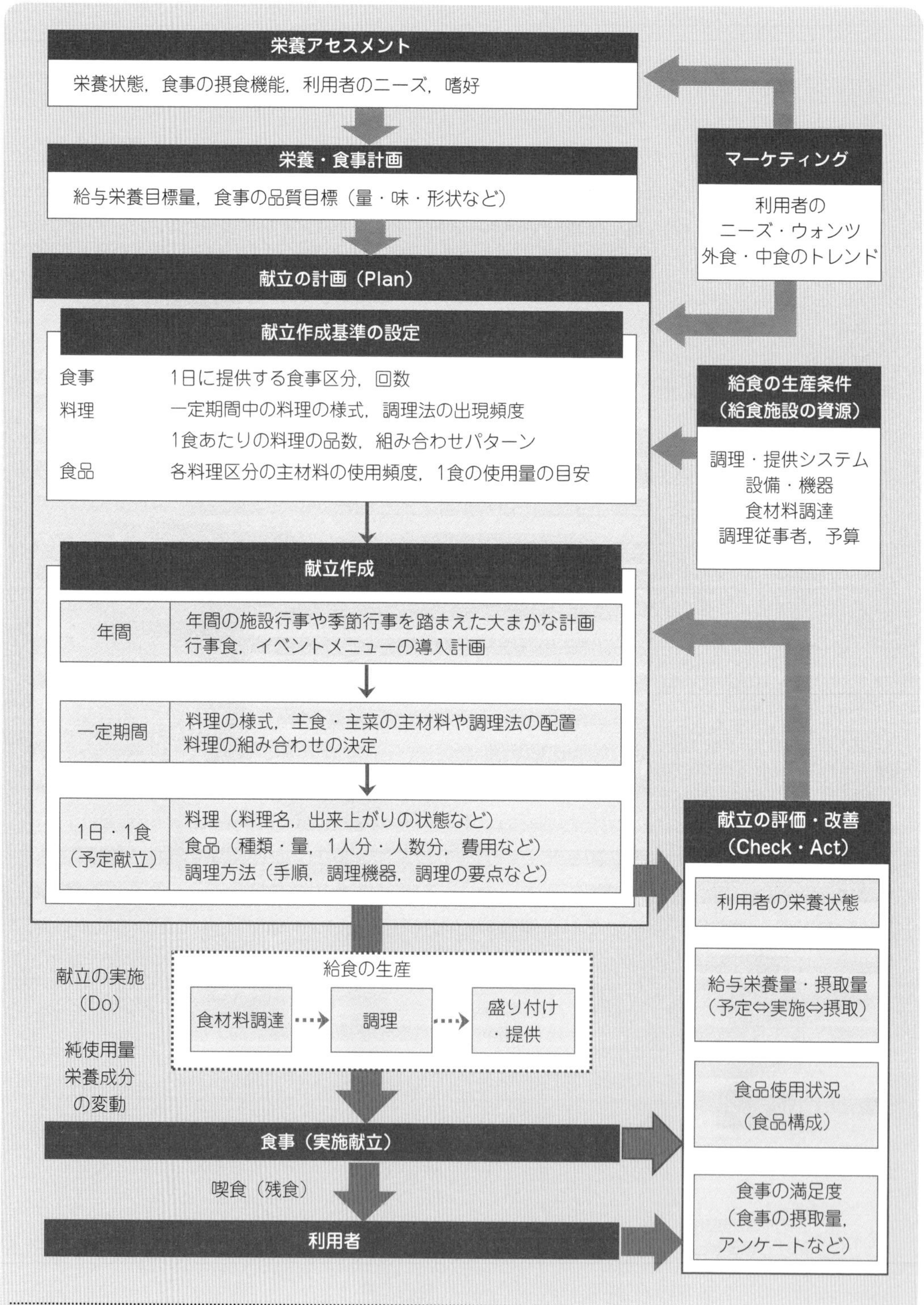

図 3-5 ●献立管理の流れ

給食施設で提供される食事には，給食の目的である栄養管理に資する品質が求められる．そのため，献立は，栄養計画に基づき設定された給与栄養目標量に合わせて作成する．しかし，献立に求められる条件はそれだけではない．栄養管理の目標は，利用者が提供された食事を摂取することで達成される．提供した食事が実際に摂取されるよう，献立には，利用者を満足させるための工夫が必要である．利用者の嗜好やニーズに合っていること，特定の利用者に継続的に提供される食事として変化に富んだものであることに配慮する．また，提供される食事は，各施設の資源を用いて継続的に実現できるものでなくてはならない．利用者の栄養状態，嗜好，ニーズなどとともに，給食の生産条件（予算，施設設備，調理従事者など）を考慮して献立を作成することが，高品質な食事の継続的な提供につながる．

❷ 献立表の役割

献立が決まると献立表を作成し，さまざまな給食業務に活用するとともに，利用者や調理従事者に献立の特徴を伝える．献立表には，献立を1食や1日単位で示す場合や，一定期間（1週間，1か月間など）の一覧として示す場合がある．表示内容は，料理名，使用食材の種類や分量，調理・提供方法，栄養成分量，アレルギー物質を含む食品，宗教上の禁忌食品などである．何を表示するかは献立表の目的によって異なる．

健康増進法の栄養管理の基準には，献立表の掲示や，栄養成分表示によって，利用者に対し，栄養に関する情報の提供を行うことと示されている（健康増進法施行規則第9条5項）．利用者は，献立表を通じ，自分が食べている食事に使用されている食材料や栄養的な特徴を知ることができる．また，入手した情報を食事や料理の選択に役立てることができる．給食施設において，利用者に提示する献立表は，栄養教育の教材の一つであり，表示内容は

アレルギー表示

利用者が，自分の食べる食事や料理のなかに，自分にとってアレルゲンとなる食品が含まれるかどうか判断し，選別できるよう，情報提供を行う．表示する際は，加工食品の原材料に見落としがないよう留意する．複数の料理の調理が同時に行われる場合には，特定原材料などが調理工程上で混入しないよう，防止対策を徹底する．〔公益社団法人日本給食サービス協会，日本給食経営管理学会：給食施設における栄養情報提供ガイド（2020年）〕

COLUMN

スマートミール②：スマートミールの基準

「健康な食事・食環境」認証制度では，スマートミールの基準を下表の通り定めている．この基準は，スマートミールの献立作成基準に当たる．基準は，厚生労働省の「生活習慣病予防その他の健康増進を目的として提供する食事の目安」（平成27年9月）を基本に設定されている．

スマートミールの基準	
1	エネルギー量は，1食あたり450～650 kcal未満（通称「ちゃんと」）と，650～850 kcal（通称「しっかり」）の2段階とする．ただし日本食品標準成分表2020年版（八訂）で栄養計算を行う際の「しっかり」のエネルギー量の基準は，620 kcal～850 kcal.
2	料理の組み合わせの目安は，①「主食＋主菜＋副菜」パターン，②「主食＋副食（主菜，副菜）」パターンの2パターンを基本とする．
3	PFCバランスが，食事摂取基準2020年版に示された，18歳以上のエネルギー産生栄養素バランス（PFC%E：たんぱく質13～20%E，脂質20～30%E，炭水化物50～65%E）の範囲に入ることとする．
4	野菜等（野菜・きのこ・海藻・いも）の重量は，140 g以上とする．
5	食塩相当量は，「ちゃんと」3.0 g未満，「しっかり」3.5 g未満とする．
6	牛乳・乳製品，果物は，基準を設定しないが，適宜取り入れることが望ましい．
7	特定の保健の用途に資することを目的とした食品や素材を使用しないこと．

表は第7回認証時（2023年）の基準

〔参考資料：「健康な食事・食環境」認証制度HP（smartmeal.jp/smartmealkijun.html）〕

栄養教育計画に基づき決定する．

献立を実際に食事として提供するには，何をいつどうやって作るか具体的に決定し，食材料管理，作業管理，衛生管理等のサブシステムへと展開する必要がある．その機能を持つ献立表が，作業指示書である．作業指示書には，献立を構成する各料理の品質目標や，材料となる食品の種類や重量，調理指示等が具体的に示されている．調理従事者は，作業指示書を通じ，どのような品質の食事をどのように作るのか把握することができる．

2）献立作成基準と食品構成

献立作成基準と食品構成は，ともに献立の作成や評価に用いる基準である．栄養計画や，食事の品質目標に応じた基準を設定することで，効率的な献立管理が可能となる．

❶ 献立作成基準

a）献立作成基準とは

献立作成基準は，**食事区分**[注]**や，食事パターン**[注]**，各料理区分**[注]**の主材料の使用頻度や1食あたりの使用量の基準を示すもの**であり，**献立作成時に具体的に目標とする基準**である（p42，表3-15）．

給食施設では1日に複数の料理や食事が提供され，その内容は日々異なっている．また，食事の回数や食数，献立の種類数等は，施設の給食の条件によって異なる．献立作成基準は，各施設の給食の目的，給与栄養目標量，給食の提供方式等の違いなどを考慮して計画する．

食事区分
1日にとる食事を時間帯などで区分けしたもの．一般的には時間帯により朝食，昼食，夕食に区分けする．

食事パターン
食事を構成する「主食＋主菜＋副菜＋汁物」等の料理の組み合わせのこと．

料理区分
献立を構成する料理の栄養学的，形態的，伝統的特徴による分類．主食，主菜，副菜，副食（主菜＋副菜）など．

b）献立作成基準の作成

(1) 食事区分と1日の提供回数

朝食，昼食，夕食，間食（捕食）など，施設の給食の目的に応じた食事区分と，1日あたりの食事の提供回数を決定する．

(2) 献立を構成する食事パターン

料理の提供方式を考慮し，献立の種類数や1食あたりの料理の組み合わせを設定する．料理の組み合わせは，主食，主菜，副菜を揃えることを基本とし，「主食＋主菜＋副菜＋汁」，「主食＋主菜＋副菜＋副菜＋デザート」，「主食＋副食（主菜＋副菜）」など，1食の献立を構成する料理の組み合わせパターンを決める．カフェテリア方式[注]では，利用者が好みの料理を選択するが，提供時にモデル的な組み合わせを提示できるよう，献立を計画しておく．

カフェテリア方式
喫食者が提供される料理のなかから，自由に選択できる提供方式．

(3) 料理の様式や調理法

一定期間内の献立の料理様式[注]（和，洋，華など）や，調理法（煮る，焼く，揚げる，炒めるなど）の提供頻度を決定する．利用者が給食を継続的に繰り返し利用しても飽きないよう，期間中の連続性に留意する．また，複数定食方式やカフェテリア方式のように，1回に多種類の食事を提供する場合には，1回の料理の組み合わせが多様で選択の幅が広がるよう工夫するとともに，使用機器の重複や作業量の増加にも留意する．

料理様式
日本料理様式，西洋料理様式，中国料理様式など，さまざまな料理の様式のこと．

(4) 1食あたりの食品の使用基準

料理区分ごとに，料理としてのサービングサイズ[注]や使用食品の常用量，各食品群の栄養的な特徴などを考慮し，主材料の使用頻度や１回の使用量の目安を設定する（表 3-15）.

サービングサイズ
料理の１回あたりの標準的な提供量.

［食品の使用基準の設定方法の例］

・主食：炭水化物エネルギー比率および穀物エネルギー比[注]率を設定し，主材料（飯，パン，麺など）ごとの使用頻度や１回の使用量の目安を設定する．また，利用者が全量摂取できるよう，利用者の習慣的な摂取量にも配慮する.

穀類エネルギー比
穀類エネルギー比（%）＝［穀類由来のエネルギー量（kcal）÷全エネルギー量（kcal）］×100

・主菜：主菜の主材料となる肉類，魚類，卵類，大豆製品類について，それぞれの使用頻度や１回の使用量の目安を設定する．たんぱく質の給与目標量から主食由来の量を差し引き，残りを主に主菜から摂取できるよう計画する．また，動物性たんぱく質と植物性たんぱく質のバランスに偏りがないよう配慮する.

・副菜：緑黄色野菜，淡色野菜，海藻類，きのこ類，芋類等を，副菜単品，主菜の付け合わせなどからどのように取り入れるか，使用頻度や１回の使用量の目安を設定する.

❷ 食品構成

a）食品構成と献立の計画

食品構成（p41，表 3-14）は，１日（１食）あたりの食品群別の使用量を，一定期間の平均値として表したものである．食品構成で使用する食品群は，食品に含まれる栄養成分の類似性や，食品の使用基準などを考慮し，献立作成に使いやすいよう設定する.

食品群の分類
食品群の分け方には，一般的に３群，４群，６群，15 群，18 群などがある．食品構成の分類数が少ないと，１つの食品群に分類される各食品の栄養的な類似性が弱くなる．また，食品群の分類数が多いと，栄養的な類似性は高まるが，食品構成として取り扱いが煩雑になる．これらのことに留意して，食品構成の食品群を設定する.

食品構成は**食品群別荷重平均成分値**（**表 3-16**）と併せて使用する．食品群別荷重平均成分値とは，施設の食品の使用実績を考慮して作成した，各食品群 100 g あたりの栄養成分値のことである．荷重平均成分値を用いると，食品群ごとに，各食品構成の重量から期待される給与栄養量を算出できる．すべての食品群の給与栄養量の合計は，期間中の各献立から算出した給与栄養量の平均値とほぼ一致するはずである．すなわち，あらかじめ給与栄養目標量に合わせた食品構成を作成しておくと，理論上，その食品構成の重量に従って献立を作成すれば，個々の使用食品の栄養計算を行わなくても，給与栄養目標量に合った献立を作成できる.

しかし，食品構成を献立作成に用いるにはいくつかの注意点がある．同じ食品群であっても個々の食品によって，含まれる栄養成分の特徴は異なっており，食品群単位で算出した値から給与栄養量を評価するには限界がある．献立を食品構成に基づき献立を作成したとしても，その給与栄養量は，各献立の個々の使用食品から求めた算出値で確認する必要がある.

また，食品構成の重量は平均値として算出された値である．そのため，主菜の主材料である肉類や魚介類など，献立によって使用しないこともある食品群では，食品構成の重量が実際に１日（１食）で使用する重量よりも小さい値で示される．食品群によっては，食品構成の重量そのままを献立作成には使用できない場合があることに留意する.

表 3-16 ●食品群別荷重平均成分表の例

（可食部 100 g）

食品群名		エネルギー（kcal）	たんぱく質（g）	脂質（g）	炭水化物（g）	カルシウム（g）	鉄（mg）	ビタミンA（μgRE）	ビタミンB1（mg）	ビタミンB2（mg）	ビタミンC（mg）	食物繊維（g）	食塩相当量（g）	価格（円）
①穀　類	米	357	6.2	1.3	76.9	6	0.8	0	0.13	0.02	0	0.8	0.0	40.4
	パン類	278	9.4	2.4	54.7	21	0.9	0	0.10	0.06	0	2.6	1.4	143.3
	麺類	214	6.0	1.2	42.5	11	0.5	0	0.05	0.02	0	1.7	0.7	36.2
	その他の穀類・堅果類	401	11.6	12.7	59.6	195	2.2	1	0.17	0.07	1	4.2	0.3	63.1
②芋　類	じゃがいも類	113	1.4	0.2	26.9	11	0.5	1	0.08	0.02	27	1.6	0.0	34.5
	こんにゃく類	7	0.1	0.1	3.3	69	0.6	0	0.00	0.00	0	3.0	0.0	25.3
③砂糖類		367	0.2	0.0	94.6	19	0.4	0	0.00	0.01	0	0.2	0.0	32.1
④菓子類		136	1.9	0.1	31.8	8	0.5	1	0.02	0.01	11	0.9	0.1	90.4
⑤油脂類	動物性	746	0.6	81.1	0.2	15	0.1	528	0.01	0.03	0	0.0	1.8	177.8
	植物性	920	0.0	99.9	0.0	0	0.0	1	0.00	0.00	0	0.0	0.0	31.3
⑥豆　類	豆・大豆製品	137	9.4	7.1	8.6	121	1.8	0	0.09	0.04	0	3.0	0.1	51.4
⑦魚介類	生物	132	19.8	5.1	0.1	26	0.6	26	0.12	0.18	1	0.0	0.3	158.2
	塩蔵・缶詰	151	25.4	4.4	1.1	294	1.7	129	0.09	0.10	0	0.0	2.1	300.1
	水産練り製品	111	11.1	1.9	12.4	43	0.7	2	0.03	0.06	0	0.5	1.9	91.6
⑧肉　類	生物	205	18.3	13.5	0.1	5	0.7	18	0.34	0.18	2	0.0	0.1	136.6
	その他の加工品	351	33.2	24.3	0.4	9	0.6	3	0.37	0.10	28	0.0	1.7	212.9
⑨卵　類		151	12.3	10.3	0.3	51	1.8	155	0.06	0.43	0	0.0	0.4	46.3
⑩乳　類	牛乳	67	3.3	3.8	4.8	110	0.0	38	0.04	0.15	1	0.0	0.1	21.8
	その他の乳類	117	5.9	7.0	7.2	182	0.1	66	0.04	0.19	1	0.0	0.4	70.2
⑪野菜類	緑黄色野菜	32	1.5	0.2	6.9	47	0.9	275	0.07	0.09	33	2.3	0.0	69.3
	漬物	44	1.8	0.2	10.6	83	1.6	5	0.04	0.05	5	3.7	11.7	79.2
	その他の野菜類	30	1.5	0.2	6.8	24	0.4	5	0.05	0.05	13	2.2	0.0	53.7
⑫果実類		56	0.5	0.3	13.8	10	0.2	11	0.04	0.02	28	0.8	0.0	58.8
⑬海藻類		119	4.0	1.1	53.4	369	5.1	167	0.07	0.21	5	49.4	3.4	466.4
⑭調味料類		123	4.5	2.9	14.1	34	1.4	7	0.03	0.08	1	1.1	12.1	37.0
⑮調理加工食品類		237	2.9	10.6	32.4	4	0.8	0	0.12	0.06	40	3.1	0.0	25.0

（健康・栄養科学シリーズ給食経営管理論（改訂第 3 版），南江堂，p31 より引用）

b）食品構成と献立の評価

前記の理由から，食品構成は主に献立の評価に用いる．その場合，献立作成基準に従って作成した一定期間の献立を用い，その期間中の 1 日（1 食）あたりの食品群別平均使用量（その期間の献立の食品構成）を明らかにする必要がある．具体的な算出方法は，まず，期間中に使用した食品ごとの純使用量を合計する．さらに，その結果を食品群ごとにまとめ，食品群別の合計使用量を求める．その合計使用量を期間日数で割った値が，各食品群の 1 日（1 食）あたりの平均使用量となる．食品構成の重量が明らかになったら，荷重平均成分値（p42，表 3-15）を用いて，期間中の食品群別の給与栄養量を算出する．

期間中の献立に給与栄養量の過不足がみられた場合，食品構成から求めた各食品群の給与栄養量や，献立の食品使用状況（各食品の使用頻度や使用量）を確認し，給与栄養量の改善のために，どの食品群の，どの食品の使い方（頻度や量）を見直すべきか検討する．

また，施設の食品群別荷重平均価格を作成すれば，栄養成分と同様に，期間中に使用した食品の費用的な課題を評価することもできる．具体的には，期間中の食品群別平均価格を求め，期間中の食材料費に対する各食品群の寄与を明らかにする．期間中の食材料費と予算に差がみられた場合には，どの食品の使い方や購入方法の見直しが必要か検討する．

食品構成を用いたこれらの評価結果に基づき，個々の献立や献立作成基準を改善することが，次回の献立作成の効率化につながる．

c）食品群別荷重平均栄養成分表の作成

食品群別荷重平均成分値の算出には，施設の過去 1 年間程度の献立の食品使用量を用いる．施設で使用する食品の特徴は，施設の給食の目的，調理システム，使用可能な予算，所在地域等，さまざまな要因によって異なると考えられる．そのため，**荷重平均成分表は施設ごとに作成することが望ましい**．

食品群別荷重平均成分値は，各食品群に含まれる食品ごとの使用比率で重みづけした，各食品群 100 g あたりの栄養成分の平均値（荷重平均値[注]）である．食品群別荷重平均成分表は次の手順で作成する．

(1) 期間中に用いた全食品の純使用量[注]を食品ごとに合計する．
(2) (1) を食品群ごとに合計する．
(3) 各食品群の合計重量 (2) に対する，各食品 (1) の**構成比率**を算出する．
(4) (3) の構成比率の値をそのまま重量とみたて，日本食品標準成分表を用いて，各食品のエネルギーおよび栄養素量を算出する．
(5) (4) を食品群別に合計する．この値が各食品群 100 g あたりの荷重平均成分値である．この値を一覧にし，食品群別荷重平均成分表を作成する．食品群別の荷重平均価格も同様の手順で算出できる．各食品の価格は期内で変動するため，構成比率に対する価格の算出には，期間内の食品ごとの平均価格を用いる．

荷重平均値
平均する各項の条件の違いを考慮し，対応する重みをつけて算出した平均値．

純使用量
調理するために準備する食品の量のうち，食品の廃棄量を除いた，可食部の重量のこと．

3）献立作成

献立作成は一定期間ごとに計画的に行う．1 か月単位で行う施設が多いが，施設の特徴によって，数週間単位や数か月単位で行う場合もある．新規に作成するだけでなく，従来から提供している献立の組み替え，レシピの調整を行う場合もある．マーケティングの手法を用いて，利用者がどのような食事を求めているか把握し，定期的に新しい献立の導入，既存献立の見直しを行うことで，献立を変化に富んだものにし，献立の質の向上を図る．

❶ 献立作成の手順

献立作成基準に基づき，まず年間や一定期間の長期的な視点で献立の基本計画を立案し，1 日（1 食）単位の詳細な献立作成につなげる（p46，図3-5）．

a）年間計画の作成

施設の給食の目的や，年間行事，季節などを考慮し，年間のおおまかな計画を立てる．定期的に年間の施設行事や季節の伝統行事に応じた行事食やイ

表 3-17 ●献立作成の留意点

			利用者（喫食者）側の視点	生産者（提供者）側の視点
食事	栄養	給与量	個人の適正量を摂取できる．	一定期間の給与量が給与栄養目標量の適正範囲を満たしている．
	食品	使用食材料	●おいしいと感じられる． ●嗜好に合っている． ●季節感が感じられる． ●料理間のバランスがよい．	●入手可能な食材料が用いられている（費用，業者の取り扱いがある，出盛り時期等）． ●食品の加工度（生鮮食品，カット野菜，冷凍食品等），衛生・安全性が考慮されている．
	料理	種類		●料理の品質目標が明確（品質管理基準の設定）． ●施設の調理システム，設置機器（種類や能力），調理従事者（人数や技術）を考慮した，標準化された方法で生産できる． ●作業的に無理がなく（工程数，作業量，所要時間，難易度等），予定提供時刻に間に合わせることができる．
		味		
		量	適量で満足感があり，全量摂取が可能．	
		色・外観	彩り，見栄えがよく，食欲がわく．	
		温度	各料理に合った適温で食べられる．	
		形状・形態	摂食機能に合っていて，食べやすい（硬さ，軟らかさ，大きさ等）．	
		衛生・安全	においや異物混入がない．	「大量調理施設衛生管理マニュアル」を遵守した衛生的な方法で生産できる．
		価格	適正価格で購入できる．	予算（食材料費，人件費，経費等）の範囲内で生産できる．
		教材的価値	自分にとって適切な質や量の食事について理解できる．	栄養教育の教材としてのメッセージ性がある（料理名，出来上がり量，味付け，地域性や食文化等）．
サービス	料理	盛り付け	美しく，均一な盛り付け．	●施設にある適切な食器が選択されている． ●設置機器や調理従事者の人数・技術で無理なく盛り付け，提供できる．
		提供スピード，時刻	待たされない（予定時刻に喫食開始できる，カウンター配膳時の待ち時間が短い）．	
		品揃え，選択性	欠品がない．選択の幅がある．	喫食者人数や過去の売り上げ実績を考慮した適切な食数設定がされている．
		衛生・安全	料理が清潔に取り扱われている．	「大量調理施設衛生管理マニュアル」を遵守した衛生的な方法で提供できる．

ベントメニューを導入することによって，食事の楽しみや季節感が増し，日常の食事に変化をつけることができる．

b）期間献立の作成

献立作成基準に基づき，献立作成期間の食事の料理の様式（和，洋，華など），主食の種類（飯，パン，麺など），主菜の主材料（肉，魚，卵，大豆製品など）や調理法（煮る，焼く，揚げる，炒めるなど）などの配置を計画し，具体的な料理を決定する．献立全体の給与栄養量や，味のバランス，彩り，作業性等を考慮して，残りの料理（副菜や汁物など）の組み合わせを決定する．

単一献立の場合には，利用者が好みの食事を選択できないため，利用者の嗜好やニーズを考慮した献立であることが重要となる．複数定食方式やカフェテリア方式では，利用者が好みの食事を選択できるが，料理の種類数が増え作業工程が複雑になりやすいため，作業工程数や調理機器の重複などにも配慮して料理の組み合わせを決定する．

c）1 日（1 食）単位の献立の作成

献立作成基準，食品構成に基づき，料理名，料理の材料となる食品の種類や重量，調理方法などを決定する．献立作成時の留意点を**表 3-17** に示す．

献立作成では，献立を利用者の立場と生産者の立場の双方の視点で捉え，利用者が望む品質の食事を，具体的にどのような方法で生産するか検討する．

調理を担当する人によって，料理の仕上がりに対するイメージや，調理の方法が異なれば，食事をいつも一定の品質に仕上げることは難しい．また，品質に問題があった場合に，原因追及が困難となり，問題点の解決も難しくなる．したがって，献立作成では，**目標とする料理の味や出来上がりの基準を数量的に示し，献立を標準化**[注]する．また，誰が，いつ調理を行っても，目標とする品質の食事に仕上げることができるよう，調理方法を標準化することも重要である．目標とする品質を作り込むために，これらの必要な情報を記載したものが，作業指示書（レシピ）である．

標準化
製品や製造工程を統一または単純化し，一定の品質の製品を得るための方法．

❷ 献立作成の合理化

経営面や労務管理の観点から，給食経営管理に関わる業務量の軽減は重要である．献立作成を合理化し，献立作成に関わる事務的な作業量を軽減することは，給食施設にとって重要な課題といえる．献立作成の合理化には，次のような方法がある．

a）サイクルメニューの導入

サイクルメニューは，**料理の組み合わせや献立の順序を決めて，一定期間で繰り返し使用する献立の運用方法**である．サイクルメニューを導入することにより，献立作成業務が合理化されるだけでなく，計画的な食材料の購入も可能となる．1サイクルの期間は，2週間，4週間，3か月など，施設によって異なるが，利用者が献立に飽きないよう，サイクル中の献立の一部を，季節に応じた食材料や料理，行事食等に入れ替えて献立に変化をつけ，満足度を高める工夫が重要である．

b）給食管理ソフトの活用

給食管理ソフトに，あらかじめ施設で提供する料理の料理区分，料理様式，使用食材料（種類，量，価格）などの基本情報を登録しておくと，献立作成時に，簡単な検索条件を入力するだけで，データベースのなかから該当料理リストを呼び出すことができる．献立作成時には，表示された各料理のレシピや栄養成分などを確認しながら，献立を構成する料理の組み合わせを決定する．日本食品標準成分表の収載値も内蔵されており，料理の使用食材料やその分量を部分修正した場合には，自動的に修正後の栄養価計算が行われる．ソフト導入により，献立作成の迅速化が可能となるが，導入に当たっては，標準化されたレシピの登録が必要であること，導入費用がかかることが条件となる．

4）作業指示書としての役割

❶ 作業指示書（レシピ）の役割

作業指示書は，食事の設計品質を示すものである．作業指示書には，何を（料理名），どのような品質を目標に（出来上がりの食事の量，味，形状など），どのような材料で（使用する食品の種類や量），どうやって作るか（調

表 3-18 ● 作業指示書

料理名	食品名	1 人分				160 人分		調味（%）	調理方法の指示
		純使用量（g）	廃棄率（%）	使用量（g）	価格（円）	純使用量（kg）	使用量（kg）		
豚の味噌焼き	豚ロース	70		70	108	11.2	11.2		①魚肉下処理室で，肉の筋切り． ②主調理室で調味料を計量し，混ぜ，魚肉下処理室に送る． ③筋切りした肉を調味液に漬ける（30 分）． ④肉を並べる（1 枚のエナメルパンに肉 10 枚×エナメルパン 13 枚）． ⑤スチコンをコンビモード，200℃に予熱． ⑥④の肉を，200℃ 7 分焼く． ⑦焼き上がり後，ホットパンに移し，温蔵庫で保存． ⑧肉を 5 等分に切り，皿に盛る．
	淡色味噌	7		7	1.3	1.1	1.1	肉の 1.2% の塩分	
	酒	4		4	1.9	0.64	0.64		
	みりん	3		3	1.2	0.48	0.48	肉の 2.0% の糖分（3：1）	
	砂糖	0.4		0.4	0.1	64（g）	64（g）		
小松菜の辛し和え（付け合わせ）	小松菜	50	15	58.8	29.6	8	9.4		①野菜下処理室で，2 等分した後，小松菜のへたを切り落とし，3 cm に切り，茎と葉に分けて洗浄． ②下味調味液の準備． ③ガス回転釜で 50 L の湯を沸かし，茎葉の順で茹でる（2 回転）． ④茹で上がったものはザルに移し，流水で冷却． ⑤②で作った下味をかけて 15 分置く． ⑥小松菜を純使用量の 80% 重量に絞る． ⑦本調味用の練り辛子，しょうゆ，だし汁を混ぜ，絞った小松菜と和える． ⑥アルミケースに盛り付ける．
	しょうゆ	1.5		1.5	1	0.24	0.24	小松菜の 0.5%の塩分	
	だし汁	2		2	0	0.32	0.32		
	練り辛子	1		1	1.5	0.16	0.16	絞った小松菜（40 g）に対し 0.8% の塩分	
	しょうゆ	1.9		1.9	0.5	0.3	0.3		
	だし汁	3		3	0	0.48	0.48		
さつまいもの甘煮	さつまいも	60	5	63	32.1	9.6	9.8		①野菜処理室で重量で 4 等分にする． ②さつまいものへたを切り，洗浄． ③さつまいもは輪切り（1 人 3 切れ）． ④ソトワールにさつまいもを入れ，主調理室に送る（40 人分×4 回転）． ⑤ソトワールにだし汁を加え，落とし蓋と蓋をし強火にかけ，沸騰したら中火にして 5 分煮る．砂糖を加え 5 分加熱．食塩を加えて 5 分加熱し，硬さを確認する． ⑥小鉢に盛り付け，温蔵庫に入れる．
	だし汁	27		27	0	4.3	4.3	さつまいもの 50%	
	砂糖	2.4		2.4	0.49	0.38	0.38	さつまいもの 4.0%の糖分	
	食塩	0.1		0.1	0	19（g）	19（g）	さつまいもの 0.1%の塩分	
野菜椀	だいこん	25	10	27.8	5.2	4	4.4		①だいこん・にんじんは下処理室で洗浄後，3〜4 mm 厚さのいちょう切り． ②しめじは石づきを切り，洗浄後ザルにあける． ③油揚げは湯通しし，1×3 cm に切る． ④糸三つ葉は野菜下処理室で洗浄後，主調理室で次亜塩素酸水で 2 分間消毒，2 cm 幅に切る． ⑤調味料を計量． ⑥IH 回転釜で作っただし汁の重量を容量棒で計量． ⑦だし汁を沸騰させ，だいこん・にんじん・油揚げを入れ，火を通す．次にしめじを入れ煮る． ⑧酒・しょうゆ・塩の順に加える．味を調える．
	にんじん	15	10	16.7	6.7	2.4	2.7		
	しめじ	15	15	17.6	21.5	2.4	2.8		
	油揚げ	5		5	8.5	0.8	0.8		
	糸みつば	3	20	3.8	5.6	0.48	0.61		
	だし汁	130	蒸発率 10%	143	0	20.8	22.9		
	食塩	0.5		0.5	0	73.2（g）	73.2（g）	出来上がり（180 g）の 0.5% の塩分（1：1）	
	しょうゆ	2.7		2.7	0.9	0.43	0.43		
	酒	1		1	0.5	0.16	0.16		
飯	胚芽精米	85		85	37.1	13.6	13.6	炊き上がり倍率 2.2 倍 米の 1.35 倍加水	①米を 5.1 kg，5.1 kg，3.4 kg に分ける（60 人，60 人，40 人）． ②米を釜に入れ，5.1 kg は 6.89 kg の水，3.4 kg は 4.59 kg の水で 1 時間浸水して炊く． ③炊き上がったら，ほぐした後，電子ジャーとライスボックス（15 L×2，10 L×1）に移す．
	水	115		115	0	18.4	18.4		

料理名	食品名	1人分 純使用量（g）	1人分 廃棄率（%）	1人分 使用量（g）	1人分 価格（円）	160人分 純使用量（kg）	160人分 使用量（kg）	調味（%）	調理方法の指示
グレープゼリー	グレープジュース	70		70	26	11.2	11.2		①寸胴鍋に水を計量．砂糖・ゼラチン・グレープジュースを計量． ②ゼラチン用の水を計量し，ゼラチンを加え，15分間膨潤させる． ③①に②を加え泡だて器で撹拌しながらゼラチンを加熱して溶かす． ④グレープジュースを加え，火を止める． ⑤カップに分注し，ブラストチラーで冷却後，コールドショーケースに移し提供．
	ゼラチン	1.7		1.7	3.9	0.27	0.27	全体の2.0%	
	水	8		8		1.3	1.3		
	水（ふやかし）	7		7	0	1.1	1.1		
	砂糖	4		4	0.8	0.64	0.64	液体の5.0%糖分	
お茶	緑茶	1		1	1.4	0.16	0.16		ティーサーバーに茶葉，水をセットする．
	水	200		200	0	32	32		
だし汁	水	170	蒸発率10%	187	0	27.2	29.9		①昆布を計量．回転釜に容量棒で30 Lを計量し，昆布も入れて30分浸水． ②かつお節を計量し，だし袋に入れる． ③沸騰までの所要時間を30分になるように火力を調整． ④沸騰直前に昆布を取り出す．だし袋を投入し再沸騰したら火を止める． ⑤3分後，だし袋を取り出す．
	かつおぶし	3.4		3.7	7.8	0.59	0.59	水の2.0%	
	昆布	0.9		0.9	2.2	0.14	0.14	水の0.5%	

栄養価と価格	
エネルギー	728（kcal）
たんぱく質	25.4（g）
脂質	18.2（g）
塩分	2.6（g）
価格	306（円）
カトラリー類	
箸，ティースプーン コップ	

料理名	使用食器	盛り付け量（予定）（g）	出来上がりの品質基準 調味%（予定）	出来上がりの品質基準 調理条件（機器，温度，時間等）
豚の味噌焼き	和皿（アルミケース）	70	豚肉の1.2%塩分，2%糖分	スチームコンベクションオーブン，コンビモード，200℃，7分
小松菜の辛し和え		45		回転釜，50 L，4分
さつまいもの甘煮	小鉢	65	さつまいもの4%糖分，0.2%塩分	ソトワール，20分
野菜椀	汁椀	180	具の0.5%塩分	
飯	飯碗	190		炊き上がり倍率2.2倍 炊飯器：米の1.35倍加水35分
グレープゼリー	デザートグラス	85	液体の5%糖分	
合計		635		

盛り付け予定量については，調理（加熱等）による重量変化を考慮して設定

〔日本栄養改善学会監修：給食経営管理論．医歯薬出版，p28-29，2013より改変引用〕

理手順，使用機器など）が，具体的に示されている（**表 3-18**）．

食材料の購入，作業工程の組み立てや人員配置，衛生管理基準の設定等，給食に関わる多くの業務が作業指示書に基づき計画される．作業指示書は，献立を給食のさまざまな管理業務（食材料管理，作業管理，衛生管理など）に展開する基本となるものである．したがって，作業指示書の情報に誤りがあれば，連動して他の業務に影響する．たとえば，作業指示書における使用量の記載（算出）ミスは，そのまま食材料発注のミスにつながる．作業指示書には，さまざまな給食業務を統制する機能があり，標準化された，正確な情報を記載することが重要である．

❷ 作業指示書の作成

作業指示書は，**各施設の調理機器や調理従事者の能力，大量調理の特性などを考慮して作成**する．作業指示書の主な記載項目と留意点を**表 3-19** に示す．使用食品として，調理で使用する水の分量や蒸発率についても忘れずに記載する．

作業指示書には，調理従事者が料理の出来上がりをイメージし，目標通りの品質をめざして調理作業が行えるよう，提供する料理の品質管理基準を示す．たとえば，飯の品質管理基準は，炊き上がり倍率である．対象者に合わせて，米を何倍の飯に炊き上げるか設定し，施設にある炊飯器の蒸発率を踏まえて，加水量を決定する．

また，調理の標準化のためには，調理機器の能力に適した 1 回あたりの処理量を考慮して，具体的な調理方法の基準を示す．たとえば，回転釜で青菜を茹でる場合には，回転釜の容量に応じた茹で水の量を設定し，その量に適した 1 回あたりの投入量と加熱時間，茹で操作回数を明らかにする．献立作成者は施設に設置されている調理機器の能力を把握しておく必要がある．

5）献立の評価

❶ 献立の給与栄養量の評価

各献立の給与栄養量は，献立で使用した各食品の純使用量と「日本食品標準成分表」を用いて算出する．算出結果に基づき，その献立からどのくらいのエネルギーや栄養素の摂取が期待できるか確認する．調理前（生）の成分値を用いて計算した場合，算出された値は調理による損失を考慮していないため，実際の摂取量より過大（過小）評価されている可能性があることに留意する．

一定期間の献立の給与栄養量を給与栄養目標と比較し，栄養計画に応じた適切な献立が提供できていたか確認する．それと同時に，食品構成を用いて期間中の食品使用状況を確認し，給与栄養量の過不足の改善のため，どの食品の使い方を見直すべきか検討する．

❷ 献立の予定給与栄養量と実給与栄養量

予定献立の給与栄養量（**予定給与栄養量**）の算出に用いた，純使用量の値

表 3-19 ●作業指示書の主な記載項目

項目		記載項目，記載方法の留意点
料理名		利用者にわかりやすい，料理の特徴を表現する具体的な料理名を記載する
食品	食品名	●具体的な食品名（食品の種類，部位，加工品は商品名やメーカー名など） ●使用する食品を調理工程順および使用量が多いものから記入する
	純使用量 （1 人分・食数分）	実際に摂取する量（可食部） （調理に使用する水の分量も記載する）
	廃棄率	●各食品の廃棄率（施設の実態に合った施設独自の値を用いるのが望ましい） ●調理に伴う蒸発がある場合には，蒸発率を記入する
	使用量 （1 人分・食数分）	●純使用量と廃棄率（水は調理中の蒸発率）からの算出値 ●個数発注する食材料は，個数（枚数）や 1 個（切）あたりの重量や規格がわかるよう記載する
	食数	予定食数を記載する
調理作業 （手順，方法）	下処理	●切り方（大きさ，厚さ等，見た目や食べやすさ，加熱時間への影響を考慮して設定する） ●下味，水戻し，下茹で（下味の濃度，用意する水量，時間，1 回あたりの処理量など）
	主調理	調理操作の要点，調理機器の種類と使用条件等（加熱温度・時間，1 回あたりの処理量など）
	盛り付け方法	使用食器・食具，盛り付けの手順や方法
	保管方法	保温・保冷方法，使用機器
出来上がりの目標	調味濃度	食材料や出来上がった料理の重量に対する調味の割合（何に対する味の濃度か明記する）
	出来上がり重量	●調理による重量変化率（飯の炊き上がり倍率，加熱料理の加熱後の重量変化率など） ●料理の全体の出来上がり重量，1 人あたりの盛り付け予定量（調理による重量変化を考慮する）
	盛り付け，配膳図	盛り合わせる料理や食材料の盛り付け方法や数がわかる，配膳場所がわかるよう図示する

は，食事の生産過程のなかで，発注量や廃棄量，調理中の重量変化や盛り付け量の影響を受けて変化する．食事の提供後，実際に使用した食品重量を用いて計算した値が，**実際の給与栄養量（実給与栄養量）**である．利用者が実際に摂取したエネルギーや栄養素量は，提供量に対する喫食率から算出される場合や，提供量から残食量を差し引いて算出される場合がある．献立の予定給与栄養量のみならず，実給与栄養量を算出し，実際にどれだけのエネルギーや栄養素を提供できたか確認することが，適切な摂取量の評価につながる．

また，予定給与栄養量と実給与栄養量の差は，実際に提供した食事の，設計品質に対する適合度を表している．差が大きかった場合には，その要因を明らかにし，必要に応じて作業指示書の見直しを行う．たとえば，ある食品の廃棄量が計画よりも多く（少なく），予定通りの純使用量を確保できない状態が続いている場合には，献立作成で使用した食品の廃棄率を見直す必要がある．また，盛り残し量が多く，盛り付け予定量と実際の盛り付け量の差が大きい場合には，作業指示書の盛り付け方法の指示内容を見直し，盛り付け精度向上を図る．

献立は食事の設計品質を表すものであり，食事を生産する基本となるものである．利用者の栄養状態の変化や満足度，献立作成時の留意点（p52，表

3-17）等に基づいて，目標とする食事提供のために献立の何を改善すべきか，利用者と生産者の双方の視点で検討する．献立を適切に管理することが，利用者の食事に対する満足度を高め，栄養管理の目的である利用者のQOL向上や栄養状態の改善につながる．

Chapter 4

給食の資源に応じた献立管理

学修到達のポイント

- **給食の資源を理解し，それに応じた献立管理を行うことの必要性を説明できる．**
- **大量調理機器の特性，処理能力に応じた献立計画，調理工程計画について説明できる．**

本 Chapter「給食の資源に応じた献立管理」では，Chapter 3 の「3．献立管理」で学んだ基本事項を，各給食施設の調理従事者の技術や人数，設備，食材料費，さらに大量調理機器の特性に合わせて運用するうえでのポイントを理解する．

1．給食の資源に応じた献立管理

給食施設の献立は，施設の目的，対象者の特性や嗜好に対応したものでなければならないのはいうまでもない．栄養計画に基づき作成された食品構成による食品群と使用量を，具体的に主食，主菜，副菜，その他の料理として合理的に組み合わせる．しかし，どんなに理想的な献立であっても，生産（調理）現場の能力や費用などの給食の資源を考慮しなければ，実際の給食のオペレーションとの間に歪みが生じる．たとえば，現場の調理従事者の技術や設備能力に比べて複雑過ぎる調理工程・作業工程，利用者の経済的背景に見合わない価格設定，原価や利益，在庫量を無視した食材料の購入などは，ムリ・ムダ・ムラ[注]（3M）につながる．

給食経営管理における献立の善し悪しは，設計品質との適合性や料理の外観・食味に対する利用者の評価と，生産管理，衛生管理，会計・原価管理を含めた総合的な評価の両方で明らかになる．衛生的で効率的・効果的な給食の運営は，献立管理の段階でほぼ決まるといってよい．

ムリ

目的（仕事の完了など）に対して手段（人数，設備，金額等）が劣る状況．負荷が能力を上回っている状況．

ムダ

目的に対して手段が大き過ぎる状況．負荷が能力を下回っている状況．

ムラ

目的と手段がイコールでない不安定な状況．ムリとムダが混在していて時間によっていずれかが表れる状況．

1）給食の資源（調理従事者の技術と人数，設備，食材料費）に応じた献立管理の必要性

❶ 調理従事者の技術と人数

献立管理においては，あらかじめ調理作業に従事できる者の人数，出勤体制，調理技術・能力などを把握したうえで，所定の時間内に作業が終わるような工程管理（Chapter 8 の 1 の **2）** 参照）が可能な献立かどうか検討しなければならない．本来は，利用者の特性，食種，食数，提供回数などに見合った人員数を調理従事者として雇い入れる必要があるが，近年の給食運営の現場では人員の確保が難しくなってきている．**現場に過剰な負荷をかけたり，日によって作業量や求められる技術が大きく異なったりする献立は望ましくない**．3M のうち，とくにムリは，調理従事者の作業安全性と，提供する食事の衛生的安全性の両方を脅かすリスクとなる．

❷ 設備

当該給食施設に備えられている下調理機器（ピーラー，洗米機など），加熱調理機器（レンジ，ブレイジングパン，フライヤー，スチームコンベクションオーブンなど），冷却機器（ブラストチラーなど），保管設備（常温，温蔵，冷蔵）などの種類，性能，台数は調理工程，作業工程に大きく影響する．各機器を利用して 1 回に処理できる量，調理モード・設定温度，所要時間などを料理の種別にデータ化しておき，献立作成に活用する．各料理の調理工程において使用する設備・機器類が，同時間帯に同じものに偏らない組み合わせにする必要がある．

❸ 食材料費

給食の食材料費は，原価管理のなかで決められた予算内に収める必要がある．献立作成時は，過去の実績，市場価格調査などを利用して食材料の価格を設定する．旬の食材料を使用することは，大量に出回ることで安価になるうえ，栄養量，おいしさ，季節感の点からも理にかなう．また，栄養計画上の品質が保たれることに留意すれば，①の調理従事者の人員数や技術，工程管理と併せて考え，必要に応じて半調理済み食品，冷凍食品などの導入も検討すべきである．

2）大量調理機器の特性を理解した献立の展開

予定献立は料理・食事に作り上げるための具体的な方法，手順が作業指示書（レシピ）に示され，そのうえで生産（調理）の工程計画が立案される．調理の順序，調理作業時間を基に作業を行う場所，使用する機器，作業担当者を時間軸に沿って記載し，調理作業工程表を作成するが（Chapter 8 の 1 の **2）** 参照），**調理作業時間にもっとも影響する要因は，大量調理機器の能力，調理従事者の技術と人数**である．

調理機器の処理能力については，1 回の処理量，加熱温度，調理モード，

出力強度などの影響が大きい．最適処理能力としての投入食材料の容量・重量，単位時間あたりの処理量，1回あたりの所要時間を把握，整理しておき，調理工程計画とその前段階の献立計画に利用する．

また，医療施設における治療食，学校給食におけるアレルギー対応食などでは，基本の献立（提供数がもっとも多い食事）に使用食品や調理方法を組み替えることで，利用者の個別の状態に対応させた献立の展開を行う．事業所給食におけるヘルシーメニューなど，1回の食事に複数献立を採用している場合も多い．全体の調理工程・作業工程を確認して，使用する設備・機器類が同時間帯に重複していないか，あるいは複数の食種の同時調理が可能か，機器への1回の投入量，回転数，所要時間，機器の台数から考えて，複数の食種で使用しても所定の時間内に終了できるかなど，十分な検討が必要である．

大量調理用機器の種類と特徴については，Chapter 5の1の**2)** を参照．

規模の異なる学校給食での献立の運用

学校給食では，同じ地域で共通の献立をセンター方式，自校方式，親子方式で実施する場合がある．食数，調理員数，設備・機器，調理時間，配食方法などの「資源」が大きく異なるが，それに応じた献立管理を行うことで同一献立の提供を可能にしている．大規模センターでは，使用食材料の加工度を上げるなどして工程を単純化，省力化している．

Chapter

5

給食の資源としての施設・設備管理

学修到達のポイント

- 厨房設備の基本と主な機器の特徴を概説できる.
- オペレーションシステムに応じた設備の選択，作業動線の設定およびゾーニングと設備配置を概説できる.
- 食環境整備における給食の意義とその機能を説明し，具体的な方法を説明できる.

本 Chapter「給食の資源としての施設・設備管理」は，給食を安全に生産するための資源である施設・設備の管理をまとめている．調理施設のレイアウトや作業動線の基本とともに，大量調理用の機器の特徴，さらには食器，食具，食事環境についてその整備の意義と基本を示している.

1. オペレーションシステムと設備

Chapter 2 に述べられているオペレーションシステムには，それぞれに応じた施設・設備が不可欠であり，逆に施設・設備の計画には，オペレーションシステムの決定が必要である.

特に生産システムは，直接に施設・設備に関係している．まず，1 か所の厨房（セントラルキッチンまたはメインキッチン）で集中調理し，複数のサテライトキッチンに配送されて再加熱または一部調理を追加して供食されるセントラルキッチンシステムと単独の厨房によるシステムとに区分けされる.

さらに，調理システムとして食材料をその都度施設内で調理して調理後に即時提供するクックサーブシステムといわれる従来からのシステム，クックチルシステム，クックフリーズシステム，真空調理システムなどの新調理システムといわれるあらかじめ調理し，チルドまたは冷凍保存されたものを再加熱して供食するシステムあるいはそれらの複合システムによって施設・設備が変わる.

また，病院では配膳方式によって後述するような設備が必要である.

1）作業動線とゾーニング

ゾーニング
建築などの設計において，用途などの性質によって空間を区分・区画すること．

動線
建物の内外において人や物が移動する方向や頻度を示す線のことであり居住性や機能性を判定する一指標．

調理施設・設備のゾーニング[注]（zoning）は，衛生性をもっとも重視し，かつ生産管理上の能率性も考慮しなければならない．

そのため給食施設における食材料・食器・調理従事者の動線[注]は**一方通行が基本**である．新たに調理施設・設備の計画を作る人だけでなく，現存の施設・設備の使用者においてもその意図をよく理解し，それに沿った正しい使い方をすべきである．

❶ 作業動線

調理施設内の基本的な作業フローを**図 5-1** に示す．食材料は搬入・検収から始まり，格納ののち，洗浄や切截などを行う下調理，その後焼く・煮る・茹でる・揚げる・蒸すなどの調理作業の中心となる主調理を経て盛り付けられ，食材料から食事に変換して喫食者に提供（サービス）される．喫食ののち，食器と食べ残しが下膳され，食器は洗浄・保管される一方で残飯処理が行われる．この作業フローは，クックサーブ方式といわれる従来からの基本フローである．

作業動線は，作業フローに基づいて行う作業を実際の空間に平面的に表したものである．

❷ ゾーニング

調理施設は，衛生管理の観点から部屋ごとに**汚染作業区域**と**非汚染区域**に明確に区分され，人や物の**交差汚染**が生じないように配慮して配置されていなければならない．**表 5-1** に調理施設における衛生度区分表を示す．

各室の配置（レイアウト）は，衛生度区分表に従った区分を明確にし，さらに作業性を考慮して，食材料・食器・調理員の動線が一方通行を基本とする．

基本フローの変更
クックチルシステムあるいは新調理システムなどといわれる他の方式は，基本フローの主調理の加熱部分を加熱⇒冷却⇒冷蔵保存⇒再加熱に変更することによって作り変えることができる．

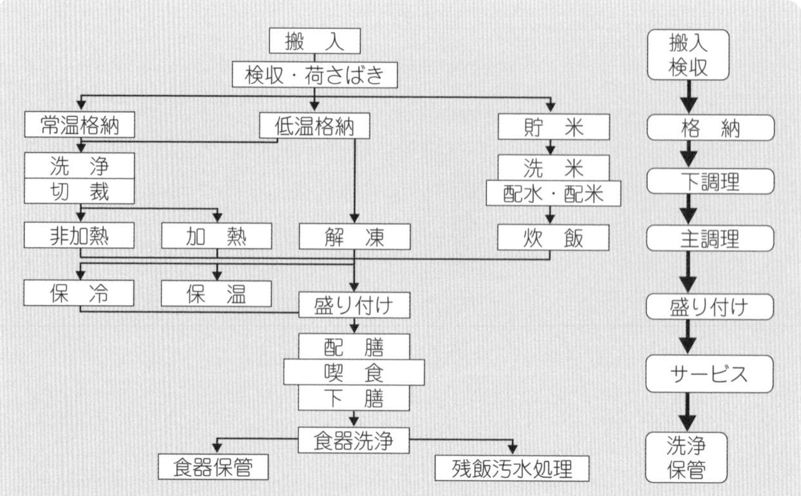

図 5-1 ●業務用厨房の基本フロー

表 5-1 ●衛生度区分表

区分			主な用途	主な室名
調理室（厨房）	汚染作業区域		検収 未処理の食品を扱う区域で根菜野菜類などの洗浄・下処理，魚・肉類の下処理 食器および食缶などの洗浄	検収室，食品庫，下処理室，下調理室，洗浄室
	非汚染作業区域	準清潔作業区域	調理	主調理室，ワゴンプール，洗浄室
		清潔作業区域	調理後の食品の盛り付け・配膳 洗浄後の食器および食缶等の消毒	盛付室，調乳室，配膳室
付属室			調理員が各作業区域へ入室するための更衣，手洗い，消毒など	前室，準備室
			調理員の更衣，休憩，会議，事務作業など	管理室，休憩室，調理員トイレ
機械室等			各種建築設備の設置	空調機械室，ボイラー室，厨芥処理室

作業員が他の作業区域へ移動する際は，必ず**前室を経由**するように配置する．調理室内は，作業区域を明確にし，調理員の意識徹底のために衛生度区分の違いにより床面や壁面などの色分けをすることが望ましい．調理施設内の各室の配置（ゾーニング）例を**図 5-2-A** に示し，具体的な調理機器の配置（レイアウト）例を**図 5-2-B** に示す．

❸ ドライシステム

厨房内の微生物の増殖を防ぐために，床をドライでクリーンに保つことは重要である．従来の日本の厨房では，常に床を水で流すいわゆるウェットシステムがほとんどであったが，近年は衛生問題と調理作業員の快適性の両面からドライシステムが定番である．

ドライシステムでは，床排水のための側溝と水勾配としての床の傾斜を極力少なくした平滑な床という建築構造，機器の設置方法の工夫，機器側で水や汚れを床に落とさない工夫，移動機器の多用，清掃機器の整備，さらに作業者の意識づけなどが重要である．

床の清掃性を考慮した厨房機器の設置は，機器の脚の高さを 150 mm 以上にして機器の下の床に清掃可能な空間を設けるのが一般的である．清掃性の進んだ設置方法としては，ウォールマウント工法[注]やベースマウント工法[注]がある．

❹ 換気と空調

厨房にガスなどの燃焼器がある場合に，室内の酸素濃度が 20.5％を下回ると不完全燃焼を起こし有害な一酸化炭素（CO）を発生する．これを防ぐために給気・排気ともにファンや換気扇による機械換気を行う．**換気量**は建築基準法によりガス消費量に応じて定められている（理論排ガス量の 20～40 倍）．一方，厨房内の環境は，**食品衛生管理の観点から室内温度 25℃ 以下，**

ウォールマウント工法
壁面に機器を固定し，床から機器の間に十分な空間を設ける工法．

ベースマウント工法
据え付ける機器と床の間の空間をなくすようにその部分の床を少し高くした基礎を作って，その上に脚部のない機器を据え付ける工法．

快適厨房
衛生性や生産性が求められる一方で，厨房の作業環境は，3K（危険，汚い，きつい）の職場として最たるものとされてきた．その改善方法として，余分な熱を周囲に放出しない電化厨房や低輻射型のガス厨房機器も開発され，普及し，3C（cool，clean，controlable）の快適厨房が生まれている．

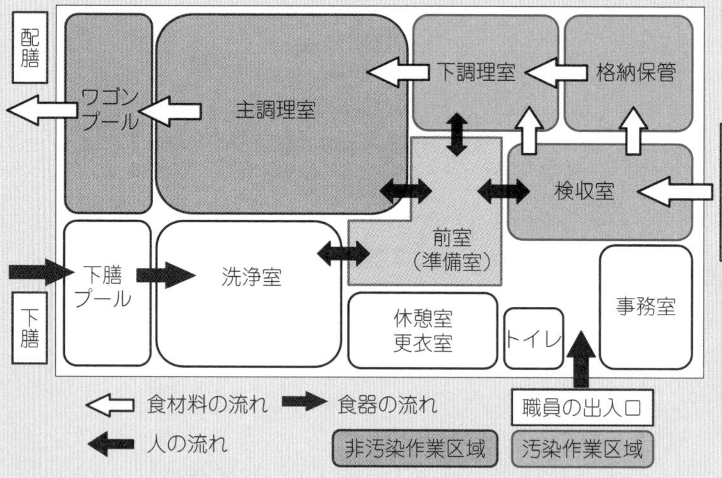

図 5-2-A ●ゾーニング

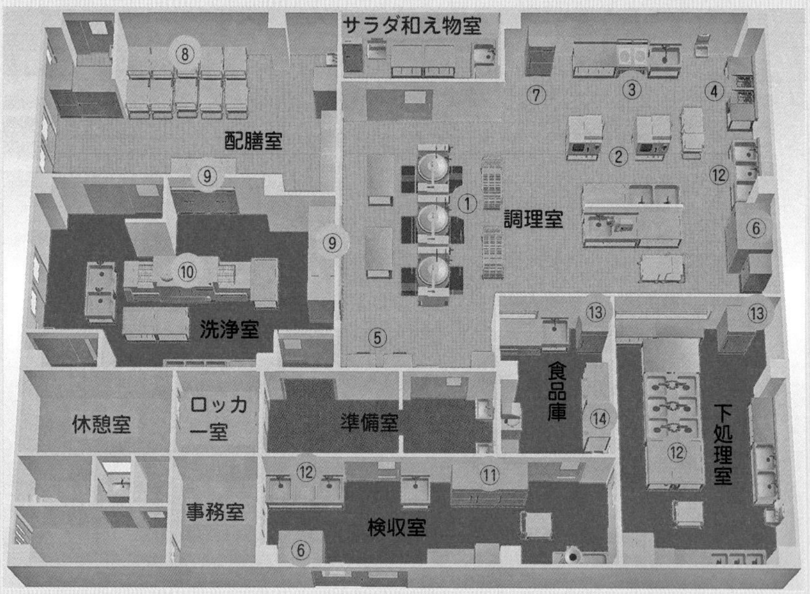

① 回転釜　② スチームコンベクションオーブン　③ IH調理器　④ フライヤー　⑤ 立体炊飯器　⑥ 消毒保管庫　⑦ 真空冷却機　⑧ 運搬車　⑨ パススルー式食器消毒保管庫　⑩ 食器洗浄機　⑪ 冷凍・冷蔵庫　⑫ 3槽シンク　⑬ パススルー式冷蔵庫　⑭ ラック

図 5-2-B ●レイアウト例

湿度80%以下が望ましい（大量調理施設衛生管理マニュアル）とされている．また，作業環境の快適性からは，室内空気17～28℃，湿度40～70%（建築物衛生法）と規定されている．

これらの要求事項を実現するには，加熱調理器などから周囲に放散する熱，蒸気，油蒸気を排出する適切な換気に加え空調機を使った空調が必要である．

また，**換気系統**（換気ファンやダクト）は，汚染作業区域と非汚染作業区域で分け，汚染作業区域から非汚染作業区域への空気の流入がないように，非汚染作業区域の方が圧力が高いようにバランスを取る．

❺ 照明

作業環境における照明は，目の疲れを防ぐだけでなく事故を未然に防ぐために適切な照度（ルクス lux）が必要であり，厨房内の作業台上面においては 300〜750 lux（推奨 500 lux）である．

2）大量調理機器の種類と特徴

大量調理機器（厨房機器）は，多数の人に提供する食事を作るという目的と業務用としての必然性から，その規模や大きさだけでなく，家庭用とは異なる機能性，衛生性，安全性，生産性，耐久性とメンテナンス性などの要件を備えている．

厨房機器に関する国際的な衛生規格としては，NSF（National Sanitation Foundation）規格などがある．わが国では，日本厨房工業会（JFEA）が，「業務用厨房機器の統一名称」を定め，「JFEA 業務用厨房設備機器基準」により，主として衛生性の観点から各機器の材料や構造を規格化し，「業務用厨房熱機器等性能測定基準」によって，エネルギー消費量などの主要な性能の測定方法や算出方法を標準化している．

❶ 共用板金機器

主としてステンレス鋼板[注]で作られた台，シンク，戸棚，吊戸棚，各種棚類などである．同じ機能を有していても役割によって名称や呼び名が変わることもある．たとえば作業台（ワークテーブル），盛付台，水切り台，ソイルドテーブル，クリーンテーブルなどである．

衛生面から，主材料は，錆びにくく常に清掃性を保つことができるステンレス鋼板であり，構造は，汚れや埃が溜りにくく清掃が容易で，特に食品に直接触れる部分はより厳密な配慮が求められている．

❷ 下調理機器

食材料の洗浄，切裁，撹拌混合，皮むきなどの下調理作業に使用される機

人手不足対策

高齢化による労働人口の減少により，深刻な人手不足は，快適厨房の実現だけでなく，積極的に省力・省人が求められている．人手を省く方法には，各種のコンベア型の連続式調理機器や全自動式調理機器および半自動式調理機器の利用からクックチルシステム等の採用などに加え，均一化や高品質化など実際の現場に合った多くの工夫が必要である．最近ではロボット利用の試みもなされている．

ステンレス鋼

鉄を主成分として，12％以上のクロムを含み，必要に応じてニッケルその他モリブデン，銅，チタンなどを配合して作られた合金鋼．美観，耐食性，耐熱性，耐衝撃性，溶接性，加工性などで鉄より優れた性質を持つ．

ステンレス製品の手入れ

錆びにくいステンレス鋼も塩分などに弱いところがあり，手入れ次第で錆びることがある．常に表面をクリーンにして磨いていれば錆びることはないし，一旦錆びかけたところも修復できる．

COLUMN

エネルギー問題

厨房では，加熱や冷却などに多くのエネルギーが消費され，その主な熱源（エネルギー）はガスと電気である．過去において，加熱機器の熱源はガスが主であったが，近年，電気を使用した「電化厨房機器」も環境改善や省エネルギーの目的で広まっている．

省エネは，地球温暖化の抑制のための CO_2 排出削減と資源保全だけでなく，現実的な経費（コスト）削減のためにも必要である．

そのポイントは，①熱効率向上，断熱構造の強化，廃熱回収などの省エネ対策を施した機器・設備の採用，②換気設備，空調設備，給湯設備，調理機器と総合的に省エネになるようなシステムにする，③従業員が省エネの意識をもって，余分なエネルギー消費をなくすように心がける，などである．

省エネ法（エネルギーの使用の合理化等に関する法律）では，飲食店，ホテル，病院，学校を含む一定規模の事業所に対して，省エネの実施とその状況を報告することを義務づけている．

器である．近年は，食材料が下調理済み，あるいは主調理寸前の状態まで加工され冷凍あるいは冷蔵状態で搬入されるなど下調理を省略することが多くあるため，調理施設に必須の物ではなくなってきている．

❸ 加熱調理機器

加熱調理機器は，加熱調理そのものを熱の移動の面からみて，熱伝達方式とその媒体とを区別して分類すると，機能およびその調理の性質，特徴が明確となる．**表 5-2** にその分類を示す．

煮物，汁物，炒め物を中心に調理する煮炊釜類には，丸型の大釜（ケトル）に熱源が固定され，ハンドルを回転することによって釜を回転傾斜させることができる回転釜，釜の代わりに平たくて角型の鍋（パン）をもったティルティングパン（ブレイジングパン）がある．なお，ティルティングパンは，平たい鍋底を利用して鉄板焼きなどの焼き物調理もできる．

炊飯は，通常，専用の炊飯器を使用する．小規模施設では，自動炊飯器を多段式に積み重ねた縦型炊飯器（または立体炊飯器），大規模施設では連続炊飯機が使用される．縦型炊飯器のなかには，計米・洗米から炊飯完了までを全自動で行うものもある．

レンジ類は，ガスレンジを代表とする焼く，煮る，揚げる，蒸す，炒めるなど，あらゆる加熱調理が可能な万能機器であり，上部には多目的に使用できるコンロ部を備え，下部にオーブンを備えている．原型は，西洋において石炭や薪を燃やして暖をとるのと調理をするのを兼ねていたためストーブとも呼ばれる．オーブンをもたない上部のコンロだけをテーブル状にしたものはテーブルレンジと呼ばれる．電気を熱源とするものには，コンロ部が電磁誘導加熱（induction heating）の IH 調理器がある．

焼き物調理は，表 5-2 のとおり，熱伝達方式の「伝導」，「放射」，「対流」に分かれており，特徴として料理の出来具合や味覚に微妙な差が生じる．

ハンバーグステーキのような平たい表面に適度な焼き色をつけ，肉の旨みを内部に閉じ込める伝導加熱，焼き鳥や焼き魚などのように表面はもっとも焼き物らしい焼き目と風味を出し，内部はやわらかくかつ余分な油を落とす放射加熱，ローストビーフなどのように厚みのある食材を熱気に包みこむように蒸し焼きする対流加熱というように，適切な熱伝達の機器を選定する必要がある．大量調理においては，大量調理時の作業性，均一調理性，温度と時間の T・T 管理やマニュアル化の容易性などから，庫内のファンによって熱気を強制的に「対流」させるコンベクションオーブンさらにスチームコンベクションオーブン注やジェットオーブン注などが主として使われる．

揚物器（フライヤー）は，一定温度に加熱制御された食用油が入った油槽を備えている．温度制御の故障などによって油が異常温度になると安全のために加熱を全停止する装置が備わっている．卓上型，据え置き型およびコンベア式の連続型がある．

蒸し器は，蒸気によって加熱する（蒸気は食品に触れると凝縮して熱を放出して熱を伝える）機器であり，多くの熱量を蒸気として運べるため大量調理に向いている．最近は多機能のスチームコンベクションオーブンへと代

下調理機類の安全について

下調理機類は，運転中に誤って手を入れたりすると大怪我になるものが多い．自動停止装置などの機器側の安全機能と使用者による注意喚起の両面から注意する必要がある．

揚物火災に注意

食用油は，300℃を超えると自然発火する．調理場からの火災の過半数が揚物火災である．そのほとんどがコンロなどで揚物をしていて，ちょっと目を放したすきに油の温度が上がってしまい，発火したことによる．それゆえ，完全な揚物器以外での揚物調理は，慎まなければならない．揚物器であっても，温度調節がおかしいなど異常が感じられた時は，使用を中止して，点検・修理すること．

スチームコンベクションオーブン

強制対流式のオーブン（コンベクションオーブン）に蒸気（スチーム）を加えることによって，蒸気の凝縮熱伝達と加熱空気の強制対流熱伝達を合わせた調理ができる機器であり，略してスチコンと呼ばれている．「焼く」，「蒸す」，「蒸しながら焼く」だけでなく「煮込み」，「炒め」などの調理から「再加熱」まで，一流のシェフ並みの仕事が機器のもっている機能とソフトの活用によって可能である．また，T（温度）・T（時間）管理が容易なため，クックチルシステムなどにも広く使われている．

表 5-2 ●焼き物調理

	熱伝達方式	媒　体	加熱温度等	調理機器	特　徴
焼　く	伝　導	熱　板	120～250℃	グリドル，フライパン	表面に焼き目が付きやすく 内部成分の流出が少ない 平たく厚みのない食品に向く
	対　流	空　気	～350℃	オーブン，コンベクションオーブン，スチームコンベクションオーブン	自然対流と強制対流の２つがある 焼き目は弱めで蒸し焼き風 厚い食品も周囲からじっくり加熱
	放　射	赤外線	（放射体温度） 300～800℃	魚焼き器，ブロイラー サラマンダー	内部表面に適度の焼き目が付く 成分の流失が大（余分な油を落とす） もっとも焼き物らしいフレーバ
蒸　す	凝　縮	水蒸気	無圧　80～100℃ 圧力 1.0 kg/cm^2-120℃	蒸し器，スチーマー	内部成分の流出が少ない 焦げる心配がない 煮崩れがない
煮　る （茹でる）	対　流	水	100℃以下	煮炊釜類，ブレイジングパン，炊飯器，茹で麺器	内部成分の流出大きい 煮崩れしやすい 煮汁の浸み込みが大きく，味付けが容易
揚げる	対　流	油	150～190℃	フライヤー	油が表面に吸収され，水分が蒸発する 揚物特有のカラッとした風味 加熱速度は速い，油の温度管理は容易
	誘　電	高周波 マイクロ波	2,450 Hz	電子レンジ	直接食品内部から発熱する 加熱速度が非常に速い 焼き目は付かない 加熱ムラに要注意

わっている．

その他の加熱調理機に電子レンジがあり，主に少量ずつの急速な解凍や再加熱に使用される．

ジェットオーブン
網状のコンベアの上を移動する食品の上下に高温の噴流（ジェット）を衝突させることによって急速に食品を加熱するオーブンであり，熟練なしに一定の高品質な焼き物ができる．

❹ 洗浄機器

食器洗浄は，大量の食器を均一にかつ確実に衛生的に洗浄できるように食器洗浄機を使用し，科学洗浄という（洗剤の化学力に頼る部分が大きいため

COLUMN

ガス機器に関する注意

ガスが燃焼するには，酸素が必要である．酸素が不足すると不完全燃焼を起こし，一酸化炭素（CO）を発生し，死に至ることもある一酸化炭素中毒を引き起こすおそれがある．それゆえ，ガス機器を使用するときは，必ず換気装置を動作させること．

右図は，ガスバーナにおけるガスの燃焼を表しており，一次空気や二次空気に酸素（O_2）が必要なことを表している．

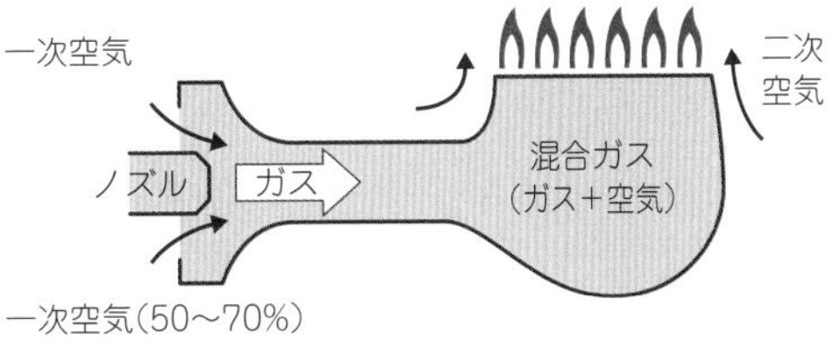

化学洗浄ともいう).

その基本的工程は，汚れや残菜および食器の仕分け⇒前洗い⇒洗浄⇒すすぎ（リンス）⇒乾燥である．大型の連続式食器洗浄機は，前工程から後工程までを含めてシステムとして自動化・省力化が進められている．食器カゴにいれた食器をそのまま洗浄するタイプのものもある．食器以外のパン，ポット，鍋類，道具の洗浄には，洗浄ポンプの圧力が高い食缶洗浄機が使用される．

電子レンジの加熱原理

マイクロ波は電磁波の一種であり，周波数が300 MHz～30 GHzのものをいい，電子レンジでは2,450 MHzの周波数を使用している．このマイクロ波は，光と同じ速度で直進し，物質に当たると反射，透過，吸収の現象を起こす．食品に照射されたマイクロ波は，食品内部の分子（特に水分子）の回転運動の運動エネルギーに変わり，結局熱に変わる．それによって食品自体の内部から急速に加熱することができる．しかし食品の表面に焼き色をつけたり，クリスピーに仕上げたりすることはできない．

❺ 消毒機器

食器洗浄機に消毒・乾燥までの機能を定義づけていなかった過去のわが国では，食器消毒保管庫によって食器の衛生性を担保した．現在でも食器消毒保管庫は，給食施設で用いられ場所も大きくとっている．食器洗浄機に消毒・乾燥機能を任せている場合は，この設備は不要であり，食器収納庫が取って代わる．

洗浄室と盛り付け室の間仕切りにパススルー(両面から使用できる機器で，食器を一方通行で出し入れする）の食器消毒保管庫を設置することが多い．

包丁やまな板を洗った後に殺菌するには，殺菌力が強い260 μm近辺の波長の紫外線ランプを使用した包丁まな板殺菌庫が使用される．

❻ サービス機器

サービス機器は，調理の場と利用者（顧客）との間，主として盛り付けセクションにおいて使用される機器であり，出来上がった料理を盛り付けるまで保温・保冷するための機器，飲物を提供するもの，食器の提供を補助するもの，盛り付け作業を補助する盛り付けコンベア，配膳および下膳用の運搬車（カート）などサービス形態によってさまざまなものがある．

❼ 保管設備

保管設備には，常温保管と低温保管の二種類がある．食品・食材料のうち常温保管で十分なものは食品庫内にて多段式の棚やラックと呼ばれるものに保管される．

食品の鮮度を保ちながら保存する方法として，10℃以下での保存を冷蔵，5℃以下をチルド，－15℃以下を冷凍と定められていて，実際には，野菜類は5～10℃，肉魚類は0～5℃，冷凍食品は－18℃以下で保存するのが一般的である．また，凍結寸前の0℃近辺の温度帯によって細菌の増殖を抑え，かつ鮮度維持を厳密に行うために，**チルド**（－2～2℃），**氷温**（－2～0℃），**パーシャル**（－5～－3℃）と区別することもある．

冷蔵および冷凍庫は，その形態からカートイン（ロールイン），ウォークイン，リーチイン，コールドテーブルと呼ばれるタイプがあり，用途や設置場所によって使い分ける．

❽ その他の大量調理機器

ブラストチラーは，クックチルシステムに必要な機器であり，加熱調理さ

表 5-3 ●配膳方式

中央配膳方式	中央のメイン厨房で調理・盛り付けのすべての作業を行い，冷温配膳車や再加熱カートで直接病床に食事を届ける方式．メイン厨房にすべての作業が集約されるため，効率化を図りやすくコスト面のメリットが得やすい．
分散配膳方式（病棟配膳）	病棟の各階にサテライト厨房を設け，セントラル厨房から配送された料理の調理作業の一部と盛り付けを行い，病床に配食する方式．機能が分散されるため，人員配置などのコスト負担が大きくなる．
食堂方式（患者食堂）	病棟の各階に設けられたサテライト厨房に隣接して患者食堂を設け，食堂での喫食が可能な患者に対面サービスで食事を提供する方式．セントラル厨房から搬送された料理を冷蔵庫などで保管し，提供時間の直前に再加熱し盛り付けして適温給食するシステムであり，個別栄養管理の推進上，もっとも理想に近い方式といえる．サテライト厨房のスペースや厨房機器および人員配置などコスト負担が大きくなる．

れた食品を安全な冷蔵温度までに冷却するための，冷風吹付式の急速冷却機である．90 分以内に 3℃以下に到達させることによって最大 5 日間の保存が可能になる．加熱調理や再加熱用のオーブン，保存用の冷蔵庫とブラストチラーをすべて共通のカートを使用すると入替・移動の能率が上がり，食品に人が触れることも少なくなるため一連のシステムが完成する．少なくとも，それぞれに使用される容器（ホテルパンやシートパン）を共通にすることが必要である．

真空包装機は，真空調理システムに必要な機器である．また，氷を自動で製造し蓄えておく製氷器も厨房には必要な設備である．

厨房機器の IoT

IoT とは，Internet of Things の略で「モノのインターネット」のことであり，モノがインターネットでつながることにより，モノからの情報を得てモノを制御したり，その情報を蓄積・分析して人に有効な情報を伝える仕組みのこと．厨房業界では，「厨房機器の共通 IoT プラットフォーム」の開発が進んでおり，HACCP に沿った衛生管理データで重要な「温度などを含む厨房機器の運転データ」などの収集，管理，利用が容易になることが期待できる．

3）配膳方法と設備

病院の配膳は「温かいものは温かいまま，冷たいものは冷たいまま」の適温給食が前提であり，その配膳システムは，**表 5-3** に示す**中央配膳方式**と**病棟配膳方式**の 2 種類に大別される．

配膳車には常温配膳車，冷温（蔵）配膳車，再加熱カートなどがある．再加熱カートは，クックチル調理後に搬送されて冷蔵保管された料理をカート内で再加熱することが前提である．

下膳に配膳と同一のカートを使うことは衛生管理上不適切であるため，下膳専用のカートを使用する．

COLUMN

IH 調理器

電化厨房の中心的機器である IH 調理器は，高周波の磁界が鍋底に渦電流を発生させ，鍋底そのものが自己の抵抗によって発熱する機器である．火力が強力でありかつ周囲に余分な熱を放出しないため，快適環境と省エネルギーに役立っている．

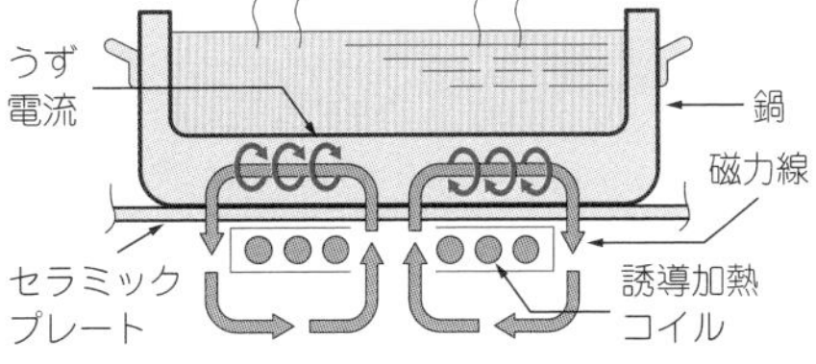

アルマイト

学校給食の創成期には，アルマイト処理されたアルミニウムの食器がほとんどであった．情緒性はないが，経済性と耐食性，軽く破損の少ないことなどの利点があるが，熱い食品を入れると外側まで熱くなり火傷の危険があることやそれにより子どもたちが食器を持たずに置いたまま食べる「犬食い」の癖がつくことが問題となり，現在は少なくなっている．

ポリカーボネート（PC）から環境ホルモン

ポリカーボネートは，その原料の一つであるビスフェノールAに環境ホルモン（内分泌かく乱物質）のおそれがあるとされており，製品のなかのビスフェノールAの残量に関する基準と，溶出量に関する基準が定められ，規制されている．

2. 食器・食具

「食器」は料理を盛り付けたり，料理の移動のために使用する器の総称である．「食具」は食事に用いられる道具である．

給食における食器や食具は，安全と衛生を確保できるものでなければならない（食品衛生法第15条および16条で定められている）．また，機能性，強度や耐久性，使いやすさ，洗浄性などが必要でかつ食事を楽しく豊かにするべきものである．そのため種類や材質を適切に選定する必要がある．

1）食器の材質と特徴

給食に使用される食器は，ステンレス，アルミニウム，陶磁器，強化磁器，ガラス，強化耐熱ガラス，合成樹脂（プラスチック）など多様な材料が使用されている．

陶磁器やガラスは，食文化の豊かさを演出するのに適するが，重たいうえに破損しやすい．学校給食では，食育のために普通の磁器の2～3倍の強度をもった強化磁器を導入している地域もある．その場合，他の材質の食器に比べ重量と容積が増えるため，食器消毒保管庫の容量も大きいものが必要となる．

今日，給食において合成樹脂（プラスチック）の食器の導入が増えている．合成樹脂の食器の材質は，多種多様であるため，使用目的や使用者の要求をよく見極めて選定する．

また，「食品衛生法」において化学物質の溶出規制や業界の自主規制などがある．それに適合していれば使用可能ではあるが，時代の変化に伴って新たな問題が表出してくることもあるため，常に新しい情報に注意し，耐用年数も考慮しなければならない．

2）食器・食具と献立

食器・食具の種類や形態は，和・洋・中の料理様式によってさまざまであ

COLUMN

食器洗浄機の原理

① 物理的作用

洗浄機の上下から噴射され食器に衝突する湯（洗浄水）の力（ウォーターナイフという）でもって汚れを食器から削り落とす．

② 化学的作用

食器洗浄機用の洗剤は，アルカリ洗剤である．人が素手で扱えば手が荒れるような強力なアルカリの力でもって油脂系の汚れを水に溶解せしめるものである．また，汚れを食器表面からはがれやすくすると同時に，洗い落とされた汚れの食器への再付着を防ぐ．

③ 高温作用による洗浄促進と殺菌，乾燥

食器洗浄機の洗浄水は60～65℃に保たれた温水であり，人が素手で扱うことのできない温度である．この温度がアルカリ洗剤の洗浄力を促進・補助をするものであり，食器洗浄機を使用する大きな利点である．さらにすすぎ（リンス）時には，82℃以上のさらに高温の新鮮な湯で食器を殺菌し，リンス剤の添加により液切れのよくなった洗浄後の食器の乾燥を促進する．

り，献立によって変わる．一般的に食器は，飯碗，汁椀，主菜皿，副菜鉢などで成り立つが，学校給食などでは，食器の種類が限定されているため，一つの食器が多様に使用できるように選定されている．

適温給食を保温食器で行う場合や再加熱カートで行う場合は，それぞれ専用の食器が必要である．

高齢者施設などでは，対象者の状態に合わせた食器・食具の選択が必要であり，さまざまな障害の状態に対応した自助・介助用の食器・食具もある．

メラミン（MF）からのホルムアルデヒド
メラミンなど熱硬化性樹脂からは，発癌性があるとされるホルムアルデヒドが微量溶出する可能性があるが，食器として販売されているものは規制値以下である．しかし，古くなって表面に傷が付いたりすると溶出する傾向にあるため，あまり古いものは使わないようにしたほうがよい．

3. 食事環境

利用者が快適で真にリラックスできる食事の場を提供するために食事環境を整備する．

食事環境の整備には，次の事項を考慮する．

① 清潔性
② 適度な広さ（1.0 m^2×収容人員以上，できるだけ余裕をもたせる．介護老人保健施設では，2.0 m^2×収容人員以上）
③ スムーズな人の動線の確保（人の出入する通路は，入口と出口の別々が望ましいが，できない場合やカフェテリアなど行列のできそうな場所は，そこに十分なスペースが必要．テーブル間の通路は，900 mm 以上が必要）
④ 床，壁，天井，テーブル，椅子などの色や材質
⑤ 適度な照明（快適空間の演出のために，作業場より暗めの 200～300 lux 程度でリラックスできるようにし，料理が映える色や光の強弱による演出を心がける）
⑥ 空調（空気の流れが直接人に当たらないようにする．動作音にも配慮する）
⑦ その他（音楽等 BGM にも配慮する）

Chapter

6

給食の資源としての食材料管理

学修到達のポイント

- **食材料の開発の動向，安全保障の仕組み，流通方法を説明できる．**
- **食材料管理の方法を理解し，必要な帳票を作成できる．**
- **食材料購入の方法を理解し，購買計画を作成できる．**

本Chapter「給食の資源としての食材料管理」は，給食の目標を実現するための食材料管理の方法をまとめている．給食経営管理において，食材料の適切な品質，量の確保と費用の管理は食事の品質に大きく影響することから，特に食材料の発注・購入・検収・保管・出納の管理や食材料費のコントロールを適切に行う方法の基本を示している．

食材料管理とは，栄養管理に基づいた給食の生産を適切に実行するための一連の管理業務であり，施設の給食システムや献立に沿った食材料の購入計画を立て，発注・検収・保管・食材料費の管理を行うことである．大量調理施設衛生管理マニュアルには，食中毒を予防するための重要管理事項の一つとして，原材料の受け入れ管理の徹底について詳細に記載されている．

食材料は，給食費の原価に占める割合が高く，食材料の品質は，給食のおいしさや利用者の満足度にも影響を及ぼす．また，給食を安全に提供するためには，食材料の適切な保管と管理が必要となることからも，食材料管理は，給食経営の重要な管理項目である．

食材料管理の内容は，① 購入計画に基づいた購入業者の選定方法と契約，② 発注業務，③ 適正価格での購入，④ 衛生管理に基づいた納品と検収，⑤ 保管と在庫管理，⑥ 材料費の管理など多岐にわたる．いずれも，PDCAサイクルを活用し，ムリ・ムラ・ムダのない改善活動を行うことが求められる．

1. 給食における材料

1）給食の食材料の特徴

給食は，利用する人々の健康管理に寄与するものであり，対象者の特性や嗜好に合わせて提供される．特定給食施設では，栄養管理の一環として給食を提供することから，給与栄養目標量と献立作成基準に基づいた献立作成が行われている．そして，多人数に継続して提供する食事であることから，大量に調理し，食種も数種類あるなど，食材料の量と種類が多いことが特徴である．食品の分類は，栄養素の特徴によるもの，食品原材料の起源によるものや保存条件別など種々に分類される．ここでは，食品の保存条件による分類を示す（**表 6-1**）

2）給食の食材料の開発の動向

「日本食品標準成分表2020年版（八訂）」の累計食品数は，2,478品に及ぶ．食材料は，食生活や消費者ニーズの多様化，加工技術や流通システムの向上，輸入食品の増加などにより，給食の食材料の数は増加の傾向にあることからも，情報収集と適切な食材料の選択が必要となる（**表 6-2**）．

3）給食の資源に応じた食材料の選択

給食の資源には，有形資源の①人：調理従事者，納入業者，委託業者，②物：食材料，給食設備，調理機器，立地，③金：給食の予算，食材費と，無形資源の①技術・知識：調理技術，献立作成知識，②情報：喫食者情報，食材料の情報，市場，競合他社，③方法：作業工程などがある．これらの給食資源には制約があることから，食材料の選択に当たっては，各資源について充分理解したうえで，調整することが求められる．

人的資源に応じた食材料の選択例として，調理従事者数が少ない時間帯の冷凍食品の利用がある．冷凍食品の利用は，下処理の労力や廃棄量の削減を図ることができる一方で，導入に際して，冷凍設備が整備されていること，調理従事者が食品の適切な解凍方法や調理方法の知識や技術を要していることが必要となる．また，冷凍食品は，価格と品質は安定しているが，加工費が加わることから単価が高くなる．食材料は，限られた給食の予算の範囲で，よりよい品質や価格で購入することが求められることから，献立の見直

食育推進基本計画における地産地消の推進

食育推進基本計画では学校における食育と地場産物の活用を推進する観点から，学校給食における地場産物を使用する割合や国産食材料を使用する割合について，数値目標が示されている．近年，学校給食では，地域の野菜や果物を給食の献立に組み込んだり，食育活動の一環として，生産者との交流の場を設けたりなど，地産地消を取り入れた活動が積極的に行われている．

表 6-1 ●食品の保存条件による分類

食品名		内　容
生鮮食品		●即日消費食品とも呼ばれる． ●貯蔵が困難な食品のため，1回で使い切れる量を購入する． ●原則として，使用当日または，前日に購入する． ●衛生管理上，各食品に適した温度帯で配送・保管する必要がある． 食品例：生鮮魚介類，生肉，きのこ類，果実，豆腐，生麺，カット野菜，葉もの野菜
貯蔵食品	短期貯蔵食品	●消費期限が短く，冷蔵庫で短期保存．
	長期貯蔵食品	●消費期限が長く，常温で長期保存が可能な食品． ●一定期間おいていても品質の劣化などの変化が少ない． 食品例：穀物，豆類，乾物，缶詰類，ビン類，調味料類
チルド食品		●調理された食品を急速冷却し，おおむね5℃以下の低温で保存されている食品．流通販売時も，各食品に適した温度帯での管理が必要である． 食品例：乳製品，洋菓子類，野菜サラダ，調理済み総菜
冷凍食品		●長期保存を目的として，食品の栄養成分や風味をそのままの状態で保持できるよう冷凍した食品． ●日本冷凍食品協会の自主基準は，−18℃以下である． ●食品衛生法の冷凍食品の保存基準は，−15℃である． 食品例：素材食品（野菜類，果実類，肉類，魚介類），調理済み食品

表 6-2 ●多様化する食品

遺伝子組み換え食品 （バイオ食品）	●除草剤や害虫に対する抵抗力といった，本来備わっていない性質を遺伝子組み換えをバイオテクノロジー技術によって遺伝子に組み込んだ農作物. ●安全性は，内閣府の食品安全委員会において科学的知見に基づき客観的かつ中立公正にリスク評価が行われている.
調理済み食品	●調味加工してありそのまま食べることができる状態の食品で，簡便に喫食ができる．RTE 食品（ready to eat food）ともいう. ●種類は，総菜，缶詰，冷凍食品，レトルト食品などがある.
フリーズドライ食品	●洗浄，殺菌後の野菜などの食品を，急速凍結し，真空条件で水分を昇華させて乾燥させた食品. ●風味の劣化が少なく，保存性が高い．長期保存が可能. ●使用時に水や湯を加えることで，容易に復元できる.
有機食品 （オーガニック食品）	●農薬や化学肥料を使わずに栽培・収穫された農作物や，有機飼料で飼育された畜産物や加工品.
レトルトパウチ食品 （レトルト食品）	●調理した食品を，アルミ箔とプラスチックフィルムなどからなる遮光性と気密性のある容器に入れて密封し，加圧加熱殺菌した食品. ●常温での流通と長期保存が可能. ●未開封の容器のまま湯煎するだけで簡便に喫食することができる商品が多い.

しや食材料の変更などの調整を行う必要がある.

4）人件費と食材料

食材料は，給食の原価や作業工程に影響を及ぼす．給食施設では，オペレーションの単純化を目的とし，生鮮食料品をカット野菜や冷凍食品に変更したり，手作りの料理を調理済み食品やレトルト食品に変更したりと，加工された食材料を導入する場合がある．これら**加工品の利用は，作業の単純化，作業従事者の配置人数の縮小，労務時間の短縮が図れる**ことから，人件費削減のほか，水道光熱費の削減や施設設備の軽装備化にもつながる．ただし，前述（**1-3)**）のとおり，加工食品は，食材料費に加工費用が加わることから一般的に販売価格は高くなる．そのため，経営全体の予算内での調整や検討が必要となる．また，食材料は，給食の品質に影響を及ぼすことから，喫食者の喫食状況や満足度を把握しながら，適切な経営管理を行う必要

現場から

給食の資源に応じた食材料の選択

当施設では，昼食の提供数が多いため，労力を考慮し，昼食時には冷凍品を使用し，夕食時には手づくりを心がけている．たとえば，ハンバーグ．昼食は冷凍ハンバーグを使用し，煮込みハンバーグにする．手作りのようなジューシーさがない冷凍ハンバーグも煮込むことで，軟らかく仕上がり，おいしさを増すことができる.

他にも，魚は生を仕入れることは価格が高く非常に困難なため，冷凍の魚を使用することが大半であるが，冷凍の脂の少ない魚については，煮たり蒸したりする調理法にするよう心がけている．また，焼く時には，仕上がりのぱさつきを抑えるために，マヨネーズやチーズなど，油脂を加えたソースを上に乗せてから焼く献立にするなど，食材料によって，よりおいしく食べられる工夫をしている.

一方，行事食など季節感のある食事を提供したい時は，吸い口や天盛りに旬の食材料を使用する．使用量は少ないが，香りや触感を楽しめる食材料は五感を刺激するため，食べる側にとっても特別な食事に感じることができる.

限られた食材料，費用，労力のなかで，どの食材料をどのように献立に組み込むのか考えることは食品管理の一つであり，よりよい献立を立てていくうえで重要なことではないだろうか.

（井上佐知子／介護老人保健施設ケアセンター南大井）

がある．

5）その他の材料の特徴

直接材料費
提供する食事の生産に直接かかわる食材料の費用．

間接材料費
給食の実施に間接的な関わりのある材料（割りばしやアルミカップなど）の費用．

給食の原価
給食の実施に必要な，食材料費，人件費や経費．

コールドチェーン（低温流通サービス，低温流通機構）
生産から消費までの段階で，それぞれの食品に適して低温管理下で輸送管理する「時間—温度・許容限度（T-T・T）」を取り入れた流通サービス．低温管理により，食品の劣化を防ぎ，品質保持期間が長くなる．

給食の材料は，直接材料費[注]に含まれる食材料のほかに，間接材料費[注]として，調理や盛り付けに用いる竹串やアルミカップなどの材料がある．これらは，給食施設の規模や対象者，利用者数，調理従事者数や食事の提供方法などによって，種類や数量は異なり，変動する．給食の原価[注]の一部であることから，商品に関する情報収集と適正価格の把握が必要となる．

2. 食材料の購入と管理

1）食材料の流通と安全性の確保

安全・安心な給食の提供に向け，食品の流通構造や食材料の安全保障の仕組みについての基礎知識は必要である．**図 6-1** に，食品の流通構造の概略を示す．

近年，消費者の食の安全性に関する意識はより高まっている．生鮮食品は，コールドチェーン[注]により，食品の品質劣化を防ぐ低温流通サービスが拡充している．コールドチェーンは，生鮮食品の収穫後，市場への出荷に際し，あらかじめ予冷[注]庫内で予冷し，生産・輸送・消費の過程で一貫して低温に保って流通するシステムである（**図 6-2**）．また，食品の生産ならびに流通の履歴を必要に応じて追跡・把握できるトレーサビリティー[注]システムも，商品の安全性を高めるシステムの一つである（**図 6-3**）．

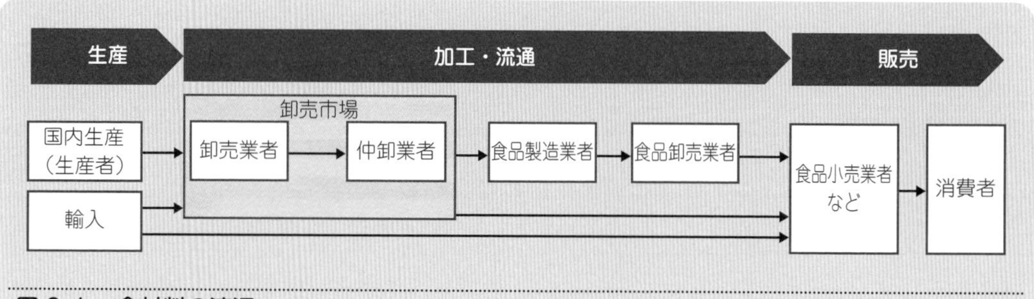

図 6-1 ●食材料の流通

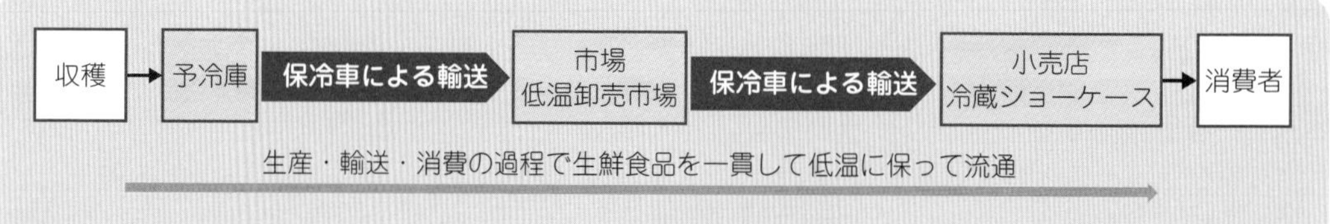

図 6-2 ●コールドチェーン

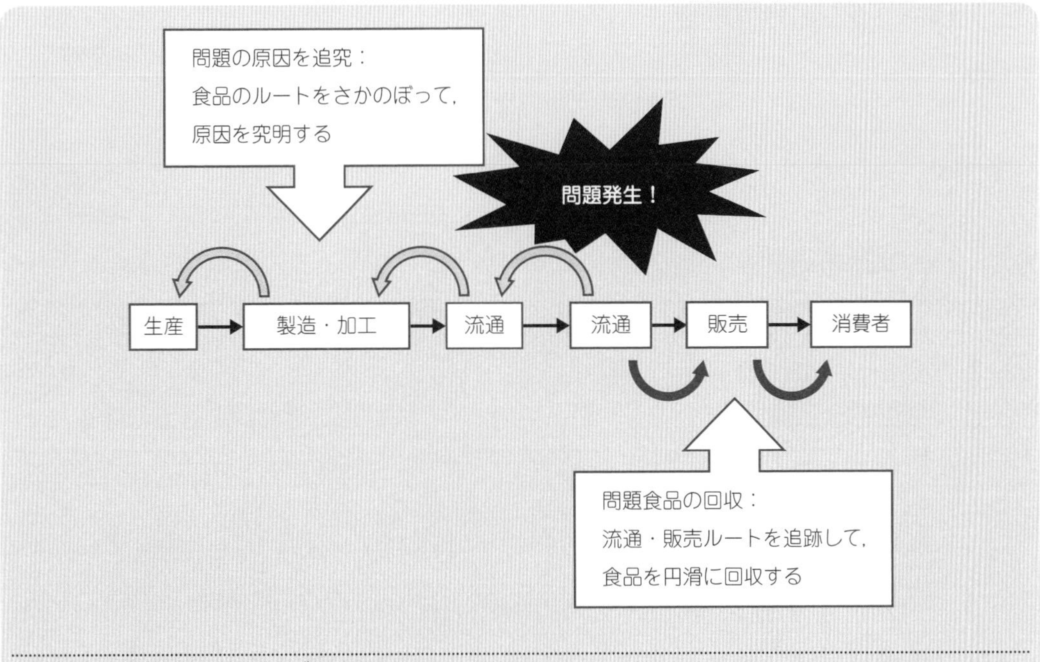

図 6-3 ●食品のトレーサビリティー

2）購入業者の選定方法と契約方法

よりよい品質の食材料を適正かつ安価な価格で購入することは，給食の品質管理の観点からも重要である．定められた予算の範囲で，品質がよく安全な食材を安定して購入するためには，事前に，施設の特性に応じた購入業者の選定条件を定め，どの業者から，どのような契約方法で購入するのかを決定する必要がある．

予冷
輸送あるいは冷蔵する前にある所定の温度まで冷却すること．

トレーサビリティー
食品の安全性について，生産から加工，流通，販売を経て消費者に届くまでの履歴の追跡を可能とし，その所在を把握できるようにするシステムのこと．

❶ 購入業者の選定方法

購入業者に関して，「大量調理施設衛生管理マニュアル」（最終改正：平成29年6月16日付け生食発0616第1号）では，「責任者は，日頃から食材の納入業者についての情報の収集に努め，品質管理の確かな業者から食材を購入すること．また，継続的に購入する場合は，配送中の保存温度の徹底を指示するほか，納入業者が定期的に行う原材料の微生物検査等の結果の提出を求めること」とある．

各施設では，**購入業者選定に先立ち，購入業者の条件を明確にする**．単に価格面のみでなく，処理・加工施設が食品衛生法に定められた基準を満たしていることや，特定給食施設の特性について理解があり，納入業者としてふさわしいかどうかなど，信頼ができることも重要である．**表 6-3** に，購入業者の選定条件の例を示す．

❷ 契約方法

契約方法は，複数の方法がある．食材料の種類や使用量などに適した契約

表 6-3 ●購入業者の選定条件の例

- ●店舗設備の衛生管理と従業員の健康管理・教育が適切に実施されている.
- ●施設が指定するマニュアル（「学校給食衛生管理基準」や「大量調理施設衛生管理マニュアル」など）に基づいた食材料の納入・配送ができる.
- ●同様の規模や運営形態の施設に納品実績がある. または, その能力がある.
- ●立地がよく, 指定の時間に納品が可能である.
- ●食材料の品質や取り扱いについて, 十分な知識, 経験がある.
- ●食品衛生の知識を十分備え, 食品を衛生的に取り扱っている.
- ●食品・食材料または材料の入手経路を明確にでき, 求めに応じて内容証明を提出できる.
- ●食品・食材料の品揃えが指定（数量, 品質, 形状, 規格, 価格など）どおりに対応できる.
- ●保健所による監視指導を受けている.
- ●納品や代金請求が正確に対応できる.
- ●経営状態が健全で, 社会的信頼がある.

表 6-4 ●契約方法の種類と内容

種類		内容
随意契約		発注者が, 特定の業者を選んで任意（随意）に契約をする方法. 発注者は, 商品の適正価格を常に把握しておくことが必要である. 信頼のできる複数の業者と契約し交互に発注するなどして, 適正価格が保たれるように配慮する必要がある. 適する商品：生鮮食品等の価格変動が大きい食品, 購入量が少ない食品, 年間で使用日が限定される食品など
競争入札	一般競争入札	複数の業者を競争させて, 発注者にとってもっとも有利な条件（低価格など）を提示した入札者と契約する方法. 入札にあたり, 発注者は, 契約に必要な価格や納入方法等の条件を示し, それを受けて不特定多数の業者が競争し入札する. 適する商品：価格変動が小さい食品, 使用量が多い食品（米や調味料）, 貯蔵食品（缶詰等）, 冷凍食品, 災害時用の備蓄食品など
	指名競争入札	発注者が, あらかじめ適切と定める複数の業者を指名したうえで, 一般競争入札と同様の手順に準じて入札する方法. 適する商品：一般競争入札と同様
相見積もり		発注者が, あらかじめ信頼のできる複数の業者に対して, 購入する商品の数量や納品条件などを提示して見積もりを依頼し, 提出された内容（価格や品質など）について比較検討して, もっとも有利な条件を提示した業者と契約する方法. 適する商品：食材料全般
単価契約		品目ごとに, 事前に単価を決定して契約する方法. 契約にあたり, 該当品目の前年度の使用実績を示すことと, 契約期間中の購入予定量の算定が必要となる. 適する商品：使用量が多い食品, 単価が安定している食品（調味料, 缶詰等）

方法を選定し, よりよい条件の業者と契約する（**表 6-4**）.

❸ 購入方法

給食の食材料の購入先は, 主に, 生産者, 卸売業者, 仲卸業者, 小売業者

店頭購入

購入方法の一つに, 店頭購入がある. 店頭での購入は, 食材料の情報収集や直接食品を確認して購入できるなどのメリットがあるが, 流通の最終段階であることから価格が高く, また, 大量の購入や納品が困難な場合がある. そのため, 特定給食施設では, 店頭での購入頻度は一般的に少ないが, 年間の使用日が限定されている行事食やバイキングなどで使用する特定の商品の購入に用いられることもある.

に大別され，施設の規模や体制などによって異なる．購入価格は，購入先や購入方法に影響を受ける．給食の食材料の購入方法には，産地直結購入[注]，共同購入[注]，一括購入[注]やカミサリーシステム[注]などさまざまな方法がある．カミサリーシステムは，複数の施設が食材料や消耗品などを一括購入し，保管・配送をまとめて行う方式であり，大量購入による物流コストの削減と合理化を図り，経費削減のメリットがある．経費削減を目的として，食材料購入を小売業者からカミサリーシステムに切り替えるなどの工夫も行われている．近年，学校給食などでは，地産地消[注]が普及している．地産地消のメリットとして，新鮮で安価であることや，生産者の顔が見え安心感が得られるほかに，輸送やトレーサビリティーシステムのコストの減少，環境負荷の低減などがあげられる．

3）購入計画と方法

特定給食施設では，給食の安全性と品質を確保するにあたり，予定献立表に基づいて，施設の給食システムに適した食材料を選定し，限られた予算の範囲で，計画的な食材料の購入を行う．

❶ 発注量の算出

発注量は，予定献立表に示されている食品の純使用量に予定食数を乗じて算出する．算出方法は，廃棄量の有無で異なる（**表 6-5**）．また，廃棄量のある食材料を発注する場合は，発注量の計算を簡略化するために**発注係数[注]を用いた算出方法**もある（**表 6-6**）．

食品の廃棄率[注]は，切り方，料理，使用する機器や調理技術などによって変動する．標準廃棄率は，日本食品標準成分表に示されているが，給食は大量調理でそれぞれオペレーションも異なることから，値が異なる場合がある．そのため，**各施設では，使用頻度の高い食品の廃棄量を把握し，独自の**

表 6-5 ●発注量の算定方法

a）廃棄量のある食材料
（1 人あたりの純使用量/可食部率）×100×予定食数＝発注量
＊可食部率＝100－廃棄率
例）キャベツ 1 人あたりの純使用量 40 g，廃棄率 15%，予定食数 300 食の場合
{40/(100－15)}×100×300＝14,117≒14.2 kg

b）廃棄量のない食品
1 人あたりの純使用量×予定食数＝発注量

c）発注係数を用いた発注
1 人あたりの純使用量×発注係数×予定食数
＊発注係数＝(1/可食部率)×100
例）キャベツ 1 人あたりの純使用量 40 g，発注係数 1.18，予定食数 300 食の場合
40×1.18×300＝14,160≒14.2 kg

表 6-6 ●発注係数（倉出し係数）

廃棄率（%）	5	10	15	20	25	30	35	40
発注係数	1.05	1.11	1.18	1.25	1.33	1.43	1.54	1.67

発注係数＝(1/可食部率)×100，可食部率＝100－廃棄率

産地直結購入
食材料の生産者や集荷業者から直接商品を購入すること．

共同購入
複数の施設で共同して購入すること．食材料などの購入価格を下げることを目的として行う．

一括購入
長期に保存可能な食材料や消耗品などについて，計画購入により，一括して大量に購入すること．大量に購入することで価格を抑えることができる．

カミサリーシステム（セントラルキッチンシステム）
複数の施設が食材料や消耗品などを一括購入し，保管・配送をまとめて行う流通センターおよびそのシステム．調理後にサテライトキッチンに配送する，セントラルキッチンを意味することもある．

地産地消
農林水産省は，地産地消を「国内の地域で生産された農林水産物を，その生産された地域内において消費する取り組み」とし，地域の農林水産物の利用の促進を促している．

発注係数（倉出し係数）
可食部率の逆数を求めたものであり，廃棄量のある食材料を発注する場合に，発注量の計算を簡略化するための係数．

廃棄率
食材料の非可食部の分量を割合（%）で示したもの．非可食部とは，食材料の皮や根など，下処理の段階で廃棄される部分のことをさす．

現場から

購入業者の選定方法と契約方法

1. 購入業者の選定

当院では，新規購入業者の選定時に業者の責任者と直接お会いして面談を行う．傷病者である患者を喫食者とした病院給食の食材料を納めるという認識と責任をもった対応が可能かどうか業者の業務理念を確認させていただくことにしている．納品した食材料に異物混入や変色，異臭がみられた場合にはその原因と改善策についてすみやかに対応していただくことが必要となるため業者選定時には誠実さを重視する．病院給食を運営していくうえのパートナーシップをもてるかどうかは契約手続きに向かう以前の前提条件である．面談時に業者の沿革，規模，実績および経営状態，立地，当院までの配送距離，配送手段，店舗の衛生環境，食材料の保管設備，職員への衛生教育状況などから当院が望む資質を保有しているかどうかを確認する．指名業者に値する妥当性を認めた場合に，次のステップとして契約のための文書による条件提示をする．当院では，次の条件提示をしている．①同規模施設への納品実績があること，②原則として毎日，午前中11時までに納品が可能であること，③消費期限を揃えた食品を納品すること，④納品食材料に関する異物混入，納品遅延などの事故報告がすみやかにできること，⑤衛生面や鮮度および納品食材料の温度管理が適正に保てること，⑥患者の食数変動に伴う発注量の変更に対応可能なこと，の6つを掲げている．さらに衛生管理上の約束事として段ボール納品の禁止，魚，肉類の生を指定した納品は一度も解凍されていないものを納品すること，当院指定の容器に移し替えること，トレーサビリティーの実施のために納品時に産地や製造が確認できることとしている．契約を締結する前に条件提示を文書にて行うことは，後々のトラブルを防止するために大切である．文書提示の条件をクリアしていることを確認したうえで業者選定書を作成し病院管理者出席の業者選定会議に諮り最終決定を行う．合意が得られれば，納品業者として指名競争入札に参加することとなる．業者選定会議においては，業者の能力面，衛生面の不安要素の有無について給食管理責任者である管理栄養士への口頭確認がなされることがある．

2. 契約方法

当院では，原則として食材料購入は競争原理が働くように指名競争入札方式を組み合わせた随意契約の方法をとっている．食品分類ごとに契約期間を定め，見積もり合わせによる単価契約としている．見積もり依頼は食品分類ごとに3業者以上の複数業者に依頼をする．契約期間は，食品の特性に合わせて価格変動の有無や変動幅を考慮して定めている．缶詰や調味料などの乾物や冷凍食品，治療用特殊食品，米は価格変動が小さいため3か月契約にしている．乳製品，卵類，肉類，魚類，野菜・果物などの生鮮食品は，天候の影響を受けやすく価格変動が大きいため1か月契約にしている．備蓄食品は，購入時期の都度，納期の条件を提示し，指名競争入札方式にて購入を行っている．肉類の見積もり書の例を以下に示す．見積もり書には納品期間（契約期間），品名，規格，単位，予定数量，単価，備考の欄を備えている．業者は期日までに単価を入れて書類を提出しもっとも安価な業者に落札する．複数業者が見積もり書の作成をする際に購入する側と入札する側が品目名に対して一致したイメージをもてなければ公平性が保たれない．また落札業者が発注した食品を誤認して納品することを避けなければならない．給食管理責任者は客観的に食品イメージが明確になるような品名，規格，購入単位を食品ごとの記載をする．単位は，重量や切れのほか，個，枚，袋，缶，本などがある．たとえば献立表記がオレンジ3/6個付けのオレンジは，個数単位で購入をするため個数契約をする．その際にはオレンジ1個あたりの重量を規格欄に記載をする．

（馬場真佐美／神奈川県立精神医療センター・栄養管理科）

見積もり書例

御見積もり書

納品期間（　年　月　日～　年　月　日）

コード	品名	規格	単位	予定数量	単価	備考
＊＊	豚挽肉・生	国産豚もも肉赤身85％以上	kg	4.8		
＊＊	合い挽き肉・生	牛60％輸入オーストラリア ショートグレン以上 豚40％国産豚モモ肉	kg	5.2		
＊＊	豚ヒレ肉30g・生	国産	切	460		
＊＊	鶏もも皮付き30g・生	国産	切	180		
＊＊	鶏もも皮なし30g・生	国産	切	240		

廃棄率を算出して，実態に即した発注につなげている．

❷ 検収の方法

検収[注]では，**発注通りの食材料が納品されているか**について，検収責任者が納入業者立ち会いのもと，現品を点検し，確認・記録して受け取る．原材料搬入時の時刻も記録する．搬入された食品に異常が認められた場合は，その商品を返品するか，使用を禁止する．検収と食品の受け渡しは，汚染作業区域の検収室で行い，納入業者は下処理室や調理室には立ち入らせない．検収室には，納品された食材料を直接床に置くことがないように，床面から60 cm以上の高さに置き台を設けるなどの対応を行う．納入時のビニール袋や段ボールなどの包装材は取り外し，検収室において，専用の容器に移し替えることで，下処理室および食品の保管室にダンボールなどを持ち込まないようにする．

「大量調理施設衛生管理マニュアル」では，原材料の納入に際し，**調理従事者などが必ず立ち会うこと，検収場にて品質，鮮度，品温，異物の混入などについて点検を行うこと，そして，検収の結果を記録すること**が明記されている．**表6-7**に「大量調理施設衛生管理マニュアル」のⅡ重要管理事項「1．原材料の受け入れ・下処理段階における管理」より原材料の受け入れにおける管理事項を抜粋した．

検収
物品の納品に際して，発注伝票の控えと納品伝票を照合しながら，現品の品質・数量・温度・賞味期限などについて適切であるかを点検・確認する．

4）食材料の保管方法

食材料は，納品時に検収を行い，適切な保管方法で，給食施設の食品庫や冷蔵・冷凍庫に収納して品質保持と衛生管理を行う．検収後の原材料の取り扱いは，「大量調理施設衛生管理マニュアル」の「原材料の取扱い等点検表」（**表6-8**）を参照して，毎日点検し，その記録に残すとともに，要改善項目がある場合には計画的に改善活動を行う．

❶ 食材料の区分

原材料は，品質を保持し，衛生管理の視点から，食品庫などの専用の保管設備で，食材料の分類（肉，魚，野菜類など）ごとに戸棚，冷凍または冷蔵設備で適切に保管し，相互汚染を防ぐ．原材料は，保管設備を汚染しないよ

表6-7 ●原材料の受け入れにおける管理事項

（1）原材料については，品名，仕入元の名称及び所在地，生産者（製造又は加工者を含む．）の名称及び所在地，ロットが確認可能な情報（年月日表示又はロット番号）並びに仕入れ年月日を記録し，1年間保管すること．
（2）原材料について納入業者が定期的に実施する微生物及び理化学検査の結果を提出させること．その結果については，保健所に相談するなどして，原材料として不適と判断した場合には，納入業者の変更等適切な措置を講じること．検査結果については，1年間保管すること．
（3）原材料の納入に際しては調理従事者等が必ず立ち合い，検収場で品質，鮮度，品温（納入業者が運搬の際，別添1に従い，適切な温度管理を行っていたかどうかを含む．），異物の混入等につき，点検を行い，その結果を記録すること．
（4）原材料の納入に際しては，缶詰，乾物，調味料等常温保存可能なものを除き，食肉類，魚介類，野菜類等の生鮮食品については1回で使い切る量を調理当日に仕入れるようにすること．

「大量調理施設衛生管理マニュアル」のⅡ重要管理事項「1．原材料の受け入れ・下処理段階における管理」より抜粋
最終改正：平成29年6月16日付け生食発0616第1号）

表 6-8 ●原材料の取扱い等点検表

①原材料の取扱い（毎日点検）

	点検項目	点検結果
1	原材料の納入に際しては調理従事者等が立ち会いましたか.	
	検収場で原材料の品質，鮮度，品温，異物の混入等について点検を行いましたか.	
2	原材料の納入に際し，生鮮食品については，1 回で使い切る量を調理当日に仕入れましたか.	
3	原材料は分類ごとに区分して，原材料専用の保管場に保管設備を設け，適切な温度で保管されていますか.	
	原材料の搬入時の汚染を保管設備に持ち込まないようにしていますか.	
4	原材料の包装の汚染を保管設備に持ち込まないようにしていますか.	
	保管設備内での原材料の相互汚染が防がれていますか.	
5	原材料を配送用放送のまま非汚染作業区域に持ち込んでいませんか.	

②原材料の取扱い（月 1 回点検）

	点検項目	点検結果
	原材料について納入業者が定期的に実施する検査結果の提出が最近 1 か月以内にありましたか.	
	検査結果は 1 年間保管されていますか.	

③検食の保存

	点検項目	点検結果
	検食は，原材料（購入した状態のもの）及び調理済み食品を食品ごとに 50 g 程度ずつ清潔な容器に密封して入れ，−20℃以下で 2 週間以上保存されていますか.	

大量調理施設衛生管理マニュアル「原材料の取扱い等点検表」より抜粋
最終改正：平成 29 年 6 月 16 日付け生食発 0616 第 1 号）

うに納品時の包装・容器から，専用の衛生的なふた付き容器などに入れ替え，配送用包装のまま非汚染作業区域に持ち込まないようにする.

❷ 温度管理と記録

保存温度は，食品ごとに異なる．納品された食材料は，「大量調理施設衛生管理マニュアル」の「(別添 1) 原材料，製品等の保存温度」（**表 6-9**）に基づき，戸棚，冷凍または冷蔵設備に適切に保管し，併せて室温と冷凍または冷蔵庫の庫内温度を定期的に記録し管理する.

❸ 保存食

保存食[注]は，食中毒が発生した場合に，原因となる食品や食中毒菌を特定する際に用いるため，必ず実施する．「大量調理施設衛生管理マニュアル」では，保存食を「検食の保存」として，「原材料及び調理済み食品を食品ごとに 50 g 程度ずつ清潔な容器（ビニール袋等）に入れ，密封し，−20℃以下で 2 週間以上保存すること．なお，原材料は，特に，洗浄・殺菌等を行わず，購入した状態で，調理済み食品は配膳後の状態で保存すること」としている.

❹ 在庫管理

在庫管理[注]は，食材料費管理のうえでも重要である．食材料は，種類や特性などを考慮して，商品別に収納場所を定め，先入れ先出し法で在庫管理を行う．納品される食材料は，食品の受け払いが適切に行われていることを確

保存食

食中毒発生時の原因食品および原因菌を特定するために食品を保存する．「大量調理施設衛生管理マニュアル」に定められている．なお，「大量調理施設衛生管理マニュアル」においては，保存食を「検食の保存」と記載している.

在庫管理

保管している食品の入庫・出庫の食品の受け払いを正確に行い，食品の品質と保管状況を定期的に調査して，必要な食品を適切に在庫できるように管理すること.

認するために，在庫食品受払簿を用いて管理する．在庫食品受払簿には，食品の入庫・出庫を正確に記録する．**在庫量の確認は，月末など期間を定めて定期的に棚卸し[注]を行い，在庫食品受払簿[注]の記録と在庫量を照合する**．在庫量と実際の在庫量が異なる場合は，在庫食品受払簿の記載に違いがないか確認し，その原因を確認したうえで修正する．

3. 材料費の管理

1）材料費の管理と帳票

食材料費は，給食の原価に占める割合が多いことから，食材料費の管理は，適切な経営管理を行うために重要である．材料費の管理は，必ずしも低価格での購入が目的ではなく，**適正価格で良質の商品を購入する**ことが求められる．

食材料費は，前年度実績や食品の価格動向などの要素を考慮する必要がある．生鮮食料品などの食品は，季節や気候により価格変動があるため，価格変動予測と情報の把握と確認を行う．日々の食材料費は，消費日計表に購入量と金額を記載し，1日の食材料の出納を確認し，評価する．実施献立の食材料費が，予定していた価格よりも大幅に上回った場合には，その原因について検討し是正する．以下に，材料費の管理事項を示す．

❶ 期間中の食材料原価

毎日の食材料の購入金額は，納品書または，消費日計表[注]にて確認する．集計して週間や月間計を算出する．ある一定期間中の食材料費の算出方法は，次の式を用いる．

食材料費＝期首在庫金額[注]＋期間支払い金額－期末在庫金額[注]

❷ 予定価格との比較

給食は限られた予算で実施している．そのため予定価格と実際の価格に大幅な差が認められる場合には，調整する必要がある．食材料は，月別使用食

棚卸し
定期的に食品受払簿と実際の在庫量を照合し，在庫調査を行うこと．差がある場合は，原因を明らかにし是正する．

在庫食品受払簿
納品後，即日消費されずに保存される食品の金額出納を把握・管理するための帳票．食品ごとに，入出庫量，差し引き残量を記載する．

先入れ先出し
先入れ先出しは，在庫管理の基本的な手法の一つで，先に納品した古いものから先に使用する運用方法．まず，各食材料の置き場所を定めて作業従事者に周知する．そのうえで，新しく納品された商品は，奥に保管し，先に納品した古いものは手前に置く．また，食材料の使用頻度や特性に応じて保管する定量を定め，必要分を適切に保管することで，食材料の劣化やムダを防ぐことができる．

消費日計表
実際の購入量と購入金額を日毎に記載する表．日毎の食材料費の出納を確認できる．

期首在庫金額
前期からの繰越金．

期末在庫金額
次期への繰越金．

COLUMN

食品の価格調査

給食施設では，生鮮食品を多く扱うが，季節や天候による価格の変動が大きい．そのため，品質のよい生鮮食品を適正価格で購入するためには，流通状況の情報収集や価格調査が必要となる．農林水産省ホームページには，青果物卸売市場調査の食品価格動向データが公表されていて，全国平均小売価格の情報が得られる．この青果物卸売市場調査は，全国の主要な青果物卸売市場における青果物の卸売数量および卸売価額の実態調査であり，取り扱い数量が多い野菜と果実の調査結果が掲載されている．また，東京都中央卸売市場のホームページでは，直近から最大13か月分の出荷数量とkgあたりの平均価格が示されている．これらの統計データは，給食の食材料の価格調査に活用できる．実際の納品金額と卸売市場の価格を比較し，乖離がある場合は，適切な価格で取引ができるように調整する必要がある．

表 6-9 ● （別添 1）原材料，製品等の保存温度

<table>
<tr><th>食品名</th><th>保存温度</th></tr>
<tr><td>穀類加工品（小麦，デンプン）</td><td>室温</td></tr>
<tr><td>砂糖</td><td>室温</td></tr>
<tr><td>食品・鯨肉</td><td>10℃以下</td></tr>
<tr><td>細切した食肉・鯨肉を凍結したものを容器包装に入れたもの</td><td>−15℃以下</td></tr>
<tr><td>食肉製品</td><td>10℃以下</td></tr>
<tr><td>鯨肉製品</td><td>10℃以下</td></tr>
<tr><td>冷凍食肉製品</td><td>−15℃以下</td></tr>
<tr><td>冷凍鯨肉製品</td><td>−15℃以下</td></tr>
<tr><td>ゆでだこ</td><td>10℃以下</td></tr>
<tr><td>冷凍ゆでだこ</td><td>−15℃以下</td></tr>
<tr><td>生食用かき</td><td>10℃以下</td></tr>
<tr><td>生食用冷凍かき</td><td>−15℃以下</td></tr>
<tr><td>冷凍食品</td><td>−15℃以下</td></tr>
<tr><td>魚肉ソーセージ，食肉ハムおよび特殊包装かまぼこ</td><td>10℃以下</td></tr>
<tr><td>冷凍食肉ねり製品</td><td>−15℃以下</td></tr>
<tr><td>液状油脂</td><td>室温</td></tr>
<tr><td>固形油脂（ラード，マーガリン，ショートニング，カカオ脂）</td><td>10℃以下</td></tr>
<tr><td>殻付卵</td><td>10℃以下</td></tr>
<tr><td>液卵</td><td>8℃以下</td></tr>
<tr><td>凍結卵</td><td>−18℃以下</td></tr>
<tr><td>乾燥卵</td><td>室温</td></tr>
<tr><td>ナッツ類</td><td>15℃以下</td></tr>
<tr><td>チョコレート</td><td>15℃以下</td></tr>
<tr><td>生鮮果実・野菜</td><td>10℃以下</td></tr>
<tr><td>生鮮魚介類（生食用鮮魚介類を含む.）</td><td>5℃以下</td></tr>
<tr><td>乳・濃縮乳</td><td rowspan="3">10℃以下</td></tr>
<tr><td>脱脂乳</td></tr>
<tr><td>クリーム</td></tr>
<tr><td>バター</td><td rowspan="3">15℃以下</td></tr>
<tr><td>チーズ</td></tr>
<tr><td>練乳</td></tr>
<tr><td>清涼飲料水</td><td>室温</td></tr>
<tr><td>（食品衛生法の食品，添加物等の規格基準に規定のあるものについては，当該保存基準に従うこと.）</td><td></td></tr>
</table>

現場から

食材料の購入計画

精度化された栄養管理を行うためには，安全で栄養価が高い食材料を購入しなければならない．サイクルメニューを利用している施設が多いが，月々の行事食の作成とその時の旬の食材料，出回り時期を考慮し献立を作成する．食材料の出回り期間は2か月程度が目安になるが，果物については時期と期間は限定しにくい．これらを配慮した献立を作成し，安全で質のよい食材料を安定して納入できる業者を選定する．納品能力だけでなく，店舗まで出向き衛生調査を行うことも重要である．また，市場価格の変動も確認し相見積もりや入札などにより価格を決定し契約を結ぶ．

納入業者と予定食材料が決定すれば発注に移る．食品・施設の規模，保管スペース，保管環境を考慮して2～3日，1週間，10日～15日，1か月など発注期間を決める．10日～15日分の発注書を渡し，納品期日前に修正をすることが多い．発注書は，献立1人あたりの純使用量が示されており，購入量は廃棄率を考慮し予定人数を乗じ作成する．発注方法には発注伝票，FAX，電話などが利用される．検収時に確認できる発注書の控え，変更内容がわかるように検収簿を作成する．

パンや牛乳は個数で発注するが，日々の人数変動が大きいため，FAX，電話で注文している．米なども電話での定期的な注文を行うことが多い．このように個数物で変動量の多い食品は電話での定期的発注もよい方法である．発注書作成や納品処理は専用ソフトを利用して行うことがある．食品登録の際は，規格・単位に注意する．たとえば40個入りの佃煮を1袋で登録すると，39個でも1個でも1袋で発注書が作成される．修正せずに発注すると余り過ぎてしまい，期限内また月内に使用できなくなる．規格が決まっている食品は人数分の個数で算出した後，袋単位に修正するとよい．業務用のマカロニサラダなどは1 kgの規格になる．これも数gしか使用しなくても1 kg 1袋の注文になる．食品のロスも考慮して規格を変更するなど規格・単位を理解したうえで発注書を作成することが大切である．

食事は，院内約束食事箋に則り栄養量の提供が実施されなければならない．しかし，台風などの災害や天候不順により予定していた食材料が納品できないこともありうる．目標栄養量を給与できないことは栄養管理上，避けなければならない．そのような事態を回避するには，不足する栄養素と量に対し現状で使用できる食材料を利用し調整する．逆に食数変動を見落としてしまい，過剰な食材料が搬入された場合は，先入れ先出しを行い，さらに先の納品予定量を調整する．

食材料費は1か月を目安に算出するため，購入材料のロスは保管食材においても同月内で使用するほうがよい．同様に在庫食品や保管可能な食品については1か月分程度を発注し，月末などで在庫調整を行う．

生鮮食材料など下処理後や仕込んでしまった後は保存が難しいため，できる限り，人数変動を確認しこまめに発注修正する．食材料の使用日時が平日なのか土日祝日なのか，朝食なのか昼・夕食なのかで食事提供数は変動する．検査による欠食の有無，入退院，外泊などの状況と併せ診療体制に準じた予定数を理解しておく．そのためには実績を調査し傾向を把握する．特にゴールデンウィーク，盆，正月の長期休暇の時期は，前述の傾向を十分理解したうえで決定するとともに，各業者の可能な納品日時の確認，鮮度が保ちにくい野菜や魚介類などを冷凍品へ変更するなどの食材料変更や献立修正が必要である．高額食材料である濃厚流動食品は管理を怠ると，年間に数十万，数百万の損失につながりかねない．濃厚流動食品の急な依頼，急な中止は日常であり，毎日のオーダー状況を確認する必要があるが，長期休暇では病状悪化による緊急入院患者が少なくなく，病態別の濃厚流動食品が必要になる．

納品時は納品時間，数量，鮮度などの品質，産地，品温を確認し記録する．納品業者には定期的な検便結果の提出，納品食品の食品細菌検査の提出を依頼する．検収後は検収者が専用の容器に入れ，所定の場所に保管し，下処理，調理，配膳，食事提供へとつながっていく．

（大池教子／国立病院機構近畿中央呼吸器センター）

表6-10 ●病院の食数集計表様式例

食 数 集 計 表　　　　年　　月

日	食事区分	一般食							特別食						職員食等	合計
		常食		軟食		流動食		小計	加算			非加算		小計		
		A	B	C	D	E	F		食	食	食	食	食			
1	朝															
	昼															
	夕															
2	朝															
	昼															
	夕															
3	朝															
	昼															
	夕															
4	朝															
	昼															
	夕															
5	朝															
	昼															
	夕															
6	朝															
	昼															
	夕															
7	朝															
	昼															
	夕															
8	朝															
	昼															
	夕															
9	朝															
	昼															
	夕															
10	朝															
	昼															
	夕															
11	朝															
	昼															
	夕															
12	朝															
	昼															
	夕															
13	朝															
	昼															
	夕															
14	朝															
	昼															
	夕															
15	朝															
	昼															
	夕															
16	朝															
	昼															
	夕															
17	朝															
	昼															
	夕															
18	朝															
	昼															
	夕															
19	朝															
	昼															
	夕															
20	朝															
	昼															
	夕															
21	朝															
	昼															
	夕															
22	朝															
	昼															
	夕															
23	朝															
	昼															
	夕															
24	朝															
	昼															
	夕															
25	朝															
	昼															
	夕															
26	朝															
	昼															
	夕															
27	朝															
	昼															
	夕															
28	朝															
	昼															
	夕															
29	朝															
	昼															
	夕															
30	朝															
	昼															
	夕															
31	朝															
	昼															
	夕															
合計																
延食数																

品単価一覧表を作成しておくことで，前年度の同月の価格との比較や当月分の予測が可能となる．各食品のkg（100 g）あたりの平均購入単価は，食品別に購入量および金額の1年間分を集計し，年間購入金額を購入量で除して算出する．

❸ 標準価格との比較

食材料を適正な価格で購入できているかについて評価するためには，標準価格を把握しておくことが求められる．また，予定献立表の価格の予測も必要となることから，小売価格や新聞などから物価に関する情報収集を行う．情報は，農林水産省のホームページから全国平均小売価格や平均卸売価格などからも収集することができる．

❹ その他の食材料費に関連する管理項目

a）食数の管理

食数は，毎食，食種ごとに確認し，食数集計表に記録する（**表 6-10**）．食数は，食材料費に影響を及ぼすことから，予定食数と実施食数の管理も，経営面では重要な項目である．**予定食数と実施食数に差がみられる場合には，食数変動の要因や背景を把握し，是正する必要がある**．

b）調理技術や方法の標準化

調理従事者の調理技術や調理方法の標準化は，食材料費管理の観点からも重要である．従業員教育の実施や標準調理作業書の見直しにより，食材料のムダを減らし，食材料の廃棄量の変動率を最小限に抑えることにもつながる．

c）ABC 分析

給食では，多種の食材料を扱う．そこで，**食材料費のABC分析**[注]**により，購入金額の高い食品を重点的に管理することで食材料費のコストダウンにつなげる**．同様に，在庫管理においても，在庫高のABC分析を行い，Aグループの食材料を重点に管理する．

ABC 分析

商品を金額や売上などの構成比率の高いものからABCの3グループにわけ，Aグループを重点的に管理する経営分析手法．

Chapter

7

給食の生産・提供における衛生管理

学修到達のポイント

- 給食に関わる衛生管理の法律と規則を理解し，これらに基づいた施設の衛生管理マニュアルが作成できる．
- 給食施設における HACCP システムを説明できる．
- 衛生管理の方法を理解し，実施とその記録（帳票管理）が作成できる．

本 Chapter「給食の生産・提供における衛生管理」は，特定多数の人々に食事を提供するうえで，守られなければならない安全性の確保に関しての管理方法をまとめている．食中毒事故の防止のためのHACCPの考え方および「大量調理施設衛生管理マニュアル」の基本的考え方と具体的事項を示している．

1. 衛生管理の意義

1）衛生管理の意義と目的

給食の利用者の適切な栄養管理を目的に提供する食事が原因となり，利用者に健康障害が発生することはあってはならない．したがって，安全で安心な給食を提供するために，衛生管理を徹底することは必須である．衛生管理とは，調理従事者の作業が安全に行え，食中毒や異物混入などの事故を未然に防ぎ，利用者が安全でおいしい食事を摂取できることを目的としたマネジメントである．具体的には調理従事者の健康管理，食材料の購入から，調理，提供までの工程管理，施設・設備の保守管理，施設内での管理者による衛生管理体制の確立，調理従事者への衛生教育などである．管理栄養士は，細菌学，衛生管理の科学的根拠をもって食材料の購入，調理，提供，評価までPDCA活動をしながらマネジメントしなければならない．

2）衛生管理に関わる法律・規則

給食の衛生管理に関わる法律・規則には，「食品衛生法」，「食品衛生法施行規則」，「労働安全衛生法」，「水道法」，「医療法」，「製造物責任法（PL法）」，「食品安全基本法」，「大量調理施設衛生管理マニュアル」などがある．また，学校給食の場合は，「大量調理施設衛生管理マニュアル」のほかに，「学校給食衛生管理基準」に従う．「学校給食衛生管理基準」は，「大量調理施設衛生管理マニュアル」よりも，さらに厳しい衛生管理が示されている．病院給食では，「医療法」や「院外調理における衛生管理指針」「感染症法」などがある．

衛生管理を徹底するために，給食施設のなかで衛生管理体制を確立しておく．「大量調理施設衛生管理マニュアル」では，調理施設の経営者または学校長等施設の運営管理責任者（以下「責任者」という）は，施設の衛生管理に関する責任者（以下「衛生管理者」という）を指名することとしている．なお，共同調理施設などで調理された食品を受け入れ，提供する施設においても，衛生管理者を指名する．

2. 食中毒

1）食中毒と感染症の特徴

食中毒とは，有毒な微生物や化学物質を含む飲食物を食べた結果生じる健康障害のことである．多くは，急性の胃腸障害（嘔吐，腹痛，下痢などの症状）を起こす．なお，従来赤痢やコレラなどの感染症は食中毒と区別されてきたが，1999（平成11）年4月に施行された「感染症の予防及び感染症の患者に対する医療に関する法律」において，**病因物質の種別に関わらず飲食に起因する健康障害は食中毒として取り扱われる**ことになっている．食中毒は，病因物質により細菌性食中毒，ウイルス性食中毒，自然毒性食中毒，化学性食中毒などに分類される（**表7-1**）．食中毒の種類や原因物質により，潜伏期間，症状などが異なる．

食中毒菌の発育には3つの要素，栄養分，水分，温度がある．食中毒菌の発育至適温度帯は一般に20～50℃とされるが，急速に菌が増殖するのは30～45℃である．食中毒予防には菌の発育至適温度を避けて食品を保管する．ウイルス性食中毒は，ノロウイルスやA型肝炎ウイルスなどのウイルスが原因で発症する食中毒がある．

感染症とは，寄生虫，細菌，真菌，ウイルス，異常プリオンなどの病原体の感染によって，より高等な動植物に生じる病気の総称である．感染経路別にみると，呼吸器感染，経口感染，接触感染に分けられる．給食施設においては飲食物を媒介とする経口感染の予防だけでなく，呼吸器感染，接触感染などの集団感染や院内感染の予防が重要である．感染管理上，病原体および感染源を突き止め，感染の連鎖を断ち切らなければならない．免疫能が低下している患者や高齢者，乳幼児は二次感染の予防を徹底する必要がある．

2019年の食中毒発生状況（**表7-2**）を発生件数からみると，細菌性食中毒が全体の36.8%を占め，もっとも多い．そのなかでも，カンピロバクターが原因による発生件数が多い．患者数でみると，全体の54%をウイルス性食中毒による患者が占めている．そのうちのほとんどが，ノロウイルスによるものである．細菌性食中毒は，6月から9月の高温多湿の夏場に多く発生す

表 7-1 ●食中毒の種類と特徴

種類		原因微生物	主な原因物質・感染源	潜伏期間	症状	備考
細菌性食中毒	感染侵入型	サルモネラ属菌	食肉および加工品，鶏卵，複合調理食品，保菌者および保菌動物（家畜，鶏，ねずみなど）の糞便，下水や河川水．	12〜24 時間 平均 18 時間	発熱（38〜40℃），全身倦怠，頭痛，食欲不振，腹痛，下痢，嘔吐．	2〜3 日で回復するが症状は重い．
		カンピロバクター	鶏肉，飲料水．	1〜7 日	腹痛，下痢，まれに嘔吐，発熱	近年，多発傾向．
		腸炎ビブリオ	海産魚介類，折詰弁当，漬物など．	12 時間前後	激しい腹痛，下痢，嘔吐，発熱（38℃前後）．	2 日前後で治癒．
	感染毒素型（生体内毒素型）	病原性大腸菌	家畜，特に牛．汚染を受けた食品，保菌者，水．	7〜10 日	激しい腹痛，下痢，血尿，重症の場合は尿毒症．	O157 は 75℃の加熱で死滅．
		ウエルシュ菌	食品，魚介類の加熱調理済み食品．	8〜20 時間 平均 12 時間	腹痛，下痢，まれに嘔吐，発熱．	耐熱性芽胞菌である．1〜2 日で症状回復．
	毒素型（食品内毒素型）	黄色ブドウ球菌	穀類およびその加工品，複合調理食品，菓子類，魚介類．	30 分〜6 時間 平均 3 時間	頭痛，下痢，吐き気，嘔吐，腹痛，通常無発熱．	24〜48 時間で回復．人および化膿巣，自然界（空気，水）に存在．
		ボツリヌス菌	いずし，ハム，ソーセージ，缶詰など．	12〜36 時間（毒素による不定）	視力低下，口渇，腹部膨満感，四肢運動麻痺，呼吸麻痺．	芽胞は耐熱性で調理程度の加熱では死滅しないが，原因となる毒素は熱に弱い．
ウイルス性食中毒		ノロウイルス	生ガキ，保菌者，汚染物．	24〜48 時間	嘔吐，激しい下痢．	酸，消毒用アルコールで不活性化されにくく，85℃〜90℃ 90 秒間以上の加熱推奨，手洗いの徹底．
自然毒食中毒	動物性	フグ	フグの内臓（卵巣，肝臓等），皮に存在するテトロドトキシン．	20 分〜3 時間	知覚麻痺，運動麻痺，発声不能，嚥下困難，呼吸困難，チアノーゼ．	致死率は高い．
		麻痺性貝毒	イ貝，ホタテ貝，アカザラ貝などに蓄積された麻痺性貝毒．	5〜30 分	知覚麻痺，運動麻痺，時に呼吸困難．	有毒プランクトンの摂取により毒化．
	植物性	毒きのこ	つきよたけ，いっぽんしめじ，にがくりたけ，かきしめじ，てんぐたけ等に含まれるファロトキシン，アマトキシン，イボテン酸など．	2〜10 時間	胃腸障害，コレラ様症状，神経系障害，脳症状，脳症溶血性障害．	毒性の強いものと弱いものがある．
		じゃがいも	じゃがいもの芽などに含まれるソラニン，チャコニン．	30 分〜3 時間	腹痛，胃腸障害，虚脱，めまい，眠気．	新芽の出ているところや病変部を取り除いて皮をむく．
寄生虫		アニサキス	海産の魚（サバ，アジ，イワシなど）の生食．	1〜36 時間	急激な心窩部痛，悪心，嘔吐	生きたまま経口摂取されたアニサキス幼虫が胃壁や腸壁に侵入し発症．

（日本給食経営管理学会監修：給食経営管理用語辞典．第 3 版，第一出版，p104-105，2020 より一部改変）

表 7-2 ●2019 年食中毒発生状況

病因物質		総数	
		事件数（件）	患者数（人）
総　数		1,061（100）	13,018（100）
細　菌		385（36.3）	4,739（36.4）
	サルモネラ属菌	21	476
	ブドウ球菌	23	393
	ボツリヌス菌	—	—
	腸炎ビブリオ	—	—
	腸管出血性大腸菌（VT 産生）	20	165
	その他の病原大腸菌	7	373
	ウエルシュ菌	22	1,166
	セレウス菌	6	229
	エルシニア・エンテロコリチカ	—	—
	カンピロバクター・ジェジュニ/コリ	286	1,937
	ナグビブリオ	—	—
	コレラ菌	—	—
	赤痢菌	—	—
	チフス菌	—	—
	パラチフス A 菌	—	—
	その他の細菌	—	—
ウイルス		218（20.5）	7031（54.0）
	ノロウイルス	212	6,889
	その他のウイルス	6	142
寄生虫		347（32.7）	534（4.1）
	クドア	17	188
	サルコシスティス	—	—
	アニサキス	328	336
	その他の寄生虫	2	10
化学物質		9（0.8）	229（1.8）
自然毒		81（7.6）	172（1.3）
	植物性自然毒	53	134
	動物性自然毒	28	38
その他		4（0.4）	37（0.3）
不　明		17（1.6）	276（2.1）

（　）内は全体に対する割合　　　厚生労働省：食中毒統計資料より一部改変

るが，ノロウイルスによる食中毒は，12 月から 3 月にかけて冬場に多発する．しかし，最近のノロウイルスによる食中毒の発生原因は，食品による感染よりも，経口感染や飛沫感染が多い．そのためノロウイルスの食中毒は，免疫能の低下した高齢者や乳幼児への二次感染が多く，1 回の患者発生数が多いのが特徴である．

2）食中毒発生時の対応

食中毒が発生した場合には，給食施設の管理者は，発生状況を把握し，保健所へ通報しなければならない．食中毒発生時の対応を**図 7-1** に示す．保健所からの食中毒調査による提出書類を**表 7-3** に示す．

食中毒の原因が判明するまで，給食の提供は管理者，保健所側と相談し自粛の方向で検討する．給食を停止する場合は，他施設への支援要請，委託会社への給食配達依頼，近所の仕出し弁当などを活用し，利用者の栄養管理を考慮して決める．

3. 生産管理と衛生管理

1）HACCP の概要

HACCP（ハセップ：Hazard Analysis and Critical Control Point）とは，危害分析重要管理点の略である．食品の安全衛生に関する危害の発生を事前に防止することを目的とした，国際的に広く認められている食品の品質を保

施設の管理責任者が発生状況を確認し，保健所に通報

↓

患者の診断をした医師は 24 時間以内に以下 5 項目を所轄の保健所に文書，電話または口頭により届け出る義務がある．（食品衛生法第 58 条及び食品衛生法施行規則第 72 条）
1. 医師の住所および氏名
2. 中毒患者もしくはその疑いのある者または死者の所在地，氏名および年齢
3. 食中毒の原因
4. 発病年月日および時刻
5. 診断または検案年月日および時刻

↓

患者の人数や症状の把握と記録

↓

2 週間分の原材料と出来上がりの保存食を保健所に提出し原因を究明

↓

- 保健所からの食中毒調査（聞き取り調査・立入調査）
- 聞き取り調査-発症の有無，発症年月日，医療機関への受診の有無，健康状態，患者の共通の献立や間食等喫食状況
- 立入調査-消毒前の施設のふき取り検体，排水等の採取，おおむね 2 週間の仕入れ元，原材料購入に関する検収簿，衛生管理に関する記録簿，献立，給食日誌等（表 7-3）

↓

保健所の指示による施設内の消毒と給食の停止と再開

図 7-1 ●食中毒発生時の対応

表 7-3 ●食中毒時の提出物

提出物または書類	提出目的
原材料と調理済みの保存食	原因となる菌やウイルスを特定するために分析を行う
献立表	どの料理または食材料から発生したのかを特定するため
調理工程表	誰がどのようにして調理を行ったか確認
加熱調理の中心温度記録簿	一定の温度まで加熱されたものが提供されたか確認
検収簿	検収時の食材料の状態を確認
冷蔵庫・冷凍庫内の温度記録簿	冷蔵庫または冷凍庫は壊れていなかったか，保管温度の確認
厨房内の温度・湿度記録簿	調理作業場内の温度・湿度が食中毒発生に関与していないかを確認
水質検査の記録簿	調理に使用された水の水質を確認
調理従事者の衛生管理表	調理従事者からの感染症ではないか確認
調理従事者の検便結果および健康診断の結果	調理従事者からの感染症ではないか確認
調理従事者の勤務表	調理に誰がいつ携わったか確認
検食簿	検食を行った時に異常はなかったか確認
給食日誌	給食施設での異常はなかったか確認
施設の清掃や衛生管理に関する記録簿	清掃方法や衛生管理状況を確認

証する自主的な衛生管理システムのことである．HACCP システムは，アメリカ宇宙計画の食品製造における優れた食品衛生管理方式である．HACCP システムは，大きく HA（Hazard Analysis）の部分と CCP（Critical Control Point）の部分の 2 つに分けられる．

❶ 危害分析（HA）

危害分析は各々の調理工程および段階において，発生するおそれのある危害（生物学的，化学的，物理的危害）を特定，リスト化し，危害を明らかにする．

❷ 重要管理点（CCP）

HACCP システムには，7 つの原則と 12 の手順がある（**表 7-4**）．危害分析で明らかにされた危害について，この危険を防止するために各工程のなかで特に厳重に管理を行うべき点（重要管理点）を食品衛生，細菌学の科学的根拠をもとに定め，監視を行う．その管理内容をすべて記録することにより，調理の安全確保を図る．

豚肉の生姜焼きを例（**表 7-5**）にすると，危害分析（HA）では豚肉に生物学的に食中毒の原因菌となる大腸菌群などが存在し，加熱が不十分な場合には食中毒の発生のおそれがある．その重要管理点（CCP）では，大腸菌群等を死滅させるために，加熱時に豚肉の中心温度 75℃以上と設定し，3 か所以上の中心温度を測定，75℃以上の加熱を 1 分間以上行い記録する．

表 7-4 ● HACCP システム導入の手順

［準備］
危害要因分析のための準備

・一般衛生管理プログラムの確認
・危害要因分析のための情報収集

［計画］
衛生管理計画（HACCP プラン）作成

危害要因分析の結果に基づいて，CCP や管理基準等を決定

HACCP 導入の 7 原則と 12 手順		給食施設における対応例
手順 1	HACCP チームの編成	各工程の実務に精通した人を選出．施設の運営管理責任者，衛生管理者（管理栄養士）と調理統括責任者，セクション責任者等で構成
手順 2	対象食品（含む原材料）の明確化	料理の名称，種類，原材料，アレルギー物質，品質基準，調理方法，保管・提供方法等の確認
手順 3	意図する用途と対象消費者の確認	提供する料理の用途，喫食者の特性（幼児，高齢者，患者等）の確認
手順 4	製造工程一覧図の作成	原材料の受け入れから，利用者が喫食するまでの調理工程図，作業工程表，作業指示書を作成し，工程ごとの作業区域，使用機器，作業時間，手順，担当者等を確認する．各工程の一般衛生管理を確認する
手順 5	製造工程一覧図の現場確認	手順 4 の結果を実際の作業と対比して確認し，必要な改善を行う
手順 6	**【原則 1：危害要因の分析】**	利用者が料理を喫食するまでのあらゆる調理工程で起こりうる危害要因やその重篤性について明らかにし，その発生要因やそれを制御するための管理方法を特定する
手順 7	**【原則 2：重要管理点の決定（critical control point：CCP）】**	危害分析で明らかとなった，食品中の重要な危害要因で，その工程で管理しないと最終製品の安全性が保証できず，特に重点的に管理すべき工程を重要管理点として設定する
手順 8	**【原則 3：管理基準の設定】**	重要管理点の管理状態を許容できるかどうかを判断するため，管理点ごとに遵守すべき基準（温度，加熱時間等）を設定する
手順 9	**【原則 4：モニタリング方法の設定】**	管理基準の測定方法として，担当者，頻度，記録方法等を設定する
手順 10	**【原則 5：管理基準を逸脱した場合の改善措置の設定】**	モニタリングの結果，管理基準を逸脱したことが判明した場合の改善措置や手順を設定する
手順 11	**【原則 6：検証方法の設定】**	HACCP プランが適切に機能しているかを検証する方法を設定する
手順 12	**【原則 7：記録の維持管理方法の設定】**	重要管理点におけるモニタリング結果や，一般衛生管理の実施状況を記録するために，書式や記載方法，保管方法などを設定する

［実施］
HACCP プランのとおりに実施

［検証］
記録の見直し，衛生検査の結果等に基づいて，HACCP が正しく機能していることを確認し，必要に応じた改善を行う

〔石田裕美，登坂三紀夫，髙橋孝子編：給食経営管理論．改訂第 3 版，南江堂，p86，2019 より〕

2）一般的衛生管理プログラム

一般的衛生管理プログラム（PP：Prerequisite Program）は，HACCP システムによる衛生管理の基礎として整備しておくものである．また，施設設備の衛生管理や調理従事者の衛生教育など HACCP システムを効果的に機能させるための前提となるプログラムで，安全な食品を製造するために適した製造環境条件を達成するための必要条件である．食中毒予防の 3 原則は，「（菌を）付けない」「（菌を）増やさない」「やっつける（殺菌する）」であり，これを衛生管理システムからみると HACCP は「やっつける」「増やさない」，一般的衛生管理プログラムは「付けない」に該当する．

また，一般的衛生管理プログラムは，誰が行っても衛生管理の一定レベル

表 7-5 ●HACCP に基づく豚肉の生姜焼きとほうれん草のおひたしの調理・作業工程（調理終了後提供まで 30 分以上を要する場合）

豚肉の生姜焼き

作業区域	調理・作業工程		原則 1 HA	原則 2 CCP	原則 3 管理基準の設定	原則 4 監視・記録	原則 5 改善措置
汚染作業区域	納品	検収	異物混入・細菌汚染	品温測定	表面温度測定	表面温度の記録，異物混入の記録	異物混入や品温が高く質の悪いものは返品交換する
		保管	細菌増殖	保管温度	冷蔵庫の温度 10℃以下確認	肉専用冷蔵庫の温度記録	冷蔵庫の温度を設定し直す
準清潔汚染作業区域	肉の下処理	筋切り味付け	二次汚染	履き物の交換，専用の白衣，器具の使用	履き物を交換し，食肉専用着衣を着用し，使い捨て手袋の着用・肉専用コーナーで作業		
清潔作業区域	加熱	焼く	二次汚染	手洗いの励行	手洗い		
			細菌残存	加熱時間の設定	調理開始時刻の確認	調理開始時刻の記録	
				中心温度	中心温度 3 点以上 75℃以上の測定，確認	中心温度の記録	75℃に達していない場合は 75℃以上になるまで再加熱
					1 分間以上の加熱		
					加熱終了時刻の確認	加熱終了時刻の記録	
	盛り付け	器への盛り付け	細菌汚染	時間設定	盛り付け開始時刻の確認	盛り付け開始時刻の記録	
				消毒済み盛り付け器具の使用	消毒済み盛り付け器具の使用		
	保管		細菌の増殖	保管温度	65℃以上であるか温度確認		65℃以下の場合は 65℃以上になるよう温度の再設定を行い，65℃以上になったことを確認する

提供

ほうれん草のおひたし

作業区域	調理・作業工程		原則 1 HA	原則 2 CCP	原則 3 管理基準の設定	原則 4 監視・記録	原則 5 改善措置
汚染作業区域	納品	検収	異物混入・細菌汚染	品温測定	表面温度測定，異物混入の有無を確認	表面温度の記録，異物混入の有無を記録	異物混入や品温が高く質の悪いものは返品交換する
		保管	細菌増殖	保管温度	冷蔵庫の温度 10℃以下確認	冷蔵庫の温度記録	冷蔵庫の温度を再設定し，10℃以下であることを確認する
	下処理	切裁・洗浄	異物混入・細菌汚染	専用シンクおよび器具の使用	野菜下処理専用シンク・器具の使用		
清潔作業区域	加熱	茹でる	二次汚染	専用の履き物の交換，手洗い励行	専用の履き物の交換，手洗い		
			細菌残存	加熱時間設定	調理開始時刻確認	調理開始時刻記録	
				中心温度	中心温度 1 点以上 75℃以上測定，確認	中心温度記録	75℃に達していない場合は 75℃以上になるまで再加熱
					1 分間以上加熱		
		冷却	細菌増殖	保冷時間	冷却開始時刻確認	冷却開始時刻記録	
				保冷温度	30 分以内 20℃以下に冷却するよう冷却温度を測定，確認		30 分以内に冷却温度が 20℃以下になるよう冷却能力を調整する
					冷却終了時刻確認	冷却終了時間記録	
	調味	水切り・調味	細菌汚染	消毒済み専用器具の使用	消毒済み専用器具の使用		
	盛り付け	器への盛り付け	細菌汚染	消毒済み盛り付け器具の使用	消毒済み盛り付け器具の使用		
	保管	保冷	細菌増殖	保冷時間	保冷開始時刻設定，確認	保冷開始時刻記録	
				保管温度	保冷温度 10℃以下設定，確認	保冷温度記録	保冷温度 10℃以上の場合は，10℃以下になるよう温度の再設定を行い，10℃以下になったことを確認する
					保冷設備搬出時刻設定，確認	保冷時刻搬出時刻記録	

提供

を保つため，衛生管理を遂行する際に人によりムラが生じないために，いつ，どこで，誰が，何を，どのようにすべきか文書により取り決める適正製造基準（GMP注：Good Manufacturing Practice）と総合衛生管理製造過程（SSOP：Sanitation Standard Operating Procedure）からなる．全部で10の項目で構成され，設備，ヒト（従事者）に対する衛生管理に大別される．

設備として①施設・設備の整備の衛生管理を行い常に衛生状態を維持し，②施設・設備，機械・器具を適正な頻度で保守点検を行い，③ネズミ，昆虫の駆除を行い，④遊離残留塩素濃度注が適正に維持されているよう使用水の衛生管理を行い，⑤排水および廃棄物の衛生管理を行い，⑥試験検査の信頼性の保証を行うため製品（給食）の試験・検査に用いる機械器具，設備などの保守管理を行い，ヒト（従事者）では⑦常に衛生的な作業着を着用し，手洗いに努めるよう従事者の衛生管理を行い，⑧衛生管理システムが円滑に運用されるようになるために従事者の衛生教育を行い，⑨原材料の受け入れ，食品などを常に衛生的に取り扱い，⑩不良な製品（給食）の出荷後には迅速な回収を行うための製品（給食）の回収プログラムを定める，である．

3）大量調理施設衛生管理マニュアル

集団給食施設などにおける食中毒予防のために，HACCPの概念に基づいて，調理過程における下記の**4つの重要管理事項**を示したものである．

❶ 原材料受け入れおよび下処理の段階における管理の徹底

原材料の受け入れに関して，調理従事者が必ず立ち会い，検収場で品質，鮮度，納入業者が適切な運搬を行っていたか納入時の品温を測定・記録し，原材料については，品名，仕入れ元の名称および所在地，生産者（製造または加工者を含む）の名称および所在地，ロットが確認可能な情報（年月日表示またはロット番号）ならびに仕入れ年月日を記録，1年間保管する．納入した加工品から異臭など異常があった場合は，業者に記録したロット番号で問い合わせ，業者に保管している同じロット番号の製品を分析して品質の確認を行う．

加熱せずに喫食する食品（牛乳，発酵乳，プリンなど包装容器に入れられ，かつ，殺菌された食品を除く）については，乾物や摂取量が少ない食品を含め，製造加工業者の衛生管理の体制について保健所の監視票，食品等事業者の自主管理記録票などにより確認し，製造加工業者が従事者の健康状態の確認などのノロウイルス対策を適切に行っているかを確認する．

野菜，果物などの生食で提供するものは，流水で十分洗浄し，次亜塩素酸ナトリウム注などで殺菌を行った後，十分な流水ですすぎ洗いを行う．特に高齢者，若齢者および抵抗力の弱い者を対象とした食事を提供する施設で，加熱せずに提供する場合（皮をむく場合を除く）には，殺菌を行う．

❷ 加熱食品については，中心部まで十分加熱し，食中毒菌等（ウイルスを含む，以下同じ）を死滅させる

加熱調理食品として，焼き物や炒め物の中心温度測定では，調理開始時刻

GMP（Good Manufacturing Practice）

GMPとは，適正製造基準の略で，衛生安全面，品質安全面から健全な製品を作るための技術基準のこと．

遊離残留塩素濃度

日本の水道水は水道法により遊離残留塩素を0.1 mg/L以上保持するよう塩素消毒がされている．

大量調理施設衛生管理マニュアル

1996（平成8）年に学校給食を中心としてO-157による集団食中毒が発生し，死者が出た．そこで，原材料から最終製品に至るまでの一連の工程内で発生しうる危害をあらかじめ想定し，その箇所を重点的に衛生管理を行うHACCPを採用した「大量調理施設衛生管理マニュアル」が1997（平成9）年に出された．その後，2017（平成29）年に東京都立川市などの学校給食に使用された刻みのりから検出されたノロウイルスが原因の食中毒の発生や，腸管出血性大腸菌対策などにより，2017年6月に改正されている．

次亜塩素酸ナトリウム

次亜塩素酸ナトリウム溶液またはこれと同等の効果を有する亜塩素酸水（きのこ類を除く），亜塩素酸ナトリウム溶液（生食用野菜に限る），過酢酸製剤，次亜塩素酸水ならびに食品添加物として使用できる有機酸溶液．これらを使用する場合，食品衛生法で規定する「食品，添加物等の規格基準」を遵守すること．

をまず記録し，**調理途中で3点以上測定**し，すべての点において**75℃以上**に達していた場合には，それぞれの中心温度を記録し，その時点からさらに**1分以上**（二枚貝などノロウイルスの汚染の可能性のある食品は85〜90℃で90秒間以上）加熱を続け，最終的な加熱処理時間を記録する．しかし，鶏肉など厚さの異なる肉の場合は，もっとも熱が通りにくい場所の1か所の測定でもよい．

❸ 加熱調理後の食品および非加熱調理食品の二次汚染防止の徹底

包丁，まな板などの器具，容器などは用途別および食品別（下処理に当たっては，魚介類用，食肉類用，野菜類用の別，調理用に当たっては，加熱調理済み食品用，生食野菜用，生食魚介類用の別）にそれぞれ専用のものを用意し，混同しないようにして使用する．

シンクは，二次汚染防止のために加熱調理用食材料，非加熱調理用食材料，器具の洗浄など用途別に相互汚染しないよう，必ず別に設置して使用する．

埃や水はねによる二次汚染防止のために，食品ならびに移動性の器具および容器の取り扱いは床上60 cm以上の高さで行う．

❹ 食中毒菌が付着した場合に菌の増殖を防ぐため，原材料および調理後の食品の温度管理の徹底

調理後の食品は，病原菌発育予防のため**調理終了後から2時間以内に喫食することが望ましい**．そのためには喫食時間からさかのぼって時系列的に調理工程を考えておく必要がある．調理後直ちに提供される食品以外の食品は，病原菌の増殖を抑制するために，**10℃以下または65℃以上で管理**する．豚肉の生姜焼きとほうれん草のおひたしの温度管理を表7-5に示す．

管理運営の責任者は衛生管理体制（**表7-6**）を確立し，これらの重要管理事項について，点検，記録を行うとともに，必要な措置を講じる必要がある．そのためマニュアルには標準作業書があり，原材料・製品などの保存温度，調理後の食品温度管理についても示されている．また，これらを遵守するため，さらなる衛生知識の普及啓発に努める必要がある．

なお，このマニュアルは同一メニューを1回300食以上または1日750食

COLUMN

ノロウイルスによる食中毒

2月の寒い時期に食中毒が発生した．食中毒の発生しやすい時期として，一般的に湿度の高い梅雨の時期や気温の高い時期が考えられる．しかし，寒い冬に，風邪ではなく嘔吐と下痢症状の食中毒が発生した．食中毒患者の便や嘔吐物から，ノロウイルスによるものとされた．保存食からカキフライが原因食材料と判明した．カキフライの中心温度が75℃は超えていたが，85℃には達していなかったことによる．給食施設の調理員も食中毒患者のなかに含まれていた．聞き取り調査で，調理作業中にカキフライをつまみ食いしたことにより，調理員が食中毒に罹患していたことがわかった．特に二枚貝が原因となるノロウイルスによる食中毒は，11月から3月の冬に発生が多い．

表 7-6 ●衛生管理体制

1	施設の衛生管理に関する責任者（以下「衛生管理者」という）を指名すること．	
2	納入業者	情報収集により品質管理の確実な業者の選定．
		配送中の食材料の保存温度の徹底を指示．
		原材料の微生物検査等の定期的な結果の提出を求める．
3	衛生管理者への点検表に基づく点検作業の実施と報告と確認．	
	点検結果表の保管（1 年間）．	
4	改善不能な異常の発生の報告を衛生管理者から受けた場合，食材料の返品，メニューの一部削除，調理済み食品の回収等必要な措置を講ずる．	
5	改善に時間を要する事態が生じた場合，必要な応急処置を講ずるとともに，計画的に改善を行う．	
6	衛生管理者および調理従事者等に衛生管理および食中毒防止に関する研修に参加させるなど必要な知識・技術の周知徹底を図る．	
7	調理従事者等を含め職員の健康管理および健康状態の確認を組織的・継続的に行い，調理従事者等の感染および調理従事者等からの施設汚染の防止に努める．	
8	責任者は，衛生管理者に毎日作業開始前に，各調理従事者等の健康状態を確認させ，その結果を記録させること．	
9	調理従事者等に定期的な健康診断および月 1 回以上の検便を受けさせること．検便検査には，腸管出血性大腸菌の検査を含めること．10 月から 3 月の間には月に 1 回以上または必要に応じてノロウイルスの検便検査を受けさせるよう努めること．	
10	責任者は，ノロウイルスの無症状病原体保有者であることが判明した調理従事者等を，検便検査においてノロウイルスを保有していないことが確認されるまでの間，食品に直接触れる調理作業を控えさせることなど適切な措置をとることが望ましい．	
11	調理従事者等が下痢，嘔吐，発熱などの症状があった時，手指等に化膿創があった時は調理作業に従事させないこと．	
12	下痢または嘔吐等の症状がある調理従事者等について，直ちに医療機関を受診させ，感染性疾患の有無を確認すること．ノロウイルスを原因とする感染性疾患による症状と診断された調理従事者等は，検便検査においてノロウイルスを保有していないことが確認されるまでの間，食品に直接触れる調理作業を控えさせるなど適切な処置をとることが望ましい．	
13	調理従事者等について，ノロウイルスにより発症した調理従事者等と一緒に感染の原因と考えられる食事を喫食するなど，同一の感染機会があった可能性がある調理従事者等について速やかにノロウイルスの検便検査を実施し，検査の結果ノロウイルスを保有していないことが確認されるまでの間，調理に直接従事することを控えさせる等の手段を講じることが望ましい．	
14	献立の作成	施設の人員等の能力に余裕を持った献立作成を行う．
15	献立ごとの調理工程表の作成の留意事項	調理従事者等の汚染作業区域から非汚染作業区域への移動を極力行わないようにする．
		調理従事者等の 1 日ごとの作業の分業化を図ることが望ましい．
		調理終了後速やかに喫食されるよう工夫する．
		衛生管理者は調理工程表に基づき，調理従事者等と作業分担等について事前に十分な打合せを行うこと．
16	施設の衛生管理全般について，専門的な知識を有する者から定期的な指導，助言を受けることが望ましい．また従事者の健康管理については，労働安全衛生法等関係法令に基づき産業医等から定期的な指導，助言を受けること．	
17	高齢者や乳幼児が利用する施設等	平常時から施設長を責任者とする危機管理体制を整備し，感染拡大防止のための組織対応を文書化するとともに，具体的な対応訓練を行っておくことが望ましい．
		従業員あるいは利用者において下痢・嘔吐等の発生を迅速に把握するために，定常的に有症状者数を調査・監視することが望ましい．

（大量調理施設衛生管理マニュアル）

以上を提供する調理施設に適用する．しかし，それ以下の食数の**中小規模の給食施設も，このマニュアルに沿って衛生管理を行っている**．

a）調理施設の衛生管理

埃や水はねが多く発生し，食品や料理等を床上60 cm以上の高さの部分に置くため，手指のよく触れる床面より1 mの高さまでの部分は，二次汚染予防のため1日1回以上清掃を行い，点検し記録する．施設の清掃は，清掃により埃や細菌が浮遊して二次汚染を引き起こすことを防ぐために，すべての食品が調理場内から完全に搬出された後に行う．調理場は食中毒の原因菌が発育しないため，湿度80％以下，温度25℃以下に保つことが望ましい．

b）検食（保存食）の保存

検食の保存は，食中毒発生時の原因食品と原因菌を特定するために行う．検食は，原材料および調理済み食品を食品ごとの50 g程度ずつ清潔な容器に入れ密封し，－20℃以下で2週間以上保存する．原材料は洗浄殺菌を行わず，購入した状態で保存する．

c）調理従事者の衛生管理

調理従事者は，毎日作業開始前に，自らの健康状態を衛生管理者に報告し，衛生管理者は，その結果を記録する．調理従事者について定期的な健康診断と月1回以上サルモネラ属菌，赤痢菌，腸管出血性大腸菌（O-157）の検便を受けさせ，感染症がないことを確認し，記録する．10月から3月までのノロウイルスの多発時期には必要に応じてノロウイルスも検便検査項目に入れて検便を実施する．月1回以上の検便検査の有効期間は検便実施日から1か月間である．また，手指に創傷がある場合は，黄色ブドウ球菌の感染の恐れがあるので，調理作業には従事させない．手洗いでは二次汚染防止のため，共用タオルは使わず，使い捨てペーパータオルなどを使用する．

d）調理機器具などの洗浄と消毒

調理器具はスポンジタワシに中性洗剤または弱アルカリ性洗剤をつけて洗った後，80℃・5分以上の殺菌を行う．ふきん，タオルなどは中性洗剤で洗った後，100℃・5分以上の殺菌を行う．清潔な場所で乾燥させる．

4）献立に応じた重要管理点の設定と管理方法

献立の加熱調理食品の重要管理点を，食中毒菌が死滅する温度帯に設定する．「大量調理施設衛生管理マニュアル」によると，加熱調理食品は中心部温度計を用い，中心部が75℃で1分間以上，二枚貝などノロウイルス汚染のある食品の場合は85～90℃で90秒間以上，またはこれと同等以上まで加熱されていることを確認する．揚げ物や焼き物，蒸し物，煮物，炒め物など，

COLUMN

原材料の保存食

保健所勤務時代に栄養指導員として，特定給食施設を巡回指導していた．原材料の保存食の確認をしたところ，「大量調理施設衛生管理マニュアル」通り50 g程度と，味付けのりやふりかけを，内容量が50 gになるよう一度に複数の袋入りのものを保存している施設があった．味付けのりやふりかけのような個別包装のものを徹底して内容量50 g程度保存食にすると，保存食に使用した原材料の金額だけでもかなりの食材料費となる．「大量調理施設衛生管理マニュアル」に保存食は50 g程度とあるが，密封されている個別包装のものであれば，内容量が50 gに達しなくとも1つか2つ程度保存しておくのでよい．

その食品の中心温度を校正された温度計で３点以上測定し，すべての点において設定温度に達していた場合には，それぞれの中心温度を記録し，その時点からさらに１分間以上加熱を続ける．最終的な加熱処理時間を記録する．焼き物や蒸し物の中心温度の測定は，もっとも熱が通りにくいと考えられる場所の１点のみの測定でもよい．煮物や炒め物の中心温度を測定できるような具材がない場合には，調理釜の中心付近の温度測定を炒め物では３点以上，煮物では１点以上測定する．

4. 衛生検査の種類と方法

適切に衛生管理が行われているか，実験的方法または簡便な方法により，調理工程中に検査することができる．スタンプ法（ふき取り検査）やバイオルミネッセンス法（ATP 法）や大腸菌群簡易検出紙法（ペーパーストリップ法）がある．

ATP 法は，菌数を測定するのではなく，食品の残渣などによる汚れ（ATP：アデノシン三リン酸）に酵素ルシフェラーゼを加えると発光する原理を応用した方法である．発光量はATP超に比例し，発光量からATP量を定量できる．ATP は生物の共通のエネルギー物質であり，さまざまな細菌１菌体あたりの ATP 量はほぼ同じであり，ATP 量から細菌数を推定できる．この検査法は，培地による検査法よりも短時間で簡便であり，微生物の存在だけでなく汚染の程度をその場ですぐに数値化できる．検査キットの綿棒を水で湿らせ，その綿棒で測定する物の表面をふき取り，検査キットに入れて試薬に綿棒をつけ，測定機器の検査キットのまま入れて測定する．

大腸菌群簡易検出紙法（ペーパーストリップ法）は，細菌検査の一つであり，培地成分を吸収，乾燥，滅菌した１枚の細長い濾紙片（ストリップ）を用いる．培養後の濾紙片に赤色斑があればそこに菌が発育していることを示し，赤色斑の数を数えて評価する．簡便な方法で，短時間に処理が可能であり，経済的である．

食器洗浄テストは，洗浄後の食器に食品や洗剤が残留してないか実験的方法でテストし，食器洗浄が十分に行われているか評価する．呈色反応により判定を行い，でんぷん性残留物，脂肪性残留物，たんぱく質性残留物，合成洗剤性残留物テストなどがある（**表 7-7**）．

COLUMN

鶏肉の加熱時の注意点

鶏もも肉のマスタード焼きを給食で提供した．スチームコンベクションオーブンで加熱調理し，中心温度を測定，記録した．１名の利用者から，鶏肉の中心部まで火が通っておらず，肉の断面が赤いと苦情があった．鶏肉は，豚肉や牛肉に比べ，肉の厚さが厚い部分と薄い部分の差が大きい．中心温度は 75℃以上であることを確認はしていたものの，肉がもっとも厚い部分の中心温度を測定していなかったために，肉の加熱不十分がみられた．特に鶏肉の焼き物料理の加熱には，豚肉や牛肉よりも注意を払わなければならない．

表 7-7 ●食器洗浄テスト

項　目	使用薬品	検査方法	判　定
でんぷん性残留物	0.1 N ヨウ素溶液	試薬をふりかけ，約 1 分間放置後，軽く水洗い．	青色で残留あり．
脂肪性残留物	0.1％バターイエロー・エタノール溶液または 0.1％クルクミン・エタノール溶液	試薬をふりかけ，約 1 分間放置後，軽く水洗い．	黄色または蛍光のある黄色で残留あり．
たんぱく質性残留物	ニンヒドリン・n ブタノール溶液	試薬をふりかけ，約 1 分間放置後，軽く水洗い．	青紫色で残留あり．
合成洗剤性残留物	0.01％メチレンブルー溶液，クロロホルム	1. 食器類に 80℃くらいに加温した蒸留水 10 mL を入れて混和し，そのうち 5 mL を共栓試験管に移す． 2. 対照として C：空試験用（蒸留水 5 mL）と D：確認試験用（蒸留水 5 mL＋洗剤 1 滴）を準備する． 3. 0.01％メチレンブルー溶液 1 mL を加えて 1 分間振とうする． 4. クロロホルム 4 mL を加え再び振とうして放置する．	クロロホルム層が青色で残留あり．

（日本給食経営管理学会監修：給食経営管理用語辞典．第 3 版，第一出版，p111，2020 より）

1）衛生管理と帳票

「大量調理施設衛生管理マニュアル」に基づく衛生管理を実施するために，**重要管理事項について点検・記録が義務づけられている**．これらの帳票や記録簿は，**食中毒が発生した時の原因を探るための書類**でもある．傷んだ野菜や果物が喫食者に提供された時には，帳票や記録簿を見直し，フィードバックし，納品された時点ですでに品質が悪く下処理時に見落としがなかったか，納品時の品温が高いために品質が劣化したのか，また保管に使用した冷蔵庫の庫内温度が適切であったのか，さかのぼって情報を収集し，分析することができる．

また，野菜などの生鮮食品の納入に複数の業者を入札している場合には，検収の記録簿を確認することで，特定業者から品質の悪い食材の納品が目立つなど，業者の入札を見直すことができる．帳票や記録簿から，情報を収集・分析し，リスクの発生要因を未然に防ぐよう対策を立て，リスクを軽減させる．調理従事者に対しても，どの場面でリスクが発生しやすいか，どこの衛生管理ができていないか，帳票や記録簿の分析から，安全管理および衛生教育や研修（OJT）を実施する．「大量調理施設衛生管理マニュアル」に参考資料として，調理施設の点検表，従事者等の衛生管理点検表，原材料の取り扱い等点検表，検収の記録簿，調理器具等および使用水の点検表，調理等における点検表，食品保管時の記録簿，食品の加熱加工の記録簿，配送先記録簿が示されている．

それぞれの給食施設では，調理従事者の作業分担や勤務体制もさまざまである．各々の施設の調理従事者および管理栄養士・栄養士が継続して衛生管理について点検，記録できるよう，施設に応じた書式に変えて作成する必要がある．

Chapter

8

給食の生産管理

学修到達のポイント

- 大量調理の特徴を理解し，献立の調理工程，作業工程の計画について説明できる．
- 品質管理，食材料管理，衛生管理を統合した作業指示書の作成について説明できる．
- 給食の品質基準を保つための大量調理の特性について説明できる．
- 生産性向上のための要素と生産管理のマネジメントサイクルを説明できる．
- 作業をアセスメント（分析）し，課題の抽出，および改善案の提案ができる．

本Chapter「給食の生産管理」では，給食の運営，給食経営管理の中心的な活動である生産管理について学ぶ．栄養・食事管理の目標に見合った品質の食事を，大量かつ効率的に生産・提供するためには，大量調理の特徴を踏まえ，調理工程，作業工程を計画することが重要である．また，作業指示書は品質管理，食材料管理，衛生管理を統合して作成する．生産管理のマネジメントサイクル，提供での配膳管理を理解し，労働生産性や作業分析など経営的な視点から生産管理を考える．

1. 大量調理の方法と技術

1）大量調理の特徴

生産管理は，給食の資源である生産の4要素（4M：人man，機器machine，材料material，方法method）を投入し，製品（料理・食事）としてアウトプットするための変換プロセス全体である．そこに品質基準（設計品質），コスト，生産数（調理食数），納期（提供時間）などの情報も投入し，献立とそれを料理・食事に作り上げるための具体的な方法，手順を作業指示書（レシピ）として示す．これをもとに生産（調理）の工程計画を立て，投入する資源の統制や調理工程の統制を行って生産（調理）を実施する．最終的には栄養量や衛生面を含めて計画どおりの品質の食事をアウトプットすることが求められる〔5）参照〕．大量調理はその変換プロセスの中心であり，一言でいえば，給食施設などにおいて大量の食材料を扱い，複数の調理従事者が，大型機器類を使用して調理・加工するプロセスである．

大量調理の特徴は，家族単位や数十食程度までの少量調理とは異なる現象がその過程で起こり，それが出来上がりの料理の品質に影響することである〔詳細は**4)** で述べる〕．また，毎日同じ献立・料理が続けて生産されることはなく，日々異なる複数の料理を生産・提供しなければならない．献立・料理が変われば，使用する食材料も調理機器のオペレーションも一定ではない．この点が，決まった製品を一定の作業で繰り返し行う食品工場とは異なる．しかし，計画どおりの品質基準（設計品質）に仕上げるための品質管理が求められる点では同じといえる．

大量調理の現場では，施設の諸条件（施設・設備，時間，調理工程，調理従事者の技術と人数）の制約のなかで，効率的かつ衛生的に，提供する食事の調理を行わなければならない．**施設の諸条件や少量調理とは異なる特徴を踏まえた調理工程および作業工程の管理**が必要である．

2）大量調理機器の特徴を理解した献立の調理工程・作業工程の計画

❶ 大量調理機器の特徴を理解した調理工程・作業工程の計画

給食の工程管理[注]の対象には，食材料が調理従事者および設備機器類を介して料理に変換されるまでの生産過程を示す調理工程[注]と，調理従事者に視点を当て，食材料を料理に仕上げて食事として提供するまでの作業を調理工程に合わせて組み立てる作業工程[注]がある．作業工程の範囲には，食器の回収，洗浄，清掃，厨芥《ちゅうかい》[注]処理までが含まれる．

調理工程においては，食材料の調理操作が時系列で示されるが，その際，機器類の稼働についても説明される．各料理の適切な調理時間の予測は，使用する大量調理機器の性能・能力の理解に基づくものであり，その機器を使用する料理の種類ごとに，食材料の投入量，調理条件設定の違いによる標準的な調理時間をデータ化しておくことが望ましい．

作業工程計画においては，各料理の出来上がり時刻および食事サービス開始時刻を基準とし，そこから必要時間を逆算して作業開始時刻を設定する．前述した各調理工程に対して必要となる作業工程を組み合わせていくが，同時に大量調理機器の種類，操作の内容についても含めなければならない．また，衛生管理の点から作業動線を考慮し，食材料，調理器具および人が逆戻りしないよう注意する．**図8-1**に，調理作業工程表の例（食事提供開始11：30）を示す．大量調理の作業工程は，限られた人員と時間を有効かつ効率的に使って料理を仕上げて提供し，片付けを含むすべての業務を終えるために必要である．給食従事者の作業のムリ・ムダ・ムラをなくしてもっとも合理的，効率的な作業工程を示し，標準化することが求められる．適正な熟練作業者が，標準化された作業方法と使用機器により，一定の加工・環境条件下で決められた量と質の作業をするのに必要な時間を**標準作業時間**として示しておき，これに基づいた調理作業工程表の作成と調理時間管理を行うことが必要となる．

工程管理

材料を製品に変換するシステムに投入し，製品を産出する過程を統制すること．決められた品質の製品を，決められたコストで，計画どおりの納期に生産することを目的とする．作り込む品質の明確化，管理基準の設定，品質の確認方法の確立，工程表の作成による工程管理計画が重要とされる．

調理工程

食材料に視点を当て，人や設備機器類を介して料理に変換されるまでの過程を下処理，主調理に区分し，時間経過に伴う内容で示す．機器の稼働，衛生管理，作業管理の視点が入らなければならない．

作業工程

調理従事者に視点を当て，食材料を料理に仕上げて食事として提供する過程の作業について，調理工程に合せて組み立てる．下膳後の食器の回収，洗浄，清掃，厨芥処理までが範囲である．

厨芥《ちゅうかい》

厨房，台所から出る野菜のくずや食べ物の残りなどのごみ・生ごみ類．

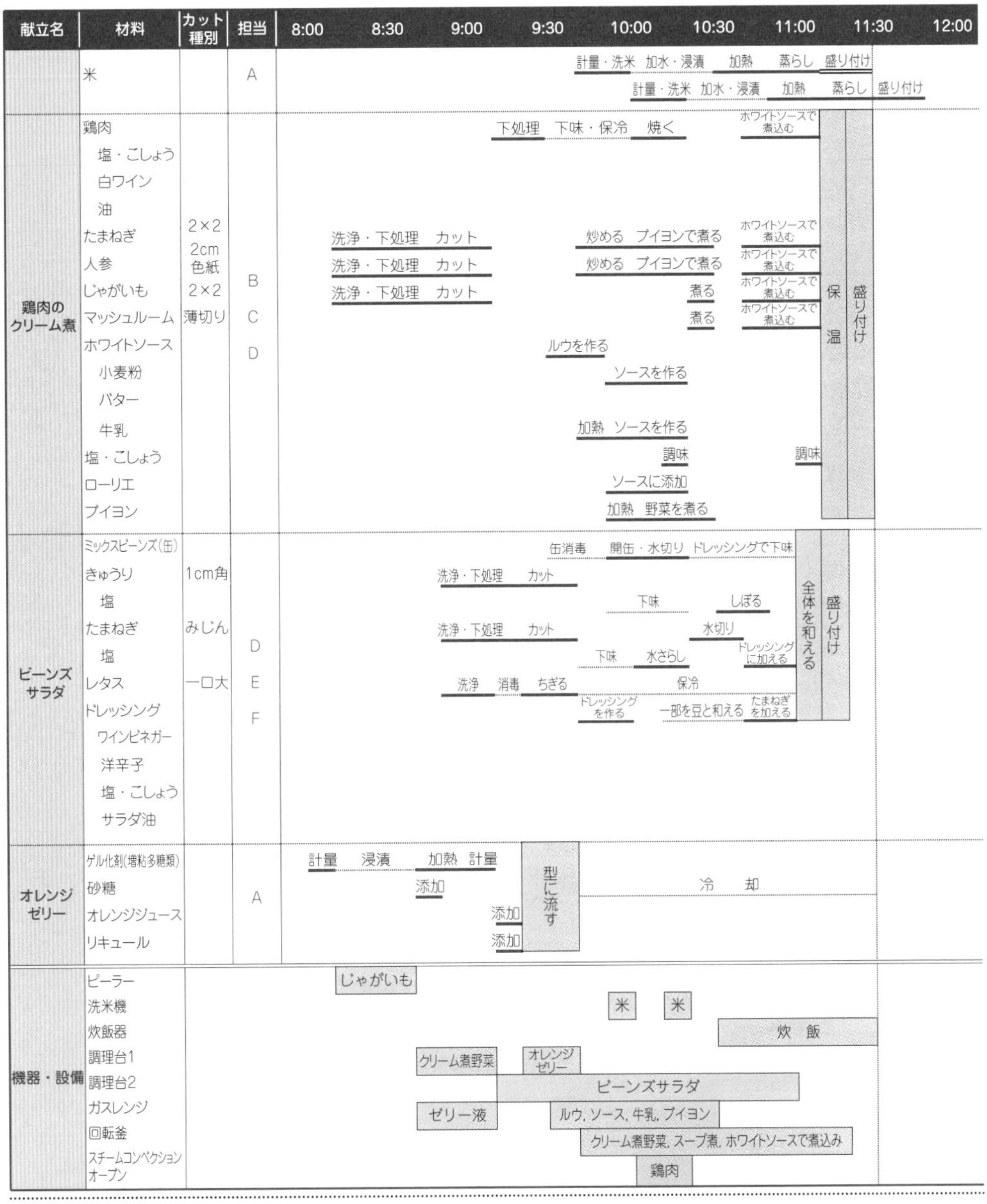

図 8-1 ●作業工程表の例

調理工程，作業工程の標準化については，Chapter 3の1の4)，5) を参照.

❷ 新調理システムの活用と基本工程

近年，フードサービスの分野では，安全，高品質で多様なメニューの食事を作業や食材料のムダを省いて合理的，計画的に提供することを目的に，さまざまな調理システムの開発が進んできた．**新調理システム**は，HACCPの概念の導入により，**従来の調理方式であるクックサーブ（当日調理，当日供食）に加え，クックチル，クックフリーズおよび真空調理の4つの調理・保**

存方式と，加工調理品の活用を組み合わせてシステム化した集中生産方式である．新調理システムの導入によって，衛生管理の徹底，生産性の向上，人件費の削減，在庫管理の効率化，食材料購入の合理化，選択メニューの充実などのメリットが考えられる．現在は，院外調理を導入している病院，福祉施設，事業所などにおいて，主菜や温かい副菜といった料理の一部にクックチルまたは真空調理を取り入れ，その他の料理をクックサーブで提供するなど，施設の規模，設備，人員に応じた組み合わせで活用されている．

新調理システムには，専用機器の使用と厳重な温度・時間管理に基づいた衛生管理が必要である．さらに最近では，いわゆるニュークックチル方式を導入する給食施設もみられる．ニュークックチルは，料理を食器に盛り付け，トレイにセットしてからチルド保存し，再加熱カートを利用して再加熱後に提供するシステムであるが，再加熱カートの加熱方式の種類により出来上がりに違いがある．

新調理システムの基本工程に沿った温度・時間管理のポイントを**図 8-2**，**図 8-3** に示す．

3）品質管理・食材料管理・衛生管理を統合した作業指示書の作成

献立に示された食材料の種類と量だけでは，出来上がりの料理の品質はわからない．立てた献立を目標とする品質基準の食事に作り上げるためには，

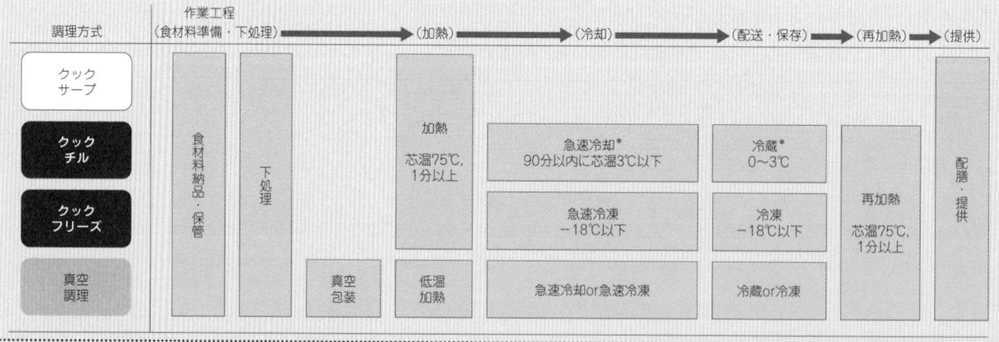

図 8-2 ●新調理システムの作業工程
*ここでは冷却方法をブラストチラー方式とした場合を示す．タンブルチラー方式での急速冷却は，60 分以内に芯温 0〜3℃まで冷却し，−1〜0℃での冷蔵保存が必要である．

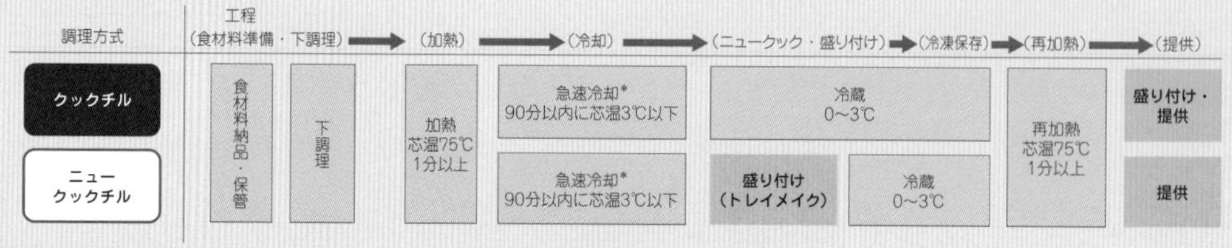

図 8-3 ●クックチル，ニュークックチルの調理工程の比較
ここでは冷却方法をブラストチラー方式とした場合を示す．

具体的な方法と手順を明らかにし，必要な情報を含めて作業指示書（レシピ）に記述する必要がある．

作業指示書において必要な情報には，①食材料の種類と組合せ，量，廃棄率，②調味料の使用量（調味パーセント），③加水量やだし汁の量，④食材料の切り方，大きさ，下処理（水さらし，下味など），⑤使用調理機器・器具，⑥調理操作の順番，⑦調理条件（温度・時間），⑧配膳[注]・配食までの保管方法・条件，⑨衛生管理の重要管理点，などがある．

配膳

完成した料理を作業指示書の分量に従って食器に盛り付ける作業．盛り付けと同義語だが，一般的にはトレイメイクまでを含める．

配食と配膳の違い

配食という用語を，盛り付け作業（＝配膳，dish up）と同義で使った記述も見受けられるが，平成23年に日本給食経営管理学会用語検討委員会が，配食について，「盛り付けた料理を喫食者に渡す作業」と定義した．調理済みの食事を在宅の高齢者などに届けるサービス（在宅配食サービス）の意味で使われることもある．

このなかで食材料の種類については，加工の程度（半調理食品，冷凍食品，完全調理済み食品など）に関する情報が不可欠である．**どのような加工度の食材料を使用するか**は施設の生産（調理）システムやコストのなかで決定され，食材料を管理するうえでの重要な要素である．

また，調味濃度，ゲル化剤の濃度，加える水・だしの量などは，何に対する割合であるかを明らかにして記載する．加熱温度・時間などの調理条件は使用機器・器具ごと，投入量ごとに把握しておき指示を書く．いずれも食味としての品質を一定にするための品質管理であり，少量とは異なる大量調理の特性を理解しておく必要がある．

さらに，提供する食事は衛生的に安全でなければならない．調理現場にとってムリのない作業工程を想定すると同時に，リスクを最小限に減らすことのできる重要管理点（CCP）を作業指示書のなかで示されなければならない．

このように作業指示書は，食材料管理，品質管理，衛生管理を統合して作成するものであり，これに基づき，より実際的な工程計画を立てる．

献立管理における作業指示書の役割，作業指示書の例については，Chapter 3の3の4）を参照．

4）給食の品質基準を保つための大量調理の特性

大量調理の現場では，供食時の料理の味，形状，温度などの品質基準に影響を及ぼすさまざまな変動要因に対応し，常に一定の仕上がりになるよう，下処理操作，加熱操作，調味操作などについて各施設で標準化を図る必要がある．標準化の際には，大量調理科学の知見を活用する必要がある．大量調理科学は，給食のさまざまな条件下での各調理操作における変動要因，問題点とその制御方法について，調理科学，食品科学，食品衛生学に基づいて分析されたものである〔Chapter 3の1の6）を参照〕．

大量調理における食事の品質に関わる主な変動要因を以下に示す．

❶ 調理作業時間

一度に調理する量が多いため，調理時間，調理操作の時間が長くなる．少量調理での最適加熱温度・時間条件が大量調理に適応しないことが多く，1回に扱う量や機器の性能・処理能力によってもその差が大きくなる．また，複数の調理従事者が関わるが，個人の経験や技術（処理能力），人数によっても作業時間に差が生じやすい．

❷ 廃棄率

廃棄率は季節，規格，納入業者，調理操作方法，使用機器，調理従事者の経験や技術などにより変動し，実際の使用食材料の量に影響する．また，廃棄率を低く抑えることは，コスト管理だけでなく環境対策の面からも重要である．同一食材料の廃棄率を一定にすること（標準化）は，発注業務の効率化にもつながる．使用実績の高い食材料については，当該施設の調理員の標準作業による独自の廃棄率表を作成し，その値をめざすことで変動の範囲を小さくすることができる．

❸ 水分量の変動

食材料の洗浄，加熱，調味などの各調理操作において，少量調理よりも水分の変化の程度が大きい．洗浄後の水切りの状況で**吸水・付着水**の量が増加し，調味濃度や加熱時の温度上昇に影響する．表面積の大きい葉物野菜の洗浄では，30～40％の重量増加があるとされる．また，調味後の時間経過に伴い**脱水・放水**が起こり，歯触りや色彩，調味濃度を変化させてしまう．加熱時には，使用機器，火力，加熱時間により**水分の蒸発量**が変動する．少量調理に比べて蒸発率は一般的に低い（**図 8-4**）．

❹ 加熱調理時の温度変化と余熱

加熱調理時は，水や油などの調理適温までの**温度上昇速度が少量調理より緩慢**であり，一度温度が下がると**適温回復までに時間を要する**．温度上昇速

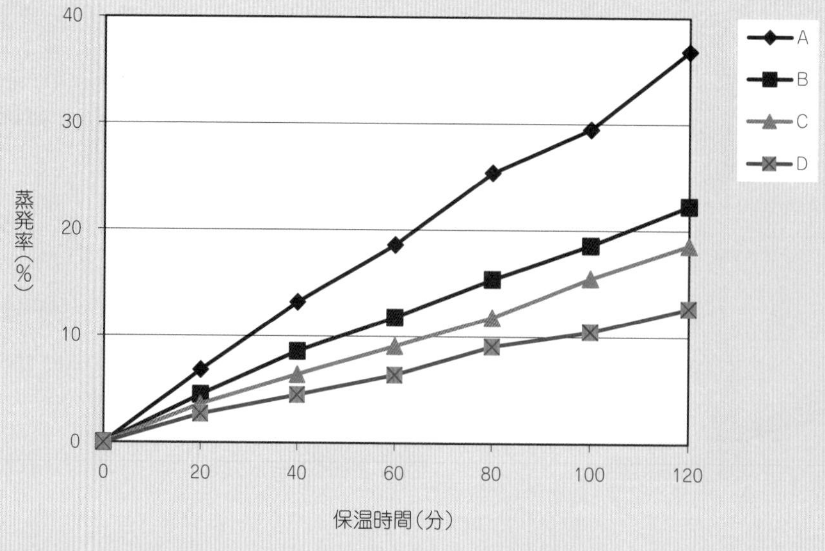

図 8-4 ●保温中の汁の蒸発率
A：ウォーマー 98℃（汁温 87℃，汁量 1/2）B：直火（汁温 92℃），C：ウォーマー 98℃（汁温 86℃），D：ウォーマー 93℃（汁温 78℃）．ふたを開けた状態での実測値．（高橋ひろ子他：第 26 回日本栄養改善学会講演集，p327，1979）

度には水や油の量，鍋の表面積，食材料の投入量などが影響する．また，鍋のなかの場所によって加熱状態が不均一となり，部分的に加熱が不十分になることもある．加熱後の放置時間の経過に伴い余熱での加熱が大幅に進むため，いも類などのでんぷんを多く含む食材料では余熱を考慮した加熱条件とする．また，熱で変色しやすい食材料ではすみやかに冷却するなどの対応が必要となる．

❺ 煮くずれ

加熱に要する時間が長くなること，撹拌操作を繰り返すこと，上に乗った食材の重みに圧迫されるなどのことから，大量調理では煮くずれを起こしやすくなる．撹拌は食材料の硬さが残っているうちに行う．

❻ 調味濃度の変動

1食あたりの調味料の使用量は，食塩濃度に換算して決定するが，少量調理に比べて少なくなる．調味のタイミングも影響し，汁物では具材が多くなると時間経過により吸塩が進んで汁の食塩濃度が低くなる．各施設で**料理ごとの調味基準**を設定しておく必要がある．

❼ 喫食までの時間・保管温度

料理の出来上がりから配膳・配食・喫食までの時間が延長されると食味が変化する．保管温度にも影響を受けるため，喫食時に計画どおりの品質が保たれるように出来上がり時間，保管温度を考えた作業工程・調理工程の計画を立てる必要がある．

品質管理を目的とした調理工程の標準化，作業工程の標準化については，Chapter 3 の 1 の **4)～6)** を参照．

5) 生産管理のマネジメントサイクル

生産管理は，生産の4要素（4M）を効率的・効果的に投入・運用して製品（料理・食事）として変換させるためのマネジメントと，製品のコスト，品質，納期（提供時間）を計画に適合させるマネジメントということができる．PDCA サイクルを示すと**図 8-5** のようになる．

6) 生産性向上のための要素と労働生産性

前述の PDCA サイクルにおいて，作業が計画どおり合理的に遂行できているかどうかの評価（C）には，給食の資源（人，物，金）の投入量（input）に対する生産量（output）の比率を算出して数字として示し，結果によっては改善策を検討していく必要がある．単位労働あたりの生産高（食数）または生産額（売上高）の割合を，労働生産性（labor productivity）という．**労働生産性は作業の能率，労働力による生産性の善し悪し**を表し，給食運営における生産管理あるいは経営管理の評価にも用いられる．

特定給食施設における労働生産性は，給食従事者1人あたりの生産高または生産額を用いることが多いが，時間あたりの生産高または売上高，1食あ

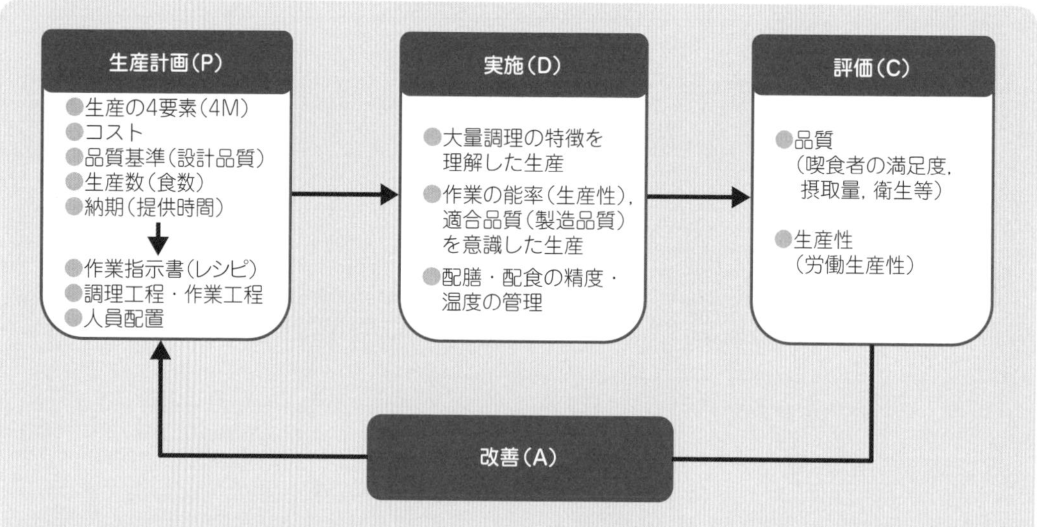

図 8-5 ●生産管理の PDCA サイクル
（幸林友男，曽川美佐子，神田知子，市川陽子編：給食経営管理論．第 4 版．講談社，p33，2019 より引用改変）

たりの労働時間数または従事者数として算出することもできる．労働生産性の算出式の例を**表 8-1** に示す．

労働生産性が低ければ，作業時間が延びて給食従事者の疲労につながるばかりでなく，労務費がかさみ，食事の製造原価が上がるので販売価格の値上げにつながる．価格が一定の場合は利益幅が減少する．一般的な給食における労働生産性は，施設の種類，規模，機器の導入状況，献立形態，供食方式などによって異なるが，おおむね調理従事者 1 人あたり 30〜100 食程度とされている．

作業能率を高め，生産性を向上させるための要素には，個々の従事者のスキルアップとそれをかなえるための体制，むだな作業の排除，作業時間の管理，敵性に合わせた人員配置，コミュニケーションの活発化などが考えられ

COLUMN

喫食量の評価判定

病院や高齢者施設における栄養アセスメント項目の一つとして，患者，入所者の喫食量を適正に評価・判定することはきわめて重要である．その要件として，①給食の献立構成上，主食・主菜・副菜の区分をはっきりさせること，②食事の提供量（すなわち盛り付け量）が栄養管理計画どおりであることは基本であるが，実はおろそかにされていることも多い．1 食のうち，主食・主菜でエネルギー・たんぱく質の約 80％を摂取できる献立とし，盛り付け量にばらつきがないように集中的に管理する．調理従事者のトレーニングも必要である．同時に，主食・主菜の喫食率を高める工夫と，喫食量の評価を効率よく的確に行うことで，PEM（たんぱく質・エネルギー低栄養状態）の予防につなげることができる．「たんぱく質源を散らさない」（なるべく主菜にまとめる）ことは，献立計画の合理化の面だけでなく，栄養管理のしやすさのうえからも大切なのだ．

ただし，これが思春期の男子運動部員になると違ってくる．野菜料理に何とか手を出させるためには，多少の肉類をどの皿にも加える工夫も必要になる．対象が誰であれ，嗜好に合わせた献立内容とし，まず「食べてもらう」ことが重要であることはいうまでもない．

表 8-1 ●各単位あたりの労働生産性*1の算出例

労働生産性	単位	計算式
従事者（1 人）あたりの売上高	円/人	売上高 / 従事者数*2
従事者（1 人）あたりの労働時間数	時間/人	労働時間数 / 従事者数*2
1 時間あたりの売上高	円/時間	売上高 / 労働時間数
1 時間あたりの提供食数	食/時間	提供食数 / 労働時間数
1 食提供あたりの労働時間数	時間/食	労働時間数 / 提供食数
1 食提供あたりの従事者数	人/食	従事者数*2 / 提供食数

*1労働生産性が高いほど，効率よく生産活動が行われたことを示す．
*2従事者数＝フルタイム労働者数＋換算フルタイム労働者数
換算フルタイム労働者数＝（フルタイム労働者の早出・残業時間数＋パートタイム労働者の就業総時間数）/フルタイム労働者の基準労働時間

る．また，8）で述べる作業研究によって，生産性に関与する要因を分析することができる．

作業を効率よく進めるためには，以下のような方法を用いて計画を立てる．

❶ 標準化（standardization）

作業研究に基づき各調理作業の標準作業，標準時間を設定し，マニュアルを作成する．従事者によって料理の出来上がりや作業時間に差ができることを防ぐ．

❷ 単純化（simplification）

作業研究の結果より，不必要な動作や余分な工程を省く，食材料を規格化するなどして作業を整理する．

❸ 専門化（specification）

食種や調理形態により，調理作業場内にいくつかの作業部門を設置し，調理作業員に専門意識をもたせて熟練度を高める．一定期間に部門間で人員を交替させ，分担と連携が機能するシステムづくりを図る．

❹ 機械化（mechanization）

作業研究で必要性が確認された場合，施設の規模，目的，使用頻度に応じた機器を導入する．機械化は作業負荷の軽減，人員の削減，品質管理につながるが，選定に当たっては扱いやすさ，メンテナンスの容易さ，ランニングコストなどにも考慮が必要である．

7）配膳管理

盛り付け・配膳作業は調理作業の最終段階であり，盛り付けの出来・不出来は供食された料理の評価にも大きく影響する．外観の美しさ，温度管理，衛生管理に細心の注意を払うと同時に，日頃から盛り付けのセンスを磨くことも大切である．

また，**配膳量の正確さは給与栄養量の精度に直結**し，品質管理上，重要な意味をもつ．栄養計画どおりの供食内容と供食量の食事を喫食者に提供するためには，盛り付け量の精度を上げるための作業従事者へのトレーニングや配膳管理が必要になる．

❶盛り付け・配膳方式

配膳方式には，中央配膳，分散配膳（病棟配膳），食堂配膳がある．盛り付け・配膳のシステムによって作業量や作業時間が異なるので，施設の状況に合った方式を採用し，適温で衛生的に供食されるよう管理することが重要である．

a）中央配膳

調理施設内の配膳エリアで1人分ずつ盛り付けを行い，配膳車で喫食者のもとに届ける方式で，病院で多く採用されている．食数が増えるほど，盛り付け・配膳開始から終了までに時間を要するため，配膳・配食時間を考慮した作業計画を立て，保温食器，保温トレイ，温冷配膳車などを利用して**適温での供食に配慮**する必要がある．

b）分散配膳

必要な分量の料理を食缶に移し，教室などに移動して盛り付けを行う配膳方式（パントリーサービス方式）で，学校給食や病院における病棟配膳がこれに当たる．調理施設と喫食場所が離れていても温度管理はしやすいが，配膳場所の分散により作業量が増えるとともに，盛り付け量や配食内容の管理が難しい．

c）食堂配膳

利用者は，所定の場所に備え付けられたトレイ，カトラリー類，湯飲みなどを取り，対面カウンター盛り付け[注]や事前盛り付け[注]による料理を受け取ってテーブルに運び，喫食する（セルフサービス方式）．社員食堂や学生食堂で採用されることが多い．

対面カウンター盛り付け
喫食者の対面で料理を盛り付けながら手渡す方式．配膳と配食が同時に行われるため温度管理，衛生管理がしやすい．

事前盛り付け
調理施設内で盛り付けとトレイメイクを行い，配膳車で喫食場所に移動またはカウンターに並べて喫食者が受け取る方式．

❷盛り付け・配膳作業の留意点

盛り付け・配膳を効果的に行うための留意点を示す．

a）食器容量の7～8割に盛り込めるよう，食器と料理の分量に配慮する．
b）料理の分量を献立計画どおりに，均等に盛り付ける．計量済みの見本を傍に置き，時々秤に乗せて計量・確認しながら作業を進める．
c）料理は食材料の彩りを考え，美しく立体的に盛り付ける．
d）手順を標準化し，能率よく迅速に盛り付け，適温での供食を心がける．
e）人や用具の衛生管理を徹底する．

表 8-2 ●供食する時の適温例*

料理名	温度（℃）	料理名	温度（℃）
すき焼き	80～95	天ぷら	60～65
茶碗蒸し	70～75	煮魚・焼き魚	45～55
ご飯	65～70	漬け物・お浸し	20～25
うどん		酢の物・ざるそば	10～15
コロッケ		サラダ	8～12
湯豆腐		ビール	8～10
味噌汁・すまし汁	60～80	プリン	5～10
ポタージュスープ	60～75	ジュース・清涼飲料	5～8
八宝菜	60～70	冷奴	5～7

*あくまで適温例である．衛生管理上，調理された料理の保管および配食・配送時は，温冷配膳車，保冷・保温設備のある運搬車を用いるなど，10℃以下または65℃以上の適切な温度管理を行う必要がある．（「大量調理施設衛生管理マニュアル」より改変）

❸ 盛り付け・配膳時の温度管理

提供される食事が料理ごとに適温の状態であることは，喫食者の食事に対する満足度における必須条件であると同時に，食品衛生管理のうえからも重要である．

一般に，料理のおいしい温度帯は，体温の±25～30℃とされている．すなわち，標準体温を36～37℃とすれば，冷たく供される料理では6～12℃，温かく供される料理では61～67℃である．料理飲食時の適温例を，**表8-2**に示す．

調理された料理の配膳においては，おいしさの面だけでなく衛生管理の側面から作業の迅速化に努め，適温を保つためのウォーマーテーブル[注]，コールドテーブル[注]，冷・温ショーケース，冷・温蔵庫などの設置，保温性の高い食器の利用などの配慮が必要である．また，調理終了から提供までに30分以上を要する場合は，保管および配食・配送に当たって保冷・保温設備，温冷配膳車を用いるなどして，10℃以下または65℃以上の適切な温度管理を行う必要がある（大量調理施設衛生管理マニュアル）．

ウォーマーテーブル
温度管理された湯層にホテルパンやポットを落とし込み，ホテルパンやポットに調理品を入れて盛り付け直前まで保温するテーブル型の機器．

コールドテーブル
調理作業台の台下が冷蔵（冷凍）庫になっている機器．調理作業に直接必要な食材料の手元の一時保管としても使われる．

8）作業分析に基づく改善策の提案と労務管理

特定給食施設における作業管理の基本は，**ムリ，ムダ，ムラの3Mを徹底的に取り除き**，給食を提供するための運営業務全体または中心となる調理作業について，効率，品質，衛生の面から最適化を図ることである．そのために管理者は，まず，作業内容を分類・分析し，作業の方法と作業遂行にかかる所要時間の合理性，経済性について検討を行わなければならない．そして，その結果に基づいた改善計画を立案し，給食従事者に指示を与え，実践させることが必要である．

❶ 作業の分類

特定給食施設における作業の主体は，調理従事者が食材料を料理に変換する調理作業である．このように仕事の目的に対して直接的に関与する作業を**主体作業**と呼び，主体作業は**主作業**と**付随作業**からなる．たとえば，食材料の変化そのものに直接関わる下処理作業の剥皮，切裁，加熱調理作業のオーブンの出し入れ，回転釜での炒め作業，計量，盛り付け作業などは主作業に分類される．また，調理操作の前後に規則的に発生する，食材料や器具の準備・移動などは付随作業である．

一方，給食従事者の業務は主体作業だけではない．本来の作業のための準備，場の整備，段取り，後始末，清掃，運搬などの作業も不規則に発生する．このような作業を**付帯作業**という．

これらに対し，業務時間内であっても直接生産に関与しない状態を**余裕**と呼ぶ．余裕には，作業に付随して起こる作業余裕（機械の点検，材料の補充・移動など），管理上発生する職場余裕（器具の準備など），生理的欲求に基づく人的余裕（トイレ休憩など），作業の疲れを回復するための疲労余裕などがある．各余裕は，その内容や発生原因について妥当性を検討し，可能であれば短縮することにより，後述する労働生産性を高めることができる．

このほか，特定給食施設における作業は，「毎日繰り返す作業」と「毎日変わる作業」に分類することもできる．また，作業研究では，単位作業[注]，要素作業[注]などの概念が用いられる．

単位作業
作業研究の一つである作業測定（タイムスタディー）において，作業を分割して調査する場合の単位．1つの作業目的を遂行する最小の作業区分．

要素作業
作業測定や作業方法の改善のため，作業員の動作を細かく分析するための単位．単位作業を構成する要素．

❷ 作業分析

特定給食施設では，一定の品質の食事を決められた供食開始時間に提供できるよう作業を進めていくが，目標とする時間に調理が間に合わなかったり，盛り付けが雑になって喫食者からクレームを受けたりすると，その原因を人手不足と決めつけ，給食従事者の増員，メニューの簡略化，新たな機器の導入などを望む声が上がることがある．しかし，限られた資源（人・物・金）を最大限に活用して目的である品質のよい食事とサービスの提供を達成するのが管理者の責務である．そのためには作業研究を行い，作業方法の現状把握や作業時間の測定を行って問題点を発見し，その要因を分析して改善策を検討することが求められる．

作業研究は，人の動きに視点を当てた作業を分析し，最適作業方法である標準作業の決定と，標準作業による標準時間を求めるための手法である．作業研究において改善の対象となるのは，人・機械・材料・方法である．作業研究は，質的側面である作業分析（＝作業方法研究）と，量的側面である作業測定（＝時間分析，タイムスタディー）とから構成される．

a）作業分析（work method study）

p111 の 6）で述べた生産性向上を目的に，作業方法が効率的であることを検証する方法である．人が行う作業の工程，順番などの全体のシステム，作業場所のレイアウト，作業内容を対象に分析する．作業に含まれるムダを見つけ出し，作業を困難にしているムリな制約について検討し，均一化できていない作業のムラを整理する．**図 8-6** に作業分析の手順を示す．作業を主体として，一連の作業内容の構成を分析的に研究する．

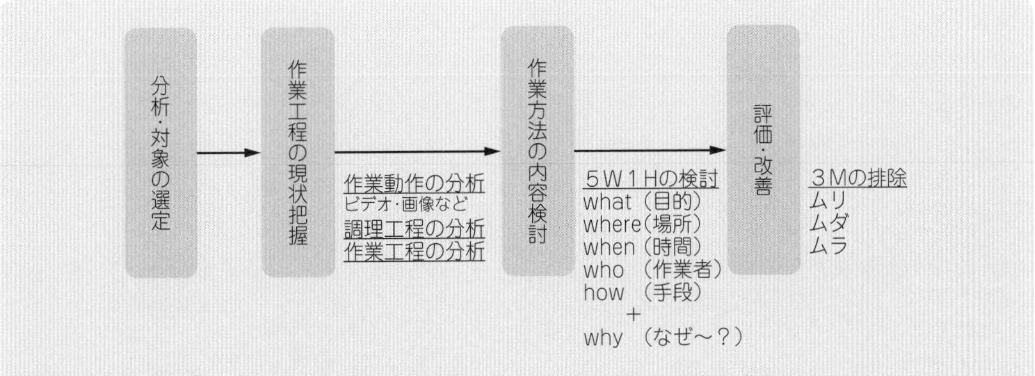

図 8-6 ●作業分析（作業方法研究）の手順

b）作業測定（work measurement）

設定した作業方法を用いて作業を遂行した場合の所要時間を測定または推定し，作業の効率性について分析的に研究する手法である．作業時間の測定により，ムダな時間を排除し，標準時間の設定と，作業システムの最適化を行う．測定方法として，作業内容を直接観測することにより作業量を測定する方法（連続観察法，サンプリング法）と，過去の調査や研究成果を資料として整理されているデータを用いて作業量を測定する方法（標準時間資料法 Predetermined time standards；PTS，実績資料）がある．

❸ 作業管理と労務管理

作業研究，労働生産性の算出などによる作業管理の評価は，作業工程の見直し，適正な作業員数の検討，適材適所の人員配置，従事者の教育計画，適正な人件費の検討などに利用する．これらのうち人員の配置・移動，組織内での教育・訓練などは，労務管理に含まれる．給食従事者の配置は，能力，経験，技術力，資格などを総合的に判断して行うことが望ましいが，労働条件の公平性，作業強度の均等化などを考慮した勤務体制としなければならない．給食業務は協働作業であり，同じ場所での作業時間，拘束時間が長いことから，コミュニケーションのとれる円満な人間関係を作る雰囲気にも配慮が必要である．また，技能の進歩，職務を果たすために必要な知識の習得，仕事に対する責任感と意欲の向上のために，定期的な教育・訓練の機会を設けることも大切である．

Chapter 9

給食経営における マーケティング

学修到達のポイント

- 給食におけるマーケティングの意義，目的とその機能を説明できる．
- 顧客（給食利用者およびクライアント）のニーズやウォンツ，満足度の把握の意義とその方法を説明できる．
- マーケティングリサーチの目的とその方法を概説できる．

本 Chapter「給食経営におけるマーケティング」は，マーケティングに関する基本事項を給食経営管理としてまとめている．顧客の満足度を向上させるよう，提供する製品（食事）やサービスにマーケティングの考え方や方法を適用できるように基礎的な項目を示している．

1. マーケティングの基本

1）マーケティングの定義

マーケティングは，企業が自社製品をどのように売れば，売り上げを伸ばして，高収益を得ることができるかを目的として考え出された概念である．マーケティングの定義については，いろいろな解釈があるが，「顧客のニーズに応えて，利益を上げること」であり，その最終目標は「製品（サービス）が販売活動を行わなくてもひとりでに売れるようにする」ことである．すなわち，マーケティングとは，顧客に「満足」を買ってもらうための活動で，顧客が何を求めているかを調査し，いかに売れる製品を開発し，いかに売るかを考える戦略である．したがってマーケティングは「売れる仕組みづくり」を創造し，具現化するための諸活動であるといえる．

米国マーケティング協会（AMA：American Marketing Association）や日本マーケティング協会（JMA：Japan Marketing Association）は，それぞれマーケティングについて定義している．

❶ マーケティング・コンセプト

企業は市場（マーケット）で自社製品をより多く売るために行う活動を方向づける基本的な考えが必要となる．これを「マーケティング・コンセプ

マーケティングの定義（AMA）
米国マーケティング協会は，1937 年に非営利団体として設立された.「マーケティングとは，生産地点から消費地点にいたる商品およびサービスの流れに携わる諸々の事業活動である」と定義している．その後，3 回（1985，2004，2007 年）改定され，2007 年の修正・改定で「マーケティングとは，顧客，依頼人，パートナー，社会全体にとって価値のある提供物を創造・伝達・配達・交換するための活動であり一連の制度，プロセスである」とされた．このようにマーケティングに対する考え方は，時代のニーズに合わせ大きく転換している．成熟・飽和化した市場，インターネットの普及拡大，環境・廃棄物処理・エネルギー問題など社会環境の急速な変化に対応するためである．

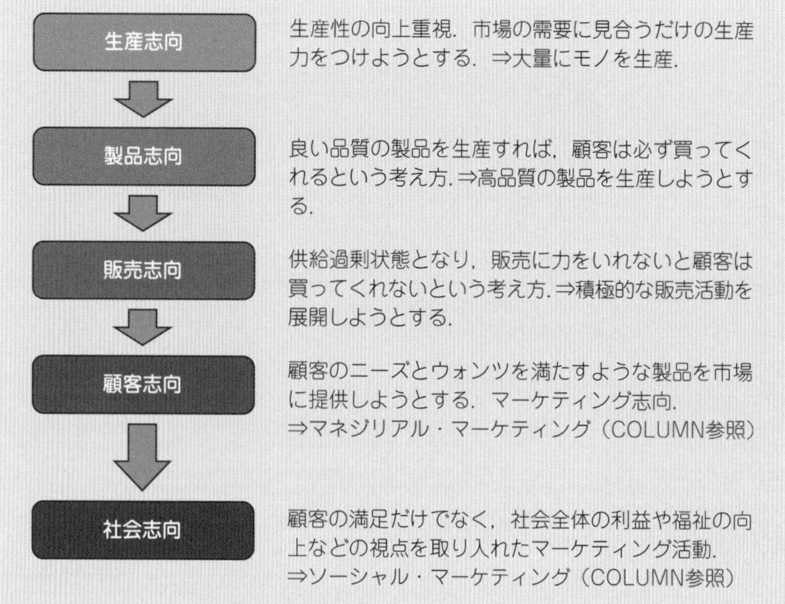

図 9-1 ●マーケティングコンセプト
（弘兼憲史，前田信弘：知識ゼロからのマーケティング入門．幻冬舎，p16，2009 より一部改変）

ト」といい，マーケティングの定義と同様，社会構造の変化とともに進化している（**図 9-1**）．

マーケティング・コンセプトは，一般飲食店や外食・中食などの外食産業をはじめとする利益追求を使命とした企業体において必要とされるが，給食施設では，あくまでも栄養管理を基本とするため，必ずしもこのような手法が当てはまらない場合もある．しかし，従来の提供側主体の給食運営から，顧客（喫食者）ニーズに合った満足度の高い給食経営を行ううえで必要な考え方である．

2）マーケティングの目的

マーケティングの目的は「企業・団体が，顧客・利用者・生活者の満足お

COLUMN

マネジリアル・マーケティング（managerial marketing）と ソーシャル・マーケティング（social marketing）

マネジリアルマーケティングが，営利を目的とした企業の利益追求型のマーケティングであるのに対し，ソーシャルマーケティングは，個人もしくは社会的な利得をめざすマーケティングで，社会との関わり・融合を重視する考え方．したがって企業が行う事業そのものが，よりよい社会の実現に向けての取り組みとなる．1962 年に出版された著書「沈黙の春（レイチェル・カーソン）」および「4 大消費者の権利（ジョン・F・ケネディ）」を契機に，1971 年，フィリップ・コトラーにより提唱された．管理栄養士・栄養士の業務は，ソーシャルマーケティングと同じように，社会的貢献度の高い職業である．広く社会に眼を向け，栄養の専門職としての誇りと情熱をもって仕事に携わることを期待したい．

よび購買・利用の維持・拡大を図ることにより，売り上げと利益を高める」ことである．経済成長とともに生活が豊かになり，私たちの周りにはモノが溢れている．近頃は，景気の低迷と相まって「モノが売れない時代」といわれるが，本当にモノは売れないのだろうか．購買力は停滞し縮小傾向にあるなかで，品切れになるほどのヒット商品もある．

顧客の支持を受ける商品を提供している企業は，さまざまな方法でマーケティング活動を行い，その価値を伝えている．時代とともに生活習慣・価値観が多様化し，常に顧客ニーズが変化していること，さらに新しい技術やアイデアの開発が進み，競合他社との競争が激化していることなどから企業は顧客ニーズや社会の動向に対して迅速に戦略を立て，進化していかなければ，減収減益となり衰退の途を辿らざるを得ないのである．

販売活動が生産者（提供者）中心から消費者重視へとシフトしている今日，マーケティングは，企業の存亡に関わる不可欠な活動として，企業価値の創造を強く意識した手法が用いられている．

マーケティングは，一般企業だけでなく給食経営においても必要とされる活動であり，「栄養管理」と同様「経営管理」に携わる管理栄養士・栄養士にとって重要である．

マーケティングの定義（JMA）
現在の公益社団法人日本マーケティング協会は，戦後の復興からようやく成長期に入ろうとした1957年（昭和32年）に創設された．1990年に作成された日本マーケティング協会の定義は「マーケティングとは，企業および他の組織がグローバルな視野に立ち，顧客との相互理解を得ながら，公正な競争を通じて行う市場創造のための総合的活動である」としている．ここでいう「他の組織」とは，「教育・医療・行政などの機関，団体」などをさし，一般にマーケティングは，営利を追求する企業のための活動と捉えられがちであるが，組織全般が行う活動を享受者（顧客，住民など）に対し最適化するという考え方に基づいている．

3）ニーズとウォンツ

「ニーズ」とは必要性であり，「ウォンツ」は欲求のことである．P・コトラーは「ニーズ」は，「何らかの不足を感じている状態」であり，本来人間の本質として備わっているもので，「ウォンツ」は「ニーズが形取ったもの」として，その人の文化的背景や特性によって大きく異なるものであると述べている．さらに，視点を変えてみると「ニーズ」は「顕在化された欲求」であり「ウォンツ」は「潜在的な欲求」として捉えることができるとしている．

たとえば，インターネットのように普及する前は，大多数の人が必要と感じていなかったが，一度使ってみるとその便利さに感動し，もっと高度なサービスを求めるようになる．すなわち，新しいニーズ＝「顕在化された欲求」が生まれたことになる．このように**顧客の価値を創造し，満足を提供するためのマーケティング活動において，「ニーズ」と「ウォンツ」が何であるかを見出すことは極めて重要**である．

給食施設は，特定の人が毎日継続して利用するため，マンネリ化しやすく飽きやすい．このような状況が続くと，喫食率の低下，売り上げの低迷につながる．これを回避するには，顧客（利用者）が，どのような料理・サービスを求めているかを，把握し，給食経営に反映させていく必要がある．

フィリップ・コトラー
フィリップ・コトラー（Philip Kotler 1931年生まれ）は，米国のマーケティング学者で「近代マーケティングの父」として知られている．マーケティングの対象が，物やサービスを提供する営利企業にとどまらず，従来，対象としなかった大学や病院，役所，NPOなどの非営利組織も対象であることを提唱している．「現代経営学の父」と呼ばれるピーター・ドラッカーと並んで経済学には欠かせない人物である．

4）マーケティングの基本プロセス（R⇒STP⇒MM⇒I⇒C）

マーケティングは，調査（R）⇒セグメンテーション・ターゲティング・ポジショニング（STP）⇒マーケティング・ミックス（MM）⇒実施（I）⇒管理・評価（C）という基本ステップに基づいて行われる．給食施設にお

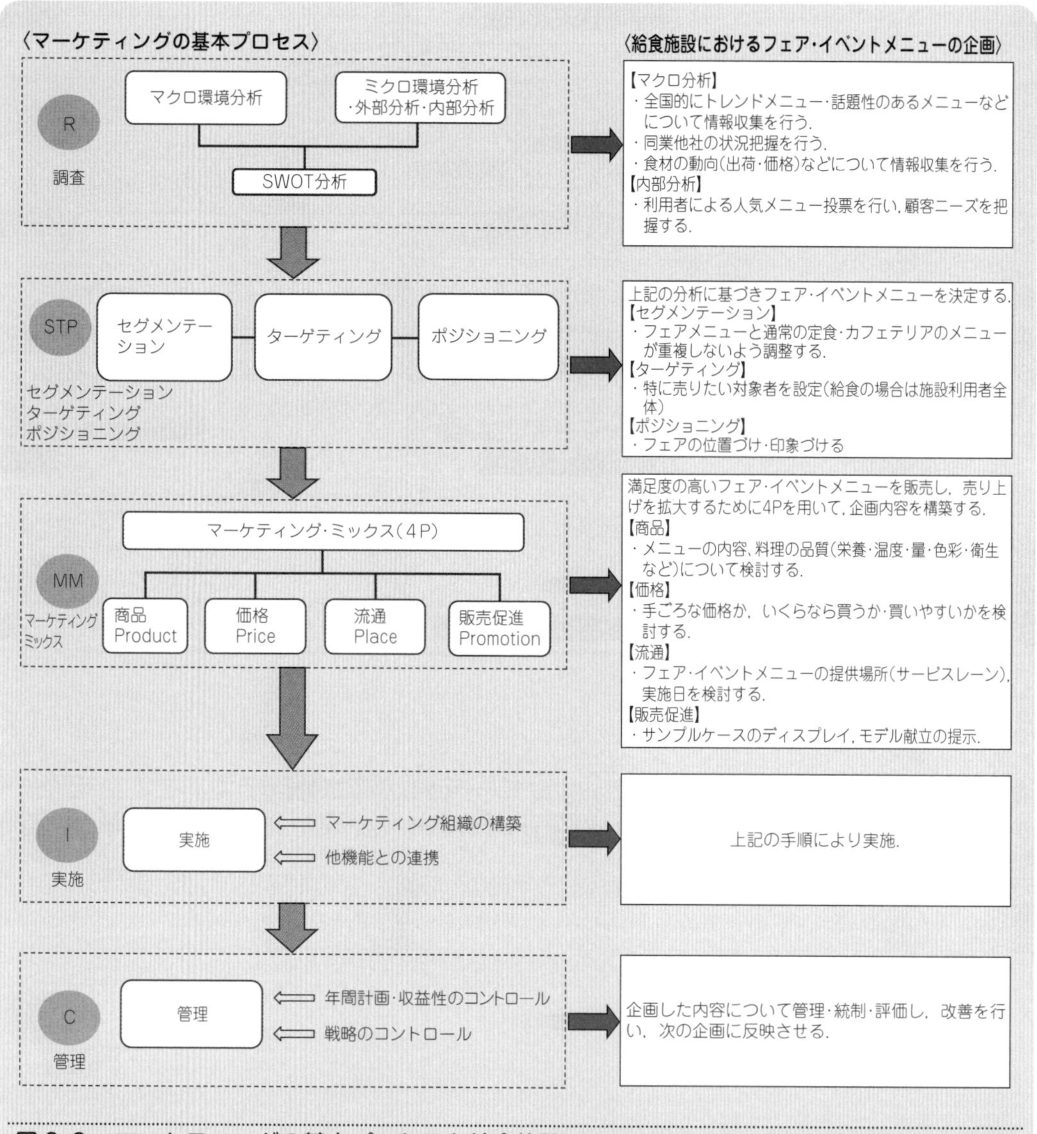

図 9-2 ● マーケティングの基本プロセスと給食施設におけるフェア・イベントメニューの企画
(中野 明:今日から即使えるコトラーのマーケティング戦略 54.朝日新聞出版,p31,2011 より一部改変)

COLUMN

マーケティングの歴史(発祥と発展)

マーケティングの発祥はアメリカである.企業が「マーケティング」の必要性を迫られるようになったのは,19 世紀末,アメリカの資本主義経済のもとで大企業が誕生し,大量生産された製品の販売先を求めるようになってからのことである.大企業は自社の製品を販売するために,消費者の需要を刺激し,購買を促すことが必要になったためである.

日本でマーケティングの概念が企業に取り入れられるようになったのは,高度経済成長期の 1950 年代で家庭にテレビ,冷蔵庫,洗濯機などが普及した時代だった.その後,欧米に市場を求める動きがではじめると,アメリカで生まれたマーケティングの手法を学ぶ必要性ができた.1957 年 10 月には日本マーケティング協会が設立されている.1960 年代に入るとさらに高度成長が進み,公害などの社会問題が発生し,企業間の競争が激化するようになると,これまで以上にシビアなマーケティングが求められるようになった.1973 年のオイルショック[注],1990 年初頭のバブル経済[注]崩壊後,長引く不況,供給過剰・需要不振などの理由によりマーケティングの重要性が,一層認識されるようになった.

ける応用例としてフェア・イベントメニューの企画例を示した（**図 9-2**）.

❶ 調査（Research）

マーケティングにおける第1のステップは，環境分析から始まる．環境分析はマクロ環境分析およびミクロ環境分析について行う．ほかにSWOT分析[注]という手法もある．

a）マクロ環境分析

マクロ環境分析は，社会全体に関連する要因について分析を行う．人口動態的要因，経済的要因，社会文化的要因，自然環境的要因，技術的要因，政治的・法的要因などがある．

b）ミクロ環境分析

自社を取り巻く身近な要因について分析する．ミクロ環境分析には外部環境・内部環境の2種類がある．外部環境に用いられるのがファイブ・フォース（＝5つの競争要因：①新規参入業者，②競争業者（ライバル企業），③代替品，④買い手，⑤供給業者）である．内部環境については，バリュー・チェーン（＝価値連鎖：①購買物流，②製造，③出荷物流，④販売・マーケティング，⑤サービス，⑥全般管理，⑦人事・労務管理，⑧技術開発，⑨調達活動の9要素）を用いる．ちなみにミクロ環境分析のほうがマクロ環境分析よりも重要であると考えられている．

❷ セグメンテーション・ターゲティング・ポジショニング（Segmentation・Targeting・Positioning）

① セグメンテーション（Segmentation）：上記の分析結果をもとに戦略を立てていく．その第一歩となるのが市場の細分化である．かつて企業は大衆への売り込み（マスマーケティング）を前提とする戦略を打ち出していたが，当たれば低コスト・高利益が期待できるものの近年顧客の多様化に伴って万民に嗜好を合わせることができなくなった．そこで自社の製品に適した対象を絞り込むために市場を細分化する．

② ターゲティング（Targeting）：次に各々のセグメントに合った標的市場（ターゲットとする消費者層）を定め，戦略と戦術を立てる．

③ ポジショニング（Positioning）：さらに標的市場に対し，会社や自社製品をポジティブに位置（印象）づける．例；ユニクロのポジショニングは，「デザイン性と機能性の良い定番の服を手頃な価格で提供する」である．

❸ マーケティング・ミックス（Marketing Mix）

a）マーケティングの4P

上記の❶，❷が設定できたら，標的市場から満足度の高い反応を得るためにマーケティング・ミックスと呼ばれる4P（Product＝製品，Price＝価格，Place＝流通，Promotion＝プロモーション[注]）の要素を用いてマーケティングの手法を構築する（**表 9-1**）．これが活動の基礎となる．4Pは単独ではなく組み合わせによって行われる．しかし，近年の市場を取り巻く環境は，4P

オイルショック
原油の供給不足と価格高騰によって引き起こる経済混乱のこと．当時トイレットペーパーの買い占めなどが起こった．

バブル経済
時価資産（不動産・株式など）の資産価格が投機によって経済成長以上のペースで高騰し続け，投機によって支えられた経済状態をいう．

SWOT 分析
SWOT分析とは強み（Strengths），弱み（Weaknesses），機会（Opportunity），脅威（Threats）の視点から，自社の事業チャンスと潜在的リスクを明らかにし，これらに対応するための事業戦略を立案する手法である．「強み」，「弱み」が企業の内部環境に焦点を当てているのに対し，「機会」，「脅威」は外部環境に着目している．弱みをどう克服するかよりも，むしろ強みをどう活かせるかでチャンスを見い出すことのほうが重要であるとされる．すなわち「攻めの戦略」である．

プロモーション（セールスプロモーション）
販売促進のための活動．媒体としては電車の中刷りやポスター，チラシ，ダイレクトメール，試供品配布，展示，映像など多様．

表 9-1 ●マーケティングの 4P

4P	事 例	給食施設における事例
Product （商品戦略）	マーケティングの対象となる製品やサービスのこと．製品には，品質，機能，ブランド，パッケージ，保証，アフターサービスなどが含まれる．	●新メニューの開発 ●イベント食，季節メニュー，選択食の導入
Price （価格戦略）	消費者が製品やサービスに支払う代価．従来，価格設定は原価に利益を上乗せするのが基本だったが，近年では顧客にとっての価値から価格を設定するのが一般的といわれる．	●価格設定の検討．イベント食の場合は高価格設定（通常の給食は除く）
Promotion （プロモーション戦略）	広告，パブリシティ[注]，販売促進，人的販売などの総称．プロモーションは製品の価値を消費者に伝える役割を担う．すなわち，顧客に買う気を起こさせて購買につなげるための活動である．	●サンプルメニュー（ディスプレイ），モデル献立などの充実・卓上メモ・ポスター等の栄養情報提供
Place （流通戦略）	製品が生産されて消費者の手元に届くまでの経路．物流や卸，小売店までのすべての流れをさす．流通チャネル[注]ともいう．	●食環境整備（食堂・イス・テーブル・食器・植物・BGM など）

パブリシティ
新聞やテレビなどマスコミに対して自社の情報を提供する活動．報道によって信頼性が高くなりイメージの向上につながる．広告とは異なる．

流通チャネル
Place は本来，販売を行う場所という意味であるが，製品の流通や販売経路を含めているため流通は，流通チャネルとも呼ばれる．

が考案された時代とは異なることから，マーケティング・ミックスは，必ずしも従来の 4P だけでは対応できないとの考えもある．

マーケティング・ミックスの考え方は，1960 年代に米国の学者であるジェローム・マッカーシーが出版した「マーケティング」という著書のなかで紹介したのが始まりであるが，その後，4P という概念を明確化して定着させたのが F・コトラーである．

b）マーケティングの 4C

上述の 4P は提供側（生産者）の視点であるのに対し，4C（Customer Solution＝顧客ソリューション，Customer Cost＝顧客コスト，Convenience＝利便性，Communication＝コミュニケーション）は，**顧客志向型のマーケティング**として近年，4C の概念が取り入れられるようになっている．すなわち，顧客にとって商品とは，ニーズを満足させるためのソリューション（問題解決策）であり，価格は顧客にとってはコストであるという考え方である．また，いかに商品を容易に，簡便に入手できるかという流通の問題は，すなわち，顧客にとってのコンビニエンス（利便性）であり，コミュニケーションは商品に関する情報伝達が重要であるという発想である．近年，顧客目線に立った 4C の考え方が広く導入されている．

❹ 実施（Implementation）

構築したマーケティング・ミックスを用いて実行する．

❺ 管理（Control・Check）

実行した内容を管理・統制・評価し，改善を行い，次の計画にフィードバックする．

5）マーケティング戦略

マーケティングの基本プロセスに則って計画を立てた後は，その目的を達成するために具体的な戦略が必要となる．代表的な戦略として以下のものがあげられる．

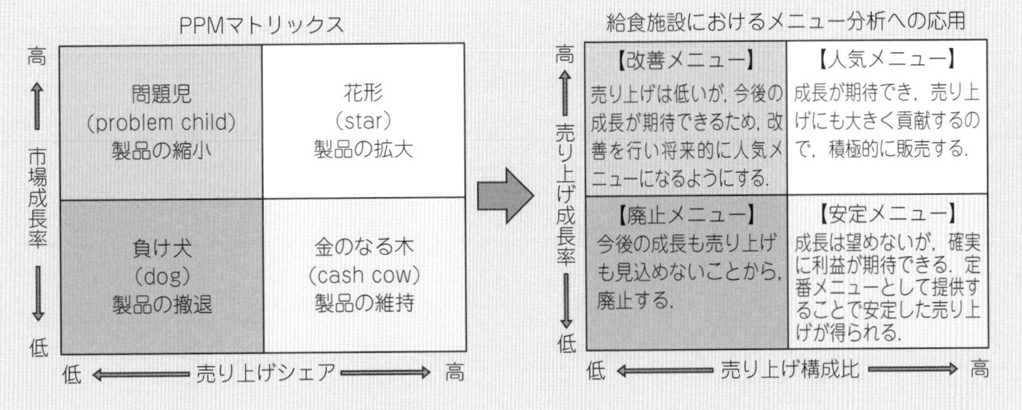

図 9-3 ●プロダクト・ポートフォリオ・マネジメント

❶ プロダクト・ポートフォリオ・マネジメント（PPM）

プロダクト・ポートフォリオ・マネジメントは，自社製品の特徴を把握し，その製品が市場でどのように位置づけられているかを分析する手法であり，経営資源をどの製品に配分すればもっとも効果的に販売できるかを判断することができる．ここで述べる「製品」は，給食施設における「給食（料理または食事）」となる．

縦軸に「市場成長率」，横軸に「売上シェア」を取り，それぞれの製品を市場の状況に応じて 4 つの分類に当てはめる（**図 9-3**）．「花形」は市場成長率，売上シェアがともに高く，主力となる製品であるが，高成長市場なのでライバルも多く，競争に勝つためにはさらなる経営資源の投入が必要となる．反対に「負け犬」は市場成長率も売上シェアも低く売り上げの拡大が見込めないため，撤退を考えるべき製品である．「問題児」は，市場成長率は高いが売り上げシェアが低い製品である．しかし，市場における成長性が高いため，工夫次第では売り上げが伸び，シェアも拡大する可能性がある製品である．

一方，市場成長率は低いが売り上げシェアが高い製品が「金のなる木」と呼ばれ，将来的な成長は期待できないが利益が得られるので，「問題児」の製品を支援するための資金源となる．

PPM は，給食施設においてメニュー分析や顧客満足度分析などに用いられる（図 9-3）．メニュー分析は，売上成長率を縦軸に，売り上げ構成比を横軸にとり，人気メニューや改善を必要とするメニュー，あるいは廃止を余儀なくされるメニューなどに分類し，商品戦略を打ち立てるための分析手法として活用される．

❷ 価格戦略

消費者の購買動機のなかで重要なポイントを占めるのが価格である．価格戦略は，買い手の立場で価格を設定するという考え方で，価格を引き下げる

表 9-2 ●AIDMA の法則

段階	内容	カフェテリアにおける事例
認知段階	A：Attention（注意）	献立表，ポスター，POP，サイン，リーフレット，社内 Web，呼びかけなど．
感情段階	I：Interest（興味）	
	D：Desire（欲求）	サンプルケース，メニューディスプレイ，モデル献立，喫食者の利用状況など．
	M：Memory（記憶）	
行動段階	A：Action（行動）	購入・喫食

ことによって，売り上げを伸ばす戦略である．短期的には速効性があり効果的であるが，長続きしない．より安い製品が出るとその効力を失う．

❸ エリア・マーケティング戦略

全国的に画一した戦略を立てるのではなく，それぞれの地域特性に合った個別対応型のマーケティング戦略である．たとえば食文化，経済性，人口の構成，気候風土などの違いによっても消費者ニーズが異なるためである．

❹ ブランド戦略

ブランドは，他社製品から自社製品を識別するために用いられる名称で，言葉，シンボルマーク，デザインなどをいう．ブランドには①識別機能（他社との差別化），②保証機能（製品やサービスに対する保証），③想起機能（ブランドイメージ）の 3 つの機能がある．ブランドは長い歴史と信頼のもとに構築されるものであり，経営資源の一つとなる．

a）製品のライフサイクル

発売時には売れた製品が，同じような商品が出回ると販売力が低下し，やがては売れなくなるまでの期間がある．これを製品のライフサイクルという．一般に，導入期⇒成長期⇒成熟期⇒衰退期の 4 期に分けられる．したがって，それぞれの製品のライフサイクルに合わせたプロモーション戦略が必要となる．

給食施設のメニューにもライフサイクルがあり，販売した当初は人気メニューだったものが，マンネリ化して売れないようになる場合がある．献立作成は常に顧客ニーズを把握し，見直しを図ることが重要である．

b）AIDMA と AISAS の法則

AIDMA（アイドマ）の法則とは，サミュエル・ローランド・ホール（米国）が提唱した Attention（注意）⇒Interest（関心）⇒Desire（欲求）⇒Memory（記憶）⇒Action（行動）の頭文字を取ったもので，AIDMA モデルともいわれる．消費者が購買に至るまでの心理的プロセスを示したものである．AIDMA の法則は，消費者が商品を知る「認知段階」，商品が好きか嫌いか，使ってみたいかそうでないかを判断する「感情段階」，実際に買う，使う「行動段階」の3つの段階に分けている（**表 9-2**）．消費者の購買プロセスの段階に合ったマーケティング戦略を考えることが重要であるという考え方に基づいている．

AISAS（アイサス）の法則とは，AIDMA の法則を進化させたもので，インターネットの普及拡大を背景に考案された．Attention（注意）⇒Interest（関心）⇒Search（検索）⇒Action（行動）⇒Share（共有）のプロセスに基づき，消費者が関心をもった商品やサービスについて，インターネットで検索し，さまざまな情報を入手して購入した後は，商品に関する評価・意見などをブログや掲示板に書き込んで情報を共有するというものである．

2. 給食とマーケティング

1）給食におけるマーケティングの意義・目的

わが国の給食は，労働者に対する福利厚生，貧困児童への慈善事業的援助の一環として提供され，営利を目的としていない歴史がある．そのため，従前の給食は安価であるが「冷たい」，「美味しくない」，「メニューのマンネリ化」，「従業員の対応が悪い」といった否定的なイメージが強く，提供側の業務を優先した運営形態であった．しかし，今日では，利用者の費用の負担割合が高くなるとともに以下の①～③などの理由から給食に対する社会的ニーズが高度化し，給食運営においてもマーケティングの手法を用いた経営戦略が求められている．経営環境が厳しい昨今，満足度の高い給食を提供するためには，マーケティングの視点をもつことが重要である．

① 給食利用者のニーズが量から質になり，給食経営全体の高度化・効率化が求められている．

② コンビニ，中食，外食など，給食の新たな競合の出現および給食受託会社間の競争が激化している．

③ 生活習慣病の増加により，給食を通した栄養管理や栄養教育の重要性が高まり，給食の質の向上が求められている．

2）顧客と満足度

顧客（利用者）の満足度を高めて売上の拡大を図り，収益の向上をめざすためにマーケティングを活用した戦略を構築する．給食における具体的なマーケティング戦略として以下のようなものがある．

❶ 顧客満足度調査（CS 調査）

顧客満足（Customer Satisfaction）とは，顧客第一主義に基づくもので，**顧客の，商品・サービスに対する満足度を測る指標**となっている．給食で用いられる CS 調査は，利用者の潜在的な苦情を解決するために，「食事の品質（味・温度・量・彩り）」，「サービス」，「食事環境」などについてアンケート調査を行い，給食に対する要望や意見，クレームなどを分析し評価する（**表 9-3**）．結果に基づき，具体的な改善策を打ち出し，利用者（喫食者）およびクライアント（契約先）にフィードバックする．また，CS を高めるためには，**給食運営に従事する従業員の満足**（**ES**：Employee Satisfaction）の向上が重要である．

表 9-3 ●顧客満足度調査（例）

区　分	設問内容
食事の品質	●味付け ●温度 ●盛り付け量 ●メニューの種類 ●料理の価値観
サービス	●従業員の挨拶・マナー ●身だしなみ・白衣の清潔さ ●対応の速さ・手際 ●提供までの待ち時間
食事環境	●箸・食器などの清潔 ●テーブル・イスの清潔 ●混雑 ●下膳コーナーの使いやすさ
総合評価	

❷ メニュー・マーチャンダイジング（Menu Merchandising）

米国マーケティング協会では，マーチャンダイジングを「インストア・ディスプレイを展開するメーカーの販促活動および小売業における商品（アイテム）と商品ラインの明確化」と定義づけている．**「商品政策」**，**「商品化計画」**などと訳され，商品の品揃えに関する計画と管理をいう．給食においては，より満足度の高い食事を提供するためのメニュー戦略として活用される．マーチャンダイジングを行う際の基本は，「適品（適正な商品）」「適所（適正な場所）」「適時（適正な時期）」「適量（適正な量）」「適価（適正な価格）」の**「5つの適正」**である．これらの要素を考慮しながら計画を立てる．

❸ ABC 分析

食材料の在庫管理やメニューの販売管理に用いられる．売上または購入金額の高い順に ABC の 3 つのグループに分類し，A グループの商品を重点的に管理する分析手法である．

A グループ（主力商品）：食材料費累計比率の 70～80％
B グループ（準主力商品）：食材料費累計比率の 80～90％
C グループ（非主力商品）：食材料費累計比率の 90～100％

3）献立と品質

給食運営においてもっとも重要な管理対象となるのが献立（メニュー）であり，献立の品質の良否が経営を左右するといっても過言ではない．給食の品質は顧客満足を得るための総合品質であり，栄養アセスメントから始まり，栄養・食事計画，献立作成，生産管理，提供管理に至るまでの一連の過程を通じて確保される．

具体的には栄養・食事計画で設定した給与栄養目標量，おいしさ（味・温度・香り，食感など），外観（色彩・量・盛り付け方），安全性，価格などが含まれる．

表 9-4 ●マーケティングリサーチの方法

調査法	内　容
訪問調査	訪問して直接聞くので確実. 時間とコストがかかる.
郵送調査	質問紙を郵送して回収. 回収率はよくない.
電話調査	電話による聞き取り. 複雑な内容は聞けない.
会場調査	会場を設けて来場者を対象に調査する.
グループ・インタビュー	グループ単位で行う調査.
インターネット・リサーチ	インターネットのウェブページを活用して調査.

利用者にとっては，料理の温度，見た目の美しさ，価格などは商品価値を決定づける要因となることから，顧客の視点に立った献立計画（商品計画）を立案することが重要である．そのためには，マーケティングの手法を用いて現状のメニュー分析，改良・再編成を行い，喫食者のニーズに合った品質の献立を提供できるよう計画する．

4）給食とサービス

前述のように給食においては，料理の品質管理がきわめて重要であるが，併せて計画した品質の料理を最終的に喫食者（利用者）に提供するためには，配膳・配食までの提供管理が適切に行われなければならない．すなわち顧客サービスの最終プロセスの適否が給食の品質を決定づけることになる．顧客がどのようなサービスを求めているかを把握するために，定期的なアンケート調査などマーケティング手法を取り入れることが大切である．

5）マーケティングリサーチと分析

マーケティングリサーチとは，ある製品を開発あるいは販売するために，事前に調査を行い，その製品の市場性，販売方法，流通チャネル，競合商品などを把握することである．分析の結果から顧客ニーズやウォンツを導く．マーケティングリサーチの方法には，一般に次のようなものがある（**表 9-4**）．マーケティングリサーチと間違えやすいのがマーケットリサーチで，これはすでに販売されている製品（商品）に対して行う市場調査である．通常，マーケットリサーチの調査結果は数値で評価される．

一般に給食施設で用いられるマーケティングリサーチには，提案箱・ご意見箱よるアンケート調査，利用者アンケートなどがある．マーケットリサーチとしてはモニター調査，嗜好調査などがあるが，呼称もさまざまであり，明確な区分はない．

Chapter

10 持続可能な給食経営の組織管理・マネジメント

学修到達のポイント

- 人の能力開発，能力評価，組織管理の基本を概説できる．
- 給食運営に関わる費用構成と費用の算定方法を説明できる．
- 持続可能な給食経営と，給食運営の委託と受託側の役割を説明できる．
- 給食経営におけるマネジメント方法を概説できる．

本Chapter「持続可能な給食経営の組織管理・マネジメント」は，労働力である「人」を対象とする管理体系をまとめた組織管理・人事管理と，給食の原価，給食における収入や食事に関わる費用の算定などについてまとめた会計・原価管理，また，給食の運営業務および調理業務の委託に関する基本的な事項についてまとめた給食運営の外部委託について示している．持続可能な給食経営のためには，組織や資源のマネジメントが必要となる．

1. 給食経営の組織管理・人事管理

1）給食経営における組織の基本

組織とは，共通の目的を達成するために，複数の人が集まって職務を分担し，相互の関係を有機的に編成したものである．

人事管理とは，企業の経営戦略に基づいて人的資源である労働者を最大限に活用し発揮させるために，人の採用，配置，異動，昇進，退職などの人事や組織内での教育・訓練，人間関係管理の諸制度，労働条件や労使関係，福利厚生[注]を整え，管理することである．さらには，作業や職務の割り当てや作業条件などの労務管理も行う．人事管理に必要なことは，人材の確保，効率的な人員配置（適材適所），労働に対する適正報酬，それらの合理的な活用である．給食施設の設置者は目標を達成するために，直接的な給食経営の資源である管理栄養士・栄養士，調理従事者が専門性を発揮して業務を行えるように組織することが重要となる．

福利厚生
組織が，従業員の確保・定着，勤労意欲・労働能率の向上，労使関係の安定などのために実施する施策．厚生年金や健康保険など法律によって会社が負担することになっている法定内福利と，住宅，医療，慶弔，食事（給食），保育所，文化，スポーツなど会社が独自に社員のために設けている法定外福利がある．

給食施設の組織は，利用者，行政指導官庁，根拠法令などによって異なっており，給食施設の種類や規模，給食業務内容，管理者や作業者の人数などを考慮して決める．給食施設では外部委託の進んでいる施設も多く，組織形態や人事管理は複雑である．しかしながら，その給食施設においても，利用者の栄養管理と経営管理の両面から，他の部門との協働と円滑なコミュニケーションによる情報の共有化ができる組織であることが重要である．給食施設の組織において管理栄養士・栄養士は，専門の立場から施設長を補助し，専門職としての役割を果たさなければならない．

組織階層のスリム化
組織階層は責任と権限の内容に応じて形成される組織形態．経営者層，管理者層，監督者層，実行者層の階層構造でピラミッド型になっている．命令はトップダウンで行われ，階層が多いほど下位に伝わるまで時間がかかる．そのため管理者層と監督者層を一体化して組織をスリム化し経営的な判断の迅速化を図っている企業もある．

❶ 組織運営の原則

組織を円滑に運営するためには，組織の階層ごとに職務・責任・権限を明確にするとともに，次のような原則が必要となる．

1）**命令一元化の原則**：業務の指示・命令は1人の上司から受ける．
2）**管理範囲の原則**：1人の管理者が直接管理できる部下の人数には限界がある．
3）**専門化の原則**：業務を専門化に区分することで業務の質や専門性を高め効率化を図る．
4）**権限委譲（例外）の原則**：日常反復的な業務は部下に任せ，上司は例外的業務をする．
5）**責任と権限の原則**：管理者の業務遂行に果たす責任とそれに見合う権限[注]を明確にする．

権限
与えられた業務に対して，それを達成する力．

❷ 組織の形態

給食部門の組織は，主に管理栄養士・栄養士，調理従事者（調理師，調理員，調理補助員），事務員などで構成され，給食組織の属している部門の名称もさまざまであり複雑になっている．一般的な給食部門の組織は，ライン組織，ファンクショナル組織，ラインアンドスタッフ組織が多い．規模が大きく経営内容が多様化している施設や給食会社は，マトリックス組織や事業部制組織の場合もあり，組織づくりと人事管理は複雑化している．さらに日常業務を行う組織とは別にプロジェクトチーム（タスクフォース）がある（**表10-1，図10-1，図10-2**）．

プロジェクトチームとタスクフォース
特定の課題に取り組むための一時的に設置される組織．メンバーは組織内の各部署から適切な人材を選抜する．課題を完了したらその時点で解散となる．両者ともほぼ同義に用いられるが，プロジェクトチームは比較的長期間の大きな課題を，タスクフォースは緊急性の高い課題を扱う場合が多い．

組織運営では，施設の目的や役割，業務の方針や目標設定に適した人員を明確にし，人員計画では，職務分析[注]に基づいて必要人員を算定し，職務遂行能力や適性をもつ人を採用し，配置する．人員の過不足は組織運営や経営に深刻な影響を与えることから慎重に検討する．

職務分析
個々の職務の種類，性質，複雑さ，難しさなどに着目し，その職務遂行に必要な能力を明らかにするもの．

管理栄養士が，給食経営の管理者として組織管理や人事管理に関わる場合には，憲法第27条第2項[注]に定められている労働者の権利を守るために，労働基準法，労働安全衛生法，労働者災害補償保険法，男女雇用機会均等法，労働者派遣法，雇用保険法，育児・介護休業法など法令に違反しない管理が重要である．

憲法第27条第2項
賃金，就業時間，休息その他の勤労条件に関する基準は，法律でこれを定める．

2）給食資源としての人材活用（雇用形態）

給食資源としての人は，管理栄養士・栄養士，調理師，調理員，事務員などである．給食経営における組織では，他職種スタッフとの連携や協働を得

表 10-1 ●主な組織の形態

組織の形態	概要	利点	欠点
ライン組織（直系組織）	●命令系統が上司から部下に直線的につながる単純な組織. ●ラインは業務に直接的に担当する部門や人. ●小規模の組織や単純な業務形態に適する.	●命令系統が明確である. ●指揮・命令に混乱が生じない. ●権限と責任を明確にできる. ●規律や秩序が守られる.	●1人の上位者に権限と権力が集中しやすい. ●専門性を活用しにくい. ●多層化になると情報伝達が遅れる. ●他部門との連携がとりにくい.
ファンクショナル組織（職能別組織）	●共通または類似の業務にまとめて，職能別や業務別に区分した組織. ●1人の従業員が複数の管理監督者から職能の範囲に応じ指示命令を受ける. ●中規模以上の組織に適する.	●職能が専門化され統制しやすい. ●管理者のもつ専門的能力を有効活用できる. ●管理範囲の拡大が可能である. ●専門家を育成しやすい.	●部門の運営が重視されやすい. ●意思決定が遅くなる傾向にある. ●責任の所在が不明確になりやすい.
ラインアンドスタッフ組織（直系参謀組織）	●ライン組織に専門的知識・経験からラインを支援するスタッフを加えた組織. ●スタッフはラインへの助言・助力はできるが直接的な利益産出や決定権・命令権はない. ●中規模以上の組織に適する.	●スタッフの補佐によってラインの事務的な業務が軽減される. ●情報伝達や意思決定が速い. ●ラインはスタッフからの専門的なサービスによって仕事の効率が向上する.	●ラインとスタッフの権限関係があいまいになりやすい. ●スタッフが本来の助言・助力機能を越えて，ラインを統制管理することがある.
マトリックス組織	●職能別，事業別，製品別，顧客別，地域別などの異なる2つの軸を組み合わせた井桁状の権限の組織. ●複数の上司から指示・命令を受ける. ●事業部内に複数の職能をもつ大規模な組織でみられる.	●市場環境の変化に迅速かつ柔軟に対応できる. ●従業員の使命が明確になり，人材面の資源を有効に活用できる. ●利用者のニーズを製品開発やマーケティングに反映できる.	●権限と責任の所在があいまいになりやすい. ●命令系統間の権力争いが生じやすい. ●調整時間がかかり意思決定が遅れる. ●情報伝達や意思決定が誤って行われる危険性がある.
事業部制組織	●製品別・地域別などに分類された事業部門が個別に利益責任をもつ経営単位として運営・管理する組織. ●事業内容が多様化している大規模な組織でみられる.	●事業単位のコミュニケーションが円滑になり自主性が生まれる. ●意思決定が階層別に分担され権限と責任の範囲が明確になる. ●各事業部の利益責任を明確にできる.	●組織全体よりも事業部の都合を優先しやすい. ●事業部間の連携が進まず経営効率が悪くなる. ●各事業部が類似の職能をもち全体の管理コストが増大する.

た食事提供を行う場合，多職種も給食経営の資源となる．

雇用形態には，正社員と非正社員（契約社員，パートタイマー），派遣社員，委託業者の社員などがある（**表 10-2**）．給食業務は，作業の性質上，1日の作業時間が長いことや，盛り付けや洗浄など集中的に労働力を必要とする時間帯，土日稼働がある．そこで，非正社員や委託業者の社員を有効かつ最大限に活用して，業務の繁閑の差を調整したり，人件費の変動費化やコスト削減を図ったり，専門性を高めたりしている．

管理者は，従業員の職務を明らかにし，作業内容を計画し，従業員に伝えなければならない．生産内容が毎日異なる給食施設では，適正な勤務時間の配分や配置，作業分担の均等化・公平性を図ることが必要となる．そのため，**雇用形態に応じた労働時間や勤務体制を管理しながら，一人ひとりの作業を明確に指示していくこと**が，良好なチームワークと人間関係を作るうえで重要である．

管理栄養士は，給食部門のトップとなることが多い．多職種協働作業のなかで，部下のやる気と能力を引き出し，組織的に機能させる責任がある．そ

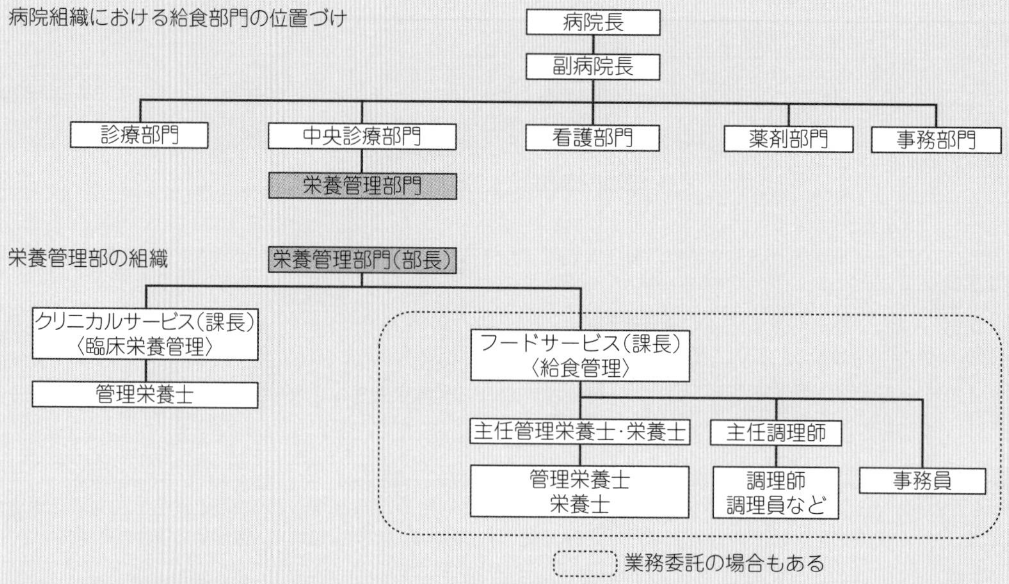

図 10-1 ●病院における組織例

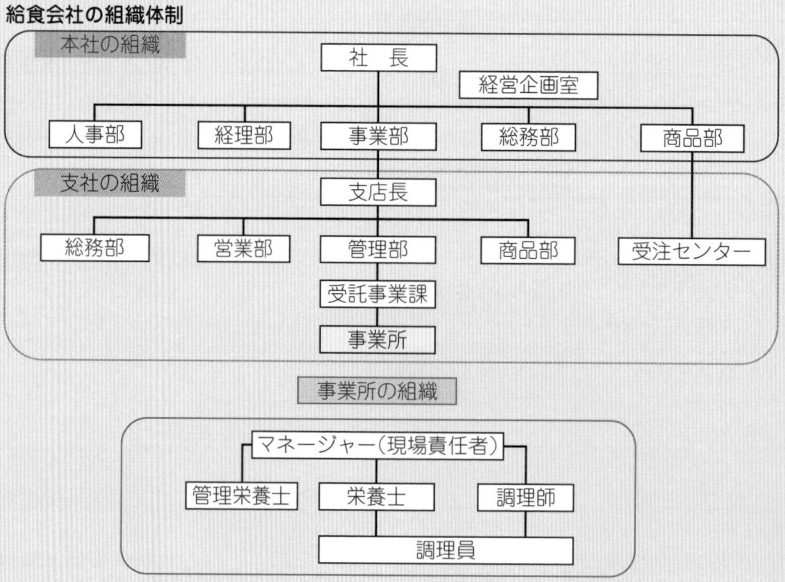

図 10-2 ●給食会社における組織例

リーダーシップ
目的達成のため部下に働きかけ，自発的な協力の意思と行動を引き出し，経営方針に従って引っ張っていく役割のこと．

のため，管理栄養士には，経営方針を理解し，給食部門の方針を決定し，課題に取り組みながら給食業務を円滑に行っていくためのマネジメントと，よい人間関係を構築するためのリーダーシップ[注]が求められる．

表 10-2 ●雇用形態の種類

雇用形態の種類				内容
直用型	正規雇用	正社員 （フルタイム労働者）		●使用者（企業）と直接に長期雇用契約を結んだ社員 ●勤務条件は原則 1 日 8 時間，週 40 時間
		短時間正社員		●フルタイムの正社員とくらべて 1 週間の所定労働時間が短い社員（短時間正社員制度） ●期間の定めのない労働契約（無期労働契約） ●同種のフルタイム正社員と同一の時間賃率・賞与・退職金等の算定方法
	非正規雇用	非正社員	契約社員 （期間契約労働者）	●使用者と労働者との間で交わされた契約によって雇用された社員（有期労働契約） ●労働時間は正規雇用者と同じ場合が多い ●賃金形態は，専門性が高い場合は高給または年俸制のこともある ●1 回あたりの契約期間上限は 3 年 ●1 回以上更新し通算契約期間が 5 年を過ぎた場合，無期雇用に転換が可能
			パートタイマー （短時間労働者）	●同じ事業所で働いている正社員に比べて 1 週間の所定労働時間の短い者（パートタイム労働法） ●賃金形態は，一般的には時間給である
非直用型		派遣社員 （派遣労働者）		●派遣会社に雇用される労働者 ●派遣会社との雇用関係を継続したまま，派遣先から指揮命令を受けて，派遣先のための労働に従事させる対象となる者（労働者派遣法） ●給与は派遣会社より支払われる

3）能力開発と教育・訓練

企業にとって**人材育成**[注]**は重要な経営課題**であり，**従業員の能力向上は，職場へのモラール**[注]**と仕事へのモチベーション(動機づけ)**[注]**に影響するため，能力開発を進める教育・訓練は重要**である．

能力開発とは，組織が従業員の潜在能力を開発するために，能力や仕事の適性などを調べ，従業員の職務遂行に必要な能力を伸ばしていくことである．教育・訓練は，それぞれの職務に必要な知識，技術，能力，態度を従業員に身につけさせることで，能力開発を行うための手段として位置づけられるものである．

能力開発のため教育・訓練を効果的に行うには，組織的，計画的，継続的

人材育成
人材開発や能力開発を用いて，企業にとって有益な人材を育てること．

モラール
労働意欲や士気．職場の労働条件や労働環境，人間関係や帰属意識などに影響されて生じる従業員の意識．

モチベーション（動機づけ）
仕事をするうえでの原動力（やる気）のこと．

COLUMN

料理コンテスト

ある給食施設では管理栄養士・栄養士，調理師，調理員などを対象に年 1 回料理コンテストを行っている．目的は毎日提供する献立に入賞した料理を取り入れることである．はじめは従業員の誰もが上司命令でしぶしぶ参加していた．コンテストは管理栄養士・栄養士，調理師，調理員など職種や職位に関係なく，自分の料理を全員が試食し評価する．さらに入賞した料理が給食の献立に採用され，HP に掲載される．毎日忙しい業務に追われていた従業員は自分の能力を引き出せずにいたが，コンテストをきっかけに自分の能力に気づくとともに，施設の利用者に喜ばれることで次のコンテスト入賞という目標に向かってさらに向上しようとする意欲になっている．企業にとって人材育成は重要な経営課題である．従業員の能力開発を支援し，従業員の能力を活用する視点を重視する施設の取り組みは，従業員の仕事へのモチベーションと職場へのモラールを高めることにつながっている．

表 10-3 ● 教育・訓練方法

従業員教育方法	具体的内容例	利　点	欠　点
職場内教育 （OJT：on the job training）	● 職場で仕事を行いながら上司や先輩が部下・後輩に対して進められる計画的な教育訓練方法. ● 新入社員教育や新規配置時の日常業務中の教育. ● 生産過程における作業の流れと技術教育など.	● 職務に直結している. ● 時間とコストがかからず効率的. ● 実践的な知識・技術の習得. ● 文書などで客観的に表現できない知識・技術が教育できる. ● 継続的・反復的な指導ができる. ● 教育成果が日常業務に結びつく. ● 部下一人ひとりの能力・特性や仕事の必要性に合わせて個別教育ができる.	● 上司の部下育成の能力や熱心さに左右されやすい. ● 上司が日常業務に追われると部下を育成する余裕をなくすことがある. ● 部下の態度や意欲に左右される. ● 日常業務が中心になり視野の狭い指導になりやすい. ● 計画的に進めないと無駄が大きい. ● レベルの統一が難しい. ● 経験主義に陥りやすい.
職場外教育 （OFF-JT：off the job training）	● 職場を離れ，実務と関連づけながら，研修所や外部施設などで集合して行う教育訓練方法. ● 社外・社内セミナーや研修会，講習会への参加. ● 階層別，職能別，目的別教育研修. ● 他施設が行う専門技術の訓練や見学.	● 多数の対象者に公平に組織的に指導ができる. ● 職務内容や職位，職種別に適応した教育ができる. ● 日常業務では習得できない知識や情報を得ることができる. ● 部門を越えた情報や経験の交換・交流ができる（人間関係）. ● 全体的なレベルアップができる.	● 対象者の個人差によってばらつきが生まれやすい. ● 教育効果がわかりにくく，直接反映しない場合がある. ● 実践的で日常的なテーマへの取り組みが難しい. ● 講義方式の場合，効果が薄れることがある.
自己啓発	● 自己の関心に応じて，セミナー参加，通信教育の受講などで学ぶ．あくまでも個人の自主性であるが，企業は支援・促進している. ● 通信教育の受講. ● 学会やセミナーへの参加.	● 個人能力のレベルアップが期待できる. ● OJT や OFF-JT をより一層効果的にできる.	企業が求める能力と一致しない場合がある.

にあらゆる機会を通して行うこと，一人ひとりの性格，資質を見極めて育てること，目標を決めてスキルアップを図ること，信頼関係に基づき，やる気を起こさせることである.

教育・訓練方法には，職場内教育（OJT：on the job training），職場外教育（OFF-JT：off the job training），自己啓発がある（**表 10-3**）.

職場外教育（OFF-JT）は，教育・訓練の基本となる職場内教育（OJT）を補完する役割を担っており，階層別研修〔経営者から新人社員までの各階層に応じて行う教育（**表 10-4**）〕や，専門別研修（各職能に必要な専門的な知識・スキルの教育），課題別研修（部門や職種を越えた特定の課題に関連した知識・スキルの訓練）がある．給食施設では，主に職場内教育（OJT）が中心となる.

4）能力評価

人事考課は，従業員の業務に対する能力や業務態度，取り組み姿勢，成果などについて，あらかじめ作成した評価項目に沿って評価することである．その目的は，従業員の能力や働きぶりを適正に評価し，企業と従業員の円滑な関係を築き，組織全体のモラール向上に役立てることにある．結果は，昇給や賞与額，昇進・昇格，人材の配置，能力開発や人材育成に活用する.

管理者は，評価を通して，仕事の管理，部下の管理，指導育成，職場方針

評価法の「納得性」は
評価方法では，従業員の納得性が得られる透明性の高い評価が重要である．目標管理の評価では，部下が上司と面談して自らの業務目標を設定し，その達成に向けて目標を調整しながら自己管理する．評価終了には達成度の自己評価と上司の評価を行うことで，部下の自主性を引き出し効率的な組織形成ができると考えられる.

表 10-4 ●階層別の教育訓練

各階層と役職	受けるべき教育訓練
経営者層：トップマネジメント （取締役以上・施設長）	経営計画の設定方法・方向性理解 部下の指導方法
管理者層：ミドルマネジメント （栄養部長・課長など）	部門間調整 部下の指導方法 科学的・合理的な仕事の進め方 方針決定能力，企画力
監督者層：ロワーマネジメント （栄養係長・主任など）	業務プロセスの管理方法 部下の指導方法 担当業務の責任権限の理解と自覚
実行者層：ワーカー （調理員・事務員など）	業務の基礎的知識 専門知識・技術の向上，自己啓発への意欲 経営や管理についての理解 責任感を高める
新入社員	施設の組織，経営方針，社内業務一般の知識 就業規則，労働条件，賃金などの諸規則 従業員としての態度

の設定と浸透を徹底する．給食部門のトップである管理栄養士にも，栄養士，調理従事者など従業員の勤務状況や教育・訓練の効果などに対し公平に評価を行う立場にある．人事管理の評価基準には主に次の3つがある．

① **能力考課**：従業員の保有する基本的修得能力（知識・技能・体力）と精神的習熟能力（判断力，企画力，折衝力，指導力）を評価する．

② **情意考課**：日ごろの仕事に対する発揮能力（意欲・態度・行動）を規律性，責任性，協調性，積極性などの観点から観察評価する．

③ **成績考課**：業務目標や育成目標・修得目標・自己啓発目標などを設定し，その仕事の質・量の達成度を評価する．

評価を公平に行うためには，①何を評価するのか（**評価基準の原則：求める人材像，評価の要素・基準の合理性と加点主義**注），②誰が，いつ，どのように評価するのか（**評価方法の原則：評価測定の「公平性」と「客観性」，評価手続きの「透明性」**），③人事管理に評価の結果をどのように活用するか（**活用の原則：能力開発，配置，処遇のためか**）を明確にして実施する．

評価は，仕事上の行動のみを対象に行い，結果を従業員にフィードバックすることが重要である．評価された判断や行動，自身の長所・短所，評価されなかった点，改善が必要な職務行動や役割意識，今後必要となる知識・経験・スキルなど評価結果を本人に十分説明し，能力開発や業務改善に結びつけていく．

加点主義
組織における人事などの評価方法の一つ．意欲的な姿勢や優れた成果に注目して点数を加算していく．

2. 会計・原価管理

1）原価の構成

原価とは，製品の生産・販売やサービスの提供にかかる費用を金額で表したものである．給食における原価構成図を**図 10-3** に示す．原価は直接製品

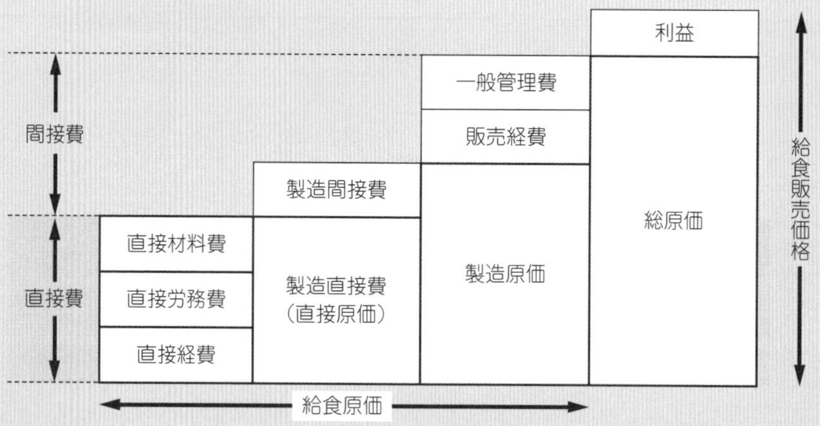

図 10-3 ●給食における原価の構成（概念図）
◆直接費　直接材料費；食材料費，直接労務費；直接給食運営に携わる労務費（賃金など），直接経費；材料費，労務費以外の直接給食の生産に支払われる経費で水光熱費，減価償却費（施設・設備），修繕費，衛生費（健康診断，検便，消毒液など），教育・訓練費など
◆間接費　製造間接費；盛り付けなど複数の料理にかかる費用でどの料理に使用したか区別がつきにくい費用，一般管理費；給食施設の運営費や事務員などの労務費など，販売経費；販売促進の広告や販売時にかかる費用

表 10-5 ●原価計算の目的

社外的 ＊企業外の利害関係者に向けて	社内的 ＊企業の経営活動の向上に向けて
●財務諸表の作成	●会社の経営計画の策定 ●予算管理　年間予算表の作成 ●原価管理　原価の低減 ●価格の決定 ●設備投資等の検討資料

の製造にかかる**直接費**と製造や販売に間接的にかかる**間接費**からなる．また，直接費は**材料費，労務費，経費**の３つに大別される．直接費の合計が製造直接費となり，これに製造間接費を加えた費用を**製造原価**という．

さらに，製造原価に**販売経費，一般管理費**を加えたものが**総原価**となる．すなわち，**給食の販売価格は，総原価に利益を加えて設定される**．

2）原価管理の意義・目的

原価の低減（コストダウン）
利益を上げる手法の一つである．製造原価を切り下げ，利益幅を上げる．

製品すなわち給食の原価を管理する活動が原価管理であり，その目的は適正な原価を維持ないし低減（コストダウン[注]）することにより，収入とのバランスをコントロールし，利益を得ることである．実際の原価を標準原価の近くで維持したり，実際と標準原価の差異の原因を分析，修正し，原価そのものを計画していく（**表 10-5**）．原価管理も PDCA サイクルに沿って行う（**図 10-4**）．原価の低減（改善）に伴い，顧客の食事に対する不満が起きないよう，常に適正な標準原価と食事の品質とのバランスを考慮する必要がある．原価管理を経験と勘に頼るだけではなく，計数化することが経営管理上

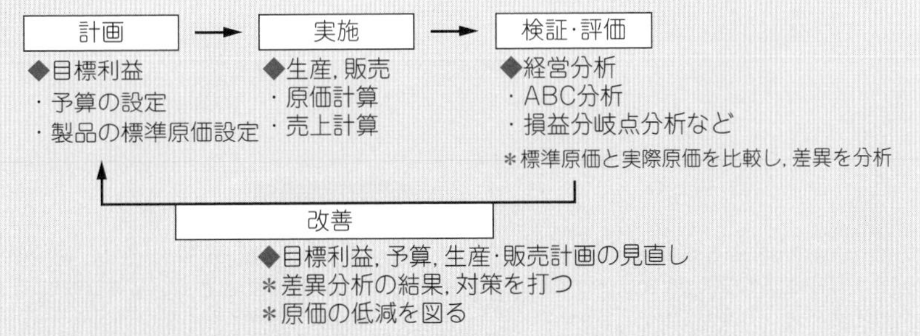

図 10-4 ●原価管理の流れ

表 10-6 ●減価償却[注]の定額法と定率法

定額法	減価償却費が毎期均等額（一定）	減価償却費＝(取得原価－残存価額)÷耐用年数
定率法	減価償却費が毎期減少（低減）	減価償却費＝(取得原価－減価償却累計額)×償却率

重要である．給食運営にかかる原価の構成を把握し，給食部門全体の収入や支出のマネジメント（計画から実施，評価，改善）を行い，喫食者に喜ばれる給食サービスの実現と施設（企業）全体の経営に貢献していくことが期待される．

3）給食における収入と支出

❶ 収入

収入に見合った支出であることが原価管理の基本であり，給食における収入（売り上げ）を把握することが必要である．収入に応じた食事計画（給食形態や献立など）を行うことで，給食原価の計画（予算）につなげる．

主な収入は給食費である．給食費は利用者が支払う食事の代金で，施設の種類によって給食費の構造は異なる．〔Chapter 12 の 2 の 6）給食費参照〕

a）主な施設の給食費の内訳

●医療施設

入院患者の食事は医療行為の一環として，診療報酬[注]に基づいて費用額の算定基準が定められている．入院中の食事にかかる費用は患者の自己負担と入院時食事療養費[注]（Ⅰ）・（Ⅱ），入院時生活療養費[注]（Ⅰ）・（Ⅱ）の支給に分けられる．入院時生活療養費とは，療養病床に入院する 65 歳以上の患者が対象となる．

（Ⅰ）・（Ⅱ）の算定および実施上の留意点については「入院時食事療養費」に準じる．入院時の食事代について，入院と在宅療養の負担の公平などを図る観点から，在宅療養でも負担する費用として，食材料費相当額に加え，調理費相当額の負担をする．

診療報酬加算として，特別食加算，食堂加算が認められている（**表 10-**

減価償却

建物・車両などの資産（減価償却資産）についてその使用可能期間（耐用年数）にわたり，その資産の価値減少相当額（減価償却費）を費用計上する方法であり，定額法と定率法がある（**表 10-6**）．

診療報酬

医療機関が行った保険医療サービスに対する公定価格．

入院時食事療養費

保険医療機関において，入院期間中の食事の費用の一部を医療保険が負担してくれる制度である．ただし，一定の標準負担額を被保険者は支払う．

・入院時食事療養費に係る食事療養および入院時生活療養費に係る生活療養の費用の額の算定に関する基準 2006.3.6 厚生労働省告示第 99 号（平 18 厚労告 485・全改，平 20 厚労告 64・平 20 厚労告 475・平 28 厚労省告 62・一部改正）

・入院時食事療養および入院時生活療養の食事の提供たる療養の基準等平 6.8.5 厚生労働省告示第 238 号（平 20.9.30 厚労告 475 号・平 28 厚労省告 63 改正）に基準が定められている．

入院時生活療養費

生活療養に要する平均的な費用の額から，平均的な家計における食費および光熱水費の状況などを勘案して厚生労働大臣が定める生活療養標準負担額を控除した額．

表 10-7 ●特別食加算，食堂加算，特別メニューの金額と算定基準

特別食加算　1 食につき 76 円	特別食の提供は 1 日につき 3 食を限度とする． 特別食の献立表が作成されていること． ただし，流動食のみを提供する場合は算定しない．	疾病治療の直接手段として，医師の発行する食事箋に基づき提供された適切な栄養量および内容を有する腎臓食，肝臓食，糖尿食，胃潰瘍食，貧血食，膵臓食，脂質異常症食，痛風食，てんかん食，フェニールケトン尿症食，楓糖尿症食，ホモシスチン尿症食，ガラクトース血症食，治療乳，無菌食および特別な場合の検査食（単なる流動食および軟食を除く．）
食堂加算　1 日につき 50 円	食堂における食事療養を行った時の加算とする．	当該加算の算定に該当する食堂の床面積は，内法で当該食堂を利用する病棟または診療所に係る病床 1 床あたり 0.5 m^2以上とする．
特別メニューの食事 1 食あたり標準額 17 円	特別メニューの食事の内容および特別料金は基本メニューと区分して，文書などを交付し分かりやすく説明すること．	特別メニューの食事の提供に際しては，患者への十分な情報提供を行い，患者の自由な選択と同意に基づいて行われる必要があり，患者の意に反して特別メニューの食事が提供されることのないようにしなければならない．あらかじめ提示した金額以上に患者から徴収してはならない．

7）．入院患者の多様なニーズに対応して，特別メニュー食の提供を行うことができる．

●福祉施設（高齢者，児童，障害者など）

高齢者の場合は介護保険施設における食事に関わる費用は，食材料費と調理費用相当分（人件費，水光熱費）は利用者負担である．

保育園などでは，食材料費は主に自己負担である．給食の運営にかかる費用の一部を，国や地方自治体，あるいは給食施設をもつ組織が負担する制度がある．

給食における給食費用は施設により異なり，利用者との契約で決定する．

●学校

食材料費は自己負担（市町村が全額負担する場合もある）で，給食の運営にかかる費用の一部を，国や地方自治体，あるいは給食施設をもつ組織が負担する制度がある．

●事業所

各事業主によって，福利厚生として給食運営費の一部負担する場合がある．主に食材料費は自己負担である．

近年では，経済状況が厳しく，利用者の負担割合が高くなっている傾向にある．仮に，給食原価が一定に保たれていたとしても，利用者の負担する費用が高くなれば，利用者の給食に対する要求は高くなる．収入の内訳を理解し，原価管理を行うことが重要となる．

こうしたなか，原価の低減が主たる理由となって給食業務は外部委託が進んでいる．給食の運営に携わる管理栄養士は経費削減や利益を意識しながら，適切な栄養管理や質の高い給食サービスの提供が求められる．

❷ 給食における支出（原価計算の方法）

原価計算は，製品の製造にかかった原価の状況（費用）を数値化して明確化する一連の手続きをいう．経営活動における原価計算の算出方法は種類が多く複雑なため，簿記のシステムに従って経理業務を行う．給食施設では，給食における原価の構成に従い，まず製造原価を算出し，販売経費，一般管

棚卸高

月末など定期的に期末の原材料などの在庫の数量を調査し，その数量に仕入れ単価を乗じて計算した総額．

期首棚卸高・期末棚卸高

期末にあった原材料等の在庫の総額を期末棚卸高．翌期へ繰り越す在庫の総額を期首棚卸高という．

□□事業所

製造原価計算月報（2020 年 3 月度）

（単位：円）

本月製造原価				主な内容
Ⅰ．材料費	期首材料棚卸高[注]	￥50,000		（直接費） 主に食材料費 ・穀類，生鮮食品（魚介類，肉類，野菜，果物等），乾物，調味料，加工品，トロミ調整食品，特殊調整剤，補給食品，飲料等 （間接費） 調理，盛り付け時に必要な食品以外の材料 ・仕切り(アルミカップ，バラン等)，凧糸，竹串等 ＊当期材料費 ＝(期首材料棚卸高＋当期材料仕入れ高)－期末材料棚卸高
	当期材料仕入れ高	￥500,000		
	合計	￥550,000		
	期末材料棚卸高[注]	￥40,000		
	当期材料費		￥510,000	
Ⅱ．労務費	賃金	￥800,000		（直接費） 調理・食事サービスに直接携わる人件費 （間接費） 洗浄，清掃，配送など間接的に食事に携わる人件費
	当期労務費		￥800,000	
Ⅲ．経費	水光熱費	￥100,000		（直接費） 調理・食事サービスにかかる費用 （間接費） 調理・食事サービスに携わる人や物などにかかる費用 ・水光熱費 ・備品（器具，食器等） ・衛生品（消毒液，検便，衛生検査，クリーニング等） ・消耗品等（衛生品，洗浄，洗剤等） ・修繕費（施設，機器の修理等） ・建物，設備・機器類の償却費 ・雑費
	備品費	￥50,000		
	衛生品費	￥80,000		
	消耗品費	￥30,000		
	修繕費	￥20,000		
	減価償却費	￥30,000		
	雑費	￥15,000		
	当期経費		￥295,000	
当月総製造原価			￥1,635,000	

参考	販売費		・広告宣伝費，通信費，販売出張旅費，販売経費等
	一般管理費		・事務所運営費（人件費，経費，雑費等）
	総原価		＊総原価 ＝製造原価＋販売費および一般管理費
	販売価格		＊販売価格＝総原価＋利益
	一人当生産高		＊一人当生産高 ＝生産量（給食数や売上高）÷労働量（従業員数や労働時間）

図 10-5 ●製造原価計算月報（例）

理費を加える．**図 10-5** は製造原価計算月報の一例である．原価の三要素である材料費，労務費，経費について月間で総原価費用の報告書を作成する．

給食における支出のなかで，厨房計画では作業の効率化，システム化に伴い，人件費と調理機器などの導入におけるイニシャルコスト[注]やランニングコスト[注]を想定した給食運営の稼働時のシミュレーションを行いトータル的な費

イニシャルコスト (initial cost)
機器や設備などを導入する際にかかる費用で，固定費となる．

ランニングコスト（running cost）
設備や機器などを運用する際にかかる費用（電気・ガス代やメンテナンス代）で，変動費となる．

用を算出する．中・長期的な費用の比較検討をし，定期的に見直しをする．エネルギーコストも重要である．省エネルギー化は社会的にも意義が高い．

4）費用分析

費用分析は生産，販売が適切に行われているか，利益向上に向けて改善すべき課題は何かについて，原価計算をもとに行うものである．総原価（食材料費，労務費，経費など）の計画（標準原価）と実際の原価との差異があれば原因を分析し，対策を講じることにつなげる（Chapter 8 参照）．

❶ ABC 分析（ABC analysis）（図 10-6）

多種の商品サービスを取り扱う場合，原材料・製品を管理運用するうえで，重要度や優先度を明らかにして効率的に管理するための手法である．一定期間の商品の売り上げや材料の購入金額等を上位から並べ，累積構成比を求め A，B，C ランクに分けて分析を行う．この手法では高額でもほとんど使用しない材料より，低価格でも大量に使用する材料のほうが，重要度が高くなる場合もある（一定期間の使用頻度×単価）．A：重要管理品目，B：中程度管品目，C：一般管理品目に仕分け，分類する．給食では食材料原価の分析〔Chapter 6 の 3 の 1）参照〕，メニュー分析などにも活用されている．

収入／支出／収支
入金を収入，出金を支出という．一連の収入と支出の差引残額を収支という．会計上では，現金の出入りを必ずしも伴わない収益/費用/損益とは明確に区分される．

❷ 損益分岐点分析（break-even analysis）

損益分岐点とは**売上高（収益）と総費用（支出）が等しくなり，経常利益が 0（ゼロ）になる点**である．**この点を上回れば利益が出て，下回れば損失が出る**．この損益分岐点がさす売上高を**損益分岐点売上高**という．損益分岐点を使った経営分析は利益と損失の採算ラインを見極め，利益計画や収益構

COLUMN

給食現場でのコストカット　ムリ・ムダを見つけて喜ばれる給食を

給食会社に入社してすぐの病院の厨房でのこと．「砂糖の封を開けたのは誰だ」と強い口調の調理師．恐る恐る「私です」と返事をした．食材料の在庫室に呼ばれ，よく見るとほかにも封が開いている砂糖があった．「ちゃんとよく見ないと駄目だよ」と叱られる．そんなに怒らなくてもと思ったが，1 年後，その思いは一変する．転勤して，本社への月報（1 か月の収支決算書）や発注の担当をすることになる．在籍していた委託先の病院での給食運営に関する収入はほぼ一定であったので，支出を抑えることが大切であった．月報を記入していくとパソコン代（リース代）も支払っているんだと初めて知った．パートの配置（シフト表づくり）から，食材料の発注に気を配るようになり，厨房内では食材料の在庫室，冷蔵庫のチェック，盛り残しはないか，残食が続くと患者さんにヒアリングして食べられるものに変えるなど，日々，ムリ・ムダがないか探すようになった．むろん，食材料の在庫室で封が開いた調味料を見ると腹が立った．在庫室を見やすく改善するなど，叱るだけでなく工夫も必要である．一方，月報ばかり気にしていると思わぬ落とし穴がある．職員への弁当販売も行っていたが，食材料費を抑えた時はクレームが出る．ムリな職員のシフトも同様である．適正な価格設定，食事の提供，つまり給食原価と顧客満足度のバランスをとることが大切なんだと実感した．厨房ではムリ・ムダを改善すること．喫食者からは喜ばれる食事の提供についてたくさん学ばせてもらった．

（推薦図書）
林　總・著：ドラッカーと会計の話をしよう．中経出版，2010.

食材料名	期間使用金額	構成比	累積構成比	グループ
○○	¥　高	① %	① %	A
△△	¥　↓	② %	①+② %	A
□□	¥　↓	③ %	①+②+③ %	A
××	¥　↓	④ %	①+②+③+④%	B
・	¥　↓	・%	・ %	B
・	¥　↓	・%	・ %	B
・	¥　低	・%	・ %	C

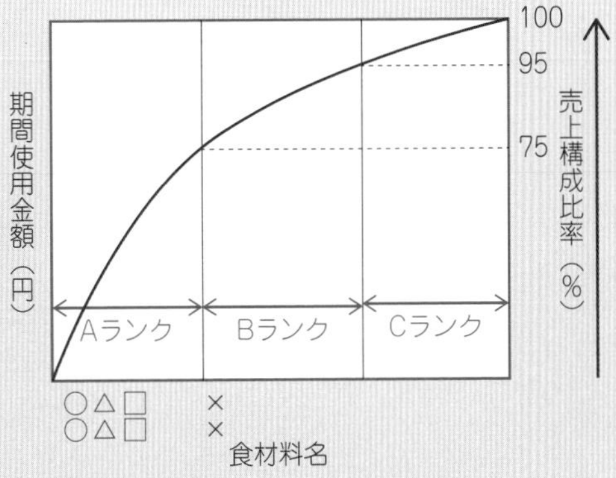

図 10-6 ● ABC 分析の作成方法とイメージ図

1）一定期間の各食材料の使用金額の一覧表を作成し，全体の価格に対する構成比率（%）を算出する．
2）構成比率（%）の高い順に食材料を並べ替える．
3）構成比率（%）を足していき，累積構成比率（%）の一覧表を作成する．
4）グループ分けをする．
※グループの基準
A グループ：累積構成比率が 70～75%に達したもの，高額な食材料や使用頻度，1 回量が多いもの．重点的に管理してコストダウンを図る．A ランクの幅が狭い場合は単品集中型である．
B グループ：累積構成比率が 75～95%，C グループは 95～100%と分類する．
A，B，C グループの構成比率の区分は，施設や目的によって決めるとよい．

造の改善などの検討に活用される．たとえば事業所給食など，A 定食の売上高を「単価×数量」に分解すれば「どのくらいの価格設定にしなければならないのか」,「何食販売しなければならないのか」などのシミュレーションを行うことができる．さらに「原価の固定費をどの程度減らせばよいか」といった改善の具体策を考えることができる．損益分岐点図の作成方法と計算式を**図 10-7** に示す．

a）固定費

売り上げの変動に関わらず固定的に発生する原価である．労務費では常勤社員の給与など，経費では水光熱費の基本料金，一般管理費の施設の家賃，減価償却費などがあたる．

b）変動費

売上高や生産の増減によって，発生する諸費用である．食材料費，労務費では時給制の給与など，経費では衛生費などの消耗品，販売経費などがある．

c）損益分岐点分析の評価

損益分岐点売上高から，収益を増やすためにはどのようにすればよいのか．また，収益構造はどのようになっているのか**損益分岐点比率**で確認する．

$$損益分岐点比率=\frac{損益分岐点売上高}{売上高}\times 100$$

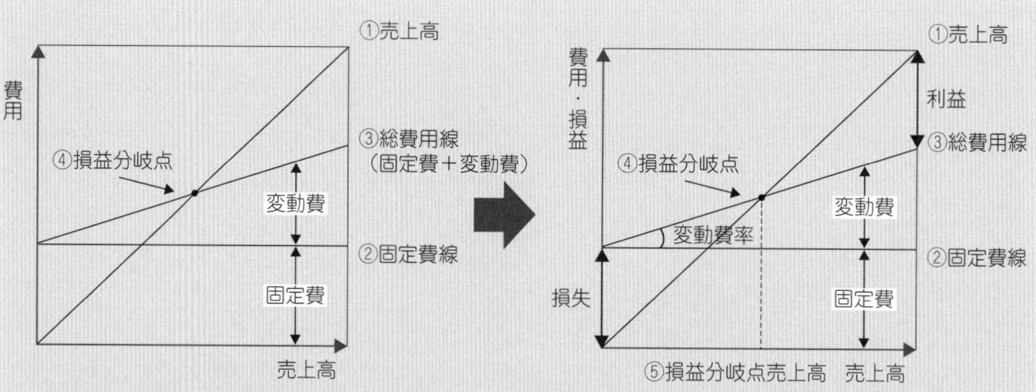

図 10-7 ●損益分岐点図の作成と分析

① 売上高線を引く：縦軸に費用・損益，横軸を売上高にする．起点（0）から比例で直線を引く．
② 固定線を引く：固定費の総額費用から横軸に平行線を引く．
③ 総費用線を引く：売上高 0（ゼロ）の時の固定費用を起点として売り上げに応じて総費用（固定費＋変動費）の線を引く．
④ 売上高線と総費用線の交点である．
⑤ 損益分岐点売上高：損益分岐点から利益を割り出すため売上高に算出する．
（計算式）損益分岐点売上高＝固定費÷（1－変動費率）
変動費率＝変動費÷売上高

表 10-8 ●損益分岐点比率の引き下げポイント

	対策例	給食の例
A　売上高の増加	販売数量の増加 新製品の開発	食数の増加 新メニューの開発 赤字メニューの撤退
B　限界利益率の向上	売価の引き上げ 変動費の引き下げ （材料使用量の見直し）	価格の値上げ 食材料，経費管理の徹底 （ロスがないか見直す）
C　固定費の削減	生産性の向上 （システムの合理化） アウトソーシング化 固定費の引き下げ	給食運営の人員配置の検討 （人件費の低下を図る） 給食業務の見直し 給食業務の委託化

損益分岐点比率が低いほど収益構造はよい．損益分岐点比率を低くするためのポイントを，**表 10-8** に示す．

$$\text{損益分岐点比率}=\frac{\text{損益分岐点売上高}\downarrow}{\text{A 売上高}\uparrow}=\frac{\dfrac{\text{C 固定費}\downarrow}{\text{B 限界利益率（1－変動費率）}\uparrow}}{\text{A 売上高}\uparrow}$$

5）財務諸表の活用

財務諸表とは，すべての企業が利害関係者（株主・債権者など）に対して，一会計期間の経営成績と財務状態を明らかにする（上場企業は法律によって開示が義務づけられている）会計報告書である．一般的には「決算

表 10-9 ●損益計算書の基本項目と利益計算

損益計算書の項目	利益計算式	用語の説明
Ⅰ　売上高		製品の売り上げ代金，本来の営業活動から生じた利益
Ⅱ　売上原価 ①売上総利益	売上高－売上原価	商品売買益（粗利）
Ⅲ　販売費および一般管理費 ②営業利益	売上総利益－販売費・一般管理費	本来の営業活動から得た利益（事業能力を表す）
Ⅳ　営業外収益 ③経常利益	営業利益＋（営業外収益－営業外費用）	会社が経常的（日常的）に得ることができる利益
Ⅴ　営業外費用		
Ⅵ　特別利益		
Ⅶ　特別損失 ④税引前当期利益 ⑤当期利益	経常利益＋（特別利益－特別損失） 税引前利益－税金	法人税などを差し引く前の利益 最終的な利益（純利益）

書」といわれる．経営分析では主に財務三表「貸借対照表（B/S）」，「損益計算書（P/L）」，「キャッシュフロー計算書（C/F）」が対象である．これらのデータをもとに，社内的には収益性，安全性，生産性，成長性，総合性を把握し，今後の経営改善に役立てる．また，対外的には財務諸表は決算公告して社会的信用を得ることで，事業の拡大などにつなげる．仕入れ先や納入先の財務諸表から経営状態を知り，今後の取引の判断資料とすることもできる．

❶ 給食施設における財務諸表の活用

自社の経営評価だけでなく，給食施設では①委託先の給食会社の選定，②食材料など物資納入業者の選定，などの資料として財務諸表を活用することができる．食材料購入業者選定では管理栄養士が関わることも多く，財務諸表から納入業者の安全性を見ることは重要な業務といえる．

a）損益計算書（P/L：profit and loss statement）（表 10-9）

損益計算書とは企業の一定期間（通常１年間）における経営成績を表したものである．損益計算書では「収益－費用＝利益」という計算を５段階（表中①～⑤の利益）に分けて，どの段階で費用が生じ利益を得たのかが明らかとなり，企業の経営状況がわかる．

b）貸借対照表（B/L：balance sheet）（図 10-8）

貸借対照表とは企業の期末（決算日）における財政状態を示すものである．貸借対照表では「資産＝負債＋純資産」の関係が成り立つ．

企業の保有財産（資産）の内容とその財産を保有するためにどのように資金を調達したか（資金の調達は借金，すなわち負債）を表す．貸借対照表は左右に分かれており，左側の資産の部を「借方」，右側の負債の部（他人資）と資本の部（自己資本）を「貸方」という．バランスシートとも呼ばれ，資産と負債・資本の各項目のバランスがとれていることが重要である．

財務諸表からみる経営分析の評価

財務諸表の数値から企業の経営状態を評価することができる．参考に主な指標をあげる．

①成長性をみる指標
・売上高増収率（売上高伸び率）
前期の売上高に対する当期の売上高の比率．
数値が大きいほど成長率が高い．
計算式（当期売上高－前期売上高）÷前期売上高×100

②収益性をみる指標
・総資本経常利益率（ROA）
総資本に対する経常利益の比率．高いほど経営効率（収益力）がよい．
計算式　経常利益÷総資本×100

③安全性をみる指標
・自己資本比率　比率が高い程，財務体制が強い．
計算式　自己資本÷総資本×100
・流動比率　比率が高い程，返済能力が高い．
計算式　流動資産÷流動負債×100

貸借対照表

資産の部		負債の部	
科目	金額	科目	金額
流動資産		流動負債	
現金預金	a	支払手形	
受取手形	a	買掛金	
売掛金	a	短期借入金	
製品	b	割引手形	
原材料	b	未払法人税等	
仕掛品	b	その他流動負債	
貸付金	a		
その他流動資産	a		
固定資産		固定負債	
有形固定資産		長期借入金	
建物構築物		その他固定負債	
機械及び装置		負債合計	
土地		**資本の部**	
その他固定資産		資本金	
無形固定資産		法定準備金	
投資等		利益準備金	
投資有価証券		剰余金	
		別途積立金	
		当期未処分利益	
		（うち当期利益）	
繰延資産		資本合計	
資産合計	A	**資本・負債合計**	A

短期（1年以内）で現金化できる営業資産．当座資産（a）と棚卸資産（b）がある．

長期にわたって保有する資産．生産・営業などの基盤になる．建物，施設，設備が該当する．

次期以降の支払い済みの資産．開発費，社債，新株発行費が該当する．

短期（1年以内）で返済しなければならないもの

長期（1年を超えて）支払期限が来るもの．長期借入金，退職給付引当金などが該当する．

返済のない自己資本

A：資産合計と資本・負債の合計は同じ金額

図 10-8 ●貸借対照表の様式

c）キャッシュフロー計算書（C/S：cash flow statement）

計算上の利益と企業が保有する現金，預金（キャッシュ）が必ずしも一致しないことがある．キャッシュフロー計算書は，一定期間における現金，預金（キャッシュ）の収支「収入－支出」を示す計算書である．現金に特化し，営業活動，投資活動，財務活動による資金の入出金の差額が分かり，粉飾決算しにくいことが特徴である．

❷ 財務諸表の評価

経営分析では経営指標を比率で示すことが多い．企業の規模や業種によって目安（目標）が異なること．財務諸表はそれぞれ評価する対象が異なることなどから，財務諸表を単独で評価するのではなく総合的に判断し，客観的に捉える視点をもつことが大切である．

3. 委託と契約

クライアント
受託給食のクライアントには，給食対象者，契約先の依頼主，さらに労働組合などが含まれ，それぞれの特性・目的に応じた対応が必要である．

1）給食の外部委託

経営の効率化・省力化を目的に，給食業務の**外部委託**（Outsourcing：アウトソーシング）が進んでいる．給食の外部委託とは，委託側（Client：クライアント[注]＝依頼主）の依頼を受け，契約（Contract：コントラクト）に基づいて給食運営を専門に行う受託側（Contractor：コントラクター＝受託給食会社）が給食業務を請け負うことである．そのため受託給食は**コントラクトフードサービス**ともいわれる．

2）外部委託の目的（メリット）

外部委託への検討は，一般に①新規に給食施設を作る時，②直営から委託へ切り替えの時，③契約更新の時，④給食運営に不満がある時，⑤食中毒事故など問題が発生した時などに行われる．給食における外部委託の目的（メリット）として次のことがあげられる．

① 運営コストの削減：経営の効率化による人件費の削減，大量購入による食材料費の低下，など経費の削減が見込まれる．

② 給食運営のレベルアップ：高度な専門知識，ノウハウの導入により食事の品質・運営サービス・顧客サービスの向上が期待できる．

③ 生産性の向上：クックチル・クックフリーズ・真空調理法などのシステム導入により生産性の向上，衛生的安全性の確保が図れる．

④ 人事管理業務の省力化：従業員の人事管理，募集・採用・教育研修などに関する業務負担を軽減することができる．

⑤ 施設の少スペース化：弁当方式などの場合，外部のセントラルキッチンで調理・配送するため施設内の給食施設・設備が不要．

3）委託契約の種類と概要

❶ 委託方式と業務の範囲

委託方式は大きく全面委託と部分委託に分類される．さらに部分委託は，労務委託と管理委託に分けられる．事業所は全面委託，病院・学校は，労務委託がほとんどである．

❷ 給食受託事業者の分類

給食受託事業者の分類としては，専門の給食会社に給食運営を委託する方法（業者委託方式），委託先の系列子会社・関連団体に委託する方法（準委託方式），近隣地域の同業者が共同出資し，組合組織を作りそこに委託する方法（共同組合方式）の3つがある．一般には業者委託による場合が多い．

❸ 委託契約方式

契約方式には①**食単価契約**，②**管理費契約**がある（**表10-10**）．近年の委託契約の傾向としては，クライアント企業の合理化対策の一環により，給食運営コストの削減を目的に，管理費制から食単価制による契約方式に移行している．

❹ その他の委託契約方式

主に欧米で用いられている「マネジメント契約」，「コンサルティング契約」などは，上記の契約方式に比べ，業務の細分化と専門化が明確となっている．また，わが国の委託契約に比べ，委託側・受託側相互のパートナー

委託方式
【全面委託方式】
給食運営全体を委託する．
【部分委託】
①労務委託：調理や食器洗浄，清掃など労働作業に関する業務のみ委託する．
②管理委託：管理部分のみ委託する．

その他の委託契約方式
【マネジメント契約】
受託した給食施設のマネジメント（運営・指導）全体を行う．
【コンサルティング契約】
既存事業の見直し（問題の発見，改善案の提示など）や新規事業に対する戦略の提案などを行う．
【テクニカル契約】
新システムを導入する施設などで，システム計画から導入までの技術指導を行う．
【メニュープランニング契約】
新メニューの開発・作成・提案などを行う．治療食などの特殊な献立作成を行う．
【フードサプライ契約】
食材料の購入から管理業務全体の指導を行う．

表 10-10 ●委託契約方式と概要

契約方式	概 要	メリット	デメリット
食単価契約	1食あたりの単価（販売価格）で契約する方法．食単価には人件費，食材料費，経費のすべての費用が含まれる．食数変動の少ない大規模施設に用いられる．	委託側：費用負担が軽減できる．	受託側：食数の変動によって収益の影響を受けやすい（経営努力が求められる）．
管理費契約	管理費（人件費および経費）として毎月の固定額を決め，契約する方法．食材料費は販売価格として利用者が支払う．小規模施設や寮などに多い．売上の増減にかかわらず，一定の管理費を受け取ることができる．	受託側：食数の変動に関係なく一定の管理費が支払われるため安定した収入が見込める．	委託側：食数の変動に関係なく定額の費用を負担しなければならない．

シップに基づいて行われるのが特徴である．

4）委託契約の内容

委託先が決定した後，契約書を取り交わして正式に業務委託が開始される．契約内容は相互の協議のもとに決められる．契約書の項目は契約方法などで異なるが，おおむね以下のとおりである．なお，追加・変更事項に関しては別途「覚書」や「協議事項」などを作成して対応する．

① 給食施設名および契約方法
② 委託業務の内容
③ 貸与設備の内容と管理
④ 費用負担区分
⑤ 食事内容（種類・金額・提供時間）
⑥ 衛生管理と事故責任
⑦ 秘密保持
⑧ 検査・報告の義務
⑨ 疑義発生時の協議事項
⑩ 契約期間・契約解除

5）委託化の手順

図 10-9 に委託化までの手順を示す．委託化を進めるに当たっては，内部の関連部門および担当者レベルの意思の統一・合意を図ることが不可欠である．委託側の管理栄養士・栄養士は，委託化の検討・意志決定から委託運営がスタートするまでの間，栄養部門の担当者として，さまざまな視点から分析，検討，指摘，提案などを行わなくてはならない．そのためには，栄養学的専門知識は勿論のこと，計数的知識，関連法規や設備機器に関する知識，食材の価格動向，情報分析力，コミュニケーション力など幅広い見識が必要とされる．また，受託側の管理栄養士・栄養士にはマネジメント力，プレゼンテーション力，コミュニケーション力などが要求される．委託業者の選定には以下の点を考慮する．

委託業者選定のポイント

① 給食受託会社の選定に当たっては，会社理念，経営内容，経営実績，運営能力，受託先運営状況，食材料調達能力，衛生管理体制（過去の衛生事故対応），管理栄養士・栄養士の在籍状況，人材教育制度などの観点から情報収集・分析を行い，運営内容・費用などの提示条件と併せて検討する．

② 既存施設の見学会，試食会に参加し，実際の運営状況を確認する（献立内容，料理の品質，提供方法，衛生状態，調理従事者の対応・サー

給食受託事業者選定のポイント

給食受託事業者の選定ポイントとして，これまで低コスト重視の傾向がみられたが，2011年3月11日の東日本大震災発生以降，経営実績や給食運営能力の高さに加え，特にリスク管理，事故対応能力，食材料調達能力が求められるようになっている．それに伴い栄養士にも実情に応じた適切で迅速な判断力や強靭なリーダーシップが必要である．

必要な事項	内　容	栄養士として関わる業務
委託化の検討・意思決定	……施設内関連部門・担当者の意思統一・合意	…… ○
推進プロジェクトチームの編成	……メンバーおよびリーダーの選出	…… ○
委託経営に関する情報の収集・分析	……委託状況の把握・問題点などのピックアップ	…… ◎
委託化の最終確認・決定	……委託範囲・時期・方法	…… ○
委託先の関連情報収集	……受託給食会社の概要・経歴書・受託先一覧	…… ◎
提出資料の分析・選定	……経営規模・経営実績・運営システム・衛生事故の有無など	…… ◎
委託条件の提示・運営計画書の提出要請	……運営内容・献立・組織・人員・教育研修・業務負担区分・費用など	…… ◎
運営計画書提出・プレゼンテーション（2～3 社）	……ヒアリング・運営計画全般の検討・吟味 ※ヒアリングは随時行う	…… ◎
施設見学・試食会	……運営サービス・衛生管理状況・献立内容・従業員の対応など	…… ◎
委託先内定（1 次　1～2 社）	……候補会社選定（1～2 社程度）	…… ◎
最終打ち合わせ	……運営計画書の細部について打ち合わせ	…… ◎
委託先決定（2 次　1 社）・契約書の締結	……給食業務委託契約書の締結	…… ◎
委託運営開始	……推進プロジェクトチーム解散，運営上の問題点把握・評価・改善，給食委員会設立・運営	…… ◎

◎：管理栄養士・栄養士が強く関わる業務
○：管理栄養士・栄養士が関わる業務

図 10-9 ●委託化の手順

ビス，利用者の給食利用状況など）.

6）委託運営の問題点

一般に委託の場合，下記の①～⑤のようなことが問題となりやすい．したがって，これらの問題が起こらないよう，契約締結の際には双方が明確な共通認識をもって，契約書等に明文化することが重要である．また，委託運営開始後は，定期的な協議や調整が不可欠である．

① 業務負担区分と責任範囲
② 問題発生時（食中毒事故などの危機発生時）の役割分担・責任分担
③ 報告・連絡・提出書類の不徹底
④ 契約書・覚書の不備，契約事項の記載もれ
⑤ 契約不履行

表 10-11 ●病院が自ら実施すべき業務

区分	業務内容	備　考
栄養管理	病院給食運営の総括 栄養管理委員会の開催・運営 院内関係部門との連絡・調整 献立表作成基準の作成 献立表の確認 食数の注文・管理 食事箋の管理 嗜好調査・喫食調査等の企画・実施 検食の実施・評価 関係官庁等に提出する給食関係の書類等の確認・提出・保管管理	受託責任者等の参加を求めること. 治療食等を含む. 受託責任者等の参加を求めること.
調理管理	作業仕様書の確認 作業実施状況の確認 管理点検記録の確認	治療食の調理に対する指示を含む.
食材料管理	食材料の点検 食材料の使用状況の確認	病院外の調理加工施設を用いて調理する場合を除く.
施設等管理	調理加工施設，主要な設備の設置・改修 使用食器の確認	病院内の施設，設備に限る.
業務管理	業務分担・従事者配置の確認	
衛生管理	衛生面の遵守事項の作成 衛生管理簿の点検・確認 緊急対応を要する場合の指示	
労働衛生管理	健康診断実施状況等の確認	

資料：厚生省　医療法の一部を改正する法律の一部の施行について（平成５年）

7）施設の種類別の委託状況と関連法規

❶ 病院給食

外部委託の現状
現在，病院給食の外部委託率は 81.5%（平成 28 年度日本栄養士会全国病院栄養部門調査）で，年々増加傾向にある.

病院における給食業務は，病院の最終責任のもとに適切な管理が行われるという前提で，昭和 61 年に外部委託が認められ，平成 5（1993）年には「医療法の一部を改正する法律の一部の施行について」および「病院，診療所等の業務委託について」のなかで委託できる給食業務の範囲，委託方法が示された．病院給食業務の範囲とは，食材料の調達，調理，盛り付け，配膳，下膳および食器洗浄，施設設備管理，食器の手配，食事の運搬などをいう．これらの業務のうち**病院が自ら実施しなければならない業務の範囲**を**表 10-11**に示した．このなかで特に留意すべき事項として「献立表作成基準の作成」および「献立表の確認」は，病院側が行うものとしているが「献立作成」については病院・受託側のいずれが行ってもよい点である．病院における外部委託は増加傾向にある．

院外調理

院外調理とは，患者に提供する食事を病院外の調理加工施設を使用して調理を行うことをいう．この場合，調理方法として，クックチル，クックフリーズ，真空調理の 3 つの方式がある．ただし，病院と調理施設が隣接する場合は，クックサーブの併用が認められている．運用については「病院，診療所等の業務委託について」に明示されている．

❷ 学校給食

学校給食では共同調理場から各学校への給食運搬業務に関して早い時期から外部委託（民間委託）が行われている．学校給食においては，質の確保，地域の実情に合わせることを条件に「学校給食業務の運営の合理化について」〔昭和 60（1985）年〕で民間委託が認められた．運搬，調理，食器洗浄業務を中心として民間委託が進んでいる．ただし，学校の民間委託は，自治体によって差がみられる．

学校給食における外部委託状況（%）

平成	22 年	24 年	28 年
調理	31.1	35.8	46.0
運搬	40.7	41.2	44.7
物資購入・管理	8.5	8.7	10.0
食器洗浄	29.3	34.3	43.5
ポイラー管理	19.6	19.4	22.3

（文部科学省　学校給食実施状況調査）

❸ 保育所給食

保育所給食における外部委託は，平成 10（1998）年の「保育所における調理業務の委託について」により給食の安全・衛生や栄養の質の確保を前提に承認されている．また，平成 22（2010）年の「保育所における食事の提供について」により，施設・設備，衛生基準，アレルギーへの配慮，食育などの条件下で構造改革特別区域（特区）の公立保育所への**外部搬入**が認められた．その後「児童福祉施設最低基準等の一部を改正する省令」により，**満 3 歳以上の児童に対する食事に限り**，公立・私立を問わず全国展開することとなり，満 3 歳に満たない児童に対しては，引き続き，特区認定を申請し，認定を受けた場合に限り外部搬入を認めることになった．

❹ 事業所給食

事業所給食の委託率は 90.3%（2023 年労務研究所調査）である．喫食者のニーズが多様化・高度化しているため，質の高い給食運営が求められている．また，クライアント企業の経営効率化対策や給食利用者数の減少に加えて，管理費の削減，運営コストの見直しなどが余儀なくされており，受託給食会社間の競争が激化している．

4. 給食経営におけるマネジメントサイクル

マネジメントは，アメリカの経営学者であるドラッカーが生み出した概念であり，マネジメントを実際に遂行する人を「マネージャー」，マネージャーを「組織の成果に責任をもつ者」と定義している．

マネジメントサイクルは，管理業務を円滑に進める手法として，ウォルター・シューハートとエドワーズ・デミングより提唱された理論である．仕事をどのような過程で回すと効率良く業務が行えるかというが示されたもので，Plan（計画），Do（実行），Check（点検・評価），Act（改善・処置）の頭文字を取ってPDCA サイクルと呼ばれる．

ナンシー・ハドソンは，「管理栄養士のための経営管理―アメリカにおける考え方と実践を学ぶ―」の著書のなかで「マネジメントは世界に共通したものであり，多くのマネージャーは，ほぼ同じ方法を使い，人間関係の諸問題を扱い，材料を調達し，商品やサービスを産み出している．これらには予算を立て，財務管理をしながら，商品の品質管理もしなければならない．また，これらのすべては，急速に変化している現在の世界のなかで成就させなければならない」と述べている．このことは，給食経営を行うマネージャーには，人，食材料，施設・設備，資金などの資源を活用し，情報を収集して，対象者に応じた商品（給食）とサービスを効率よく産み出していく力が必要であることを意味している．管理栄養士がマネジメントする範囲は多岐にわたるため，それぞれの管理業務について計画的，継続的に機能させる「総合的なマネジメント力」が求められている．

COLUMN

PDCA サイクルは回す仕組みが必要

管理業務を円滑に進める手法としてPDCA サイクルがあるが，「Plan（栄養・食事計画）→Do（食事提供の実施）」のように“PD”で終わってしまい，PDCA サイクルが回ってないケースがある．PDCA サイクルは放っておいても回るものではない．「Check（喫食時の評価）→Act（改善）」につながるように，継続的かつ自発的にPDCA サイクルが回る仕組みを作ることが大切である．具体的には，献立や調理担当者が食事提供時に喫食者の様子を直接見に行くことである（給食業務を委託している場合であっても，委託側の調理師と一緒に喫食状況を把握する）．そうすれば，喫食者の反応や食べ残しの多いメニューなども把握でき，自ずと「次はこう改善しよう」という気持ちになるのではないだろうか．

Chapter 11

給食施設における危機管理対策の基本

学修到達のポイント

- 給食施設におけるリスク予想と対策の提案，および対応マニュアルを作成することができる．
- アクシデント・インシデント管理の意義を理解し，レポートのまとめと改善案の提案を説明することができる．
- 自然災害および事故に備えた対策（非常用の備蓄計画や施設間のネットワークづくり）の必要性を理解し，その方法が説明できる．
- 災害時の給食サービスを計画できる．

本 Chapter「給食施設における危機管理対策の基本」は，給食施設において発生すると想定される事故・災害に対する事前の対策および発生時の対応に関してまとめている．利用者に継続的に食事を提供する役割をもつ給食施設において予測される事故や危機に対する備えは不可欠である．そのために必要な基本的事項を示している．

1．危機管理とリスク管理

1）給食施設における危機管理とリスク管理

危機管理とは，すでに発生した問題・事故に対応するもので，パニックの発生や問題・事故の拡大，再発を防ぐ．リスク管理とは，将来に備え，可能性に対応するもので，問題・事故が起きないようにリスクの低減を図る．リスク管理は，どのような問題・事故が発生する可能性があるかを知る必要がある．危機管理は，原因究明の結果，リスク管理に応用できる．給食施設における安全と信頼を保証し，給食利用者を守るための活動全般のマネジメントを危機管理という．予測される危機には，**ヒューマンエラー（人的エラー）による危機**と，地震や水害などの**自然災害による危機**の2つに大別される．前者には，異物混入や禁止食品の配膳ミスなど，後者には地震災害による停電，ライフラインの断絶がある．普段から危機を予測，想定した対策を講じておく．ヒューマンエラーによる異物混入や禁止食品の配膳ミスでは，利用者への早急な対応として，調理従事者と管理栄養士がお詫びし，繰り返さないために原因を究明する．また未然防止できるよう業務改善を立て，調理従事者等職員へ安全教育や訓練を行う．自然災害による危機管理は，ライフラインが寸断され復旧に時間がかかることを想定したマニュアルを作成し，訓練を実施しておくことが必要である．

2）危機管理対策のための活用できる資源

施設長あるいは給食の責任者は，出来上がった食事が計画通りであり，問題なく食べられる状態にあるかを評価・確認する．これを**検食**という．検食は，調理後，利用者に食事を提供する前に行い，各料理の出来ばえ（色彩，盛り付け等），量，異臭，異味，異物の有無などを点検し，**毎回検食簿に記録して保管**する．検食簿は衛生管理の記録として食中毒事故発生時の提出資料となる．

また，**実際の事故には至らなかった事例のことをインシデント**という．インシデントは**ヒヤリ・ハット**ともよばれる．具体的には，ある給食に関する行為が，①利用者には実施されなかったが，もし実施されたとすれば何らかの被害が予測される場合，②給食利用者には実施されたが，結果的に被害がなく，またその後の観察も不要であった場合をさす．

アクシデントとは，実際に起こってしまったけがや食中毒，異物混入などの出来事である．医療関係においては，医療従事者が予想しなかった悪い結果が患者に起こった事象（事故）としている．

ヒューマンエラーによるインシデント，アクシデントに対して，以下の5つの活動が必要である．

（1）安全管理体制の構築
（2）危機管理に関する職員への教育・研修の実施
（3）情報収集，分析対策立案，フィードバック，評価（危機管理のPDCA活動）
（4）事故への対応
（5）安全文化の醸成

危機管理対策には，実際に起こってしまったアクシデントへの対策と，事故の未然防止対策の2通りがある．前者は，実際に起こったアクシデントに対するマニュアル（対処方法）に従い対処する．マニュアルにないアクシデ

ヒヤリ・ハット事例

厚生労働省の「医療安全対策ネットワーク整備事業」（ヒヤリ・ハット事例収集事業）で使用されている分類項目の一つに食事と栄養として給食施設の危機管理が位置づけられている．給食施設のすべてが医療施設ではないが，参照するとよい．

インシデント

インシデントについて統一された定義はないが，ヒヤリ・ハットとほぼ同義とする場合が多い．傷害をもたらす危険性があった事例，あるいは傷害が発生した事例をインシデントと定義していたり，対象者に実害がなかったレベルから中等度の傷害までをインシデントの範囲に含めたり，アクシデントとのはっきりとした線引きが難しい．

COLUMN

人は誰でも間違える

1999年に米国医学研究所（Institute of Medicine，以下IOM）が公表した医療上のエラーに関する報告書「To Err is Human：Building a Safer Health System（邦訳：人は誰でも間違える―より安全な医療システムを目指して）」では，米国における医療上のエラーの実態を有害事象の推計値を用いて明らかにし，医療安全に関する危機管理に対して数々の提言をしている．そこには，「人は誰でも間違える．だから医療事故は必ず起こる．重要なことは，個人を攻撃して起こってしまった誤りをとやかく言うのではなく，安全を確保できる方向にシステムを設計し直し，将来のエラーを減らすように専心することである」としている．

ントの場合は，人命に関わる案件を最優先する．

給食施設または栄養・給食部門において，危機管理，安全管理に関して研修会など（OJT）を企画・実施し，危機管理について教育，訓練する必要がある．病院では，医療法に規定されている医療安全管理体制の一貫として最低年2回の院内研修会の開催が義務づけられている．

事故を誘発する環境要因把握のため，現場のラウンドを行い，そこに潜んでいる危険を事前に探る．発見した危険要因のうち，危険事態の発生確率や事故の深刻さを考慮し，見逃せない危険，重要危険要因を見極める．重要危険要因について，対策を立案する．そして対策のなかから現実的で実効性のあるものを選び，重要実施項目を絞り込み，安全行動目標を設定する．

2. 事故対策と対応

1）食中毒に対する危機管理

給食施設では，日常から食中毒が発生しないように心がけている．しかし**万が一食中毒が発生した場合には，給食の利用者に対し給食をどのように提供するのか事前に考えておかなければならない**．そのためにも，食中毒発生時の対応マニュアルを作成しておく．

1日に1食を提供している学校給食や保育所給食であれば，利用者にお弁当を持参してもらうことが可能である．しかしながら，1日3食提供している病院や高齢者施設では，食中毒が発生しても給食を継続的に提供しなければならない．食中毒が発生した場合には，厨房を使用できないことを想定し，どのようにして，どのような食事が提供できるか考える．利用者が普通に食事をとることのできる人であれば，近隣の仕出し屋などに最大何食まで弁当提供可能であるか，またその弁当の注文締切時間などを確認し，覚書を結んでおく．弁当の内容についても簡単に取り決めしておく．パンと牛乳やジュースのような簡単なものであれば，近隣のスーパーに確認をとっておく．病院や高齢者施設の利用者は，食事の制限（治療食）や食事形態が特殊な場合が多い．直営で給食運営している施設であっても，近隣の給食受託会社に依頼し，対応できる治療食の種類や食事形態やその食数について，提供可能か，注文締切時間，配送方法を確認し，覚書を結んでおく．また近隣の給食施設などと連絡をとり，スムーズな支援を得るための調整を行うことも考えておく．

2）食中毒発生時の対応

食中毒が発生した場合には，給食施設の管理者は，発生状況を把握し，保健所へ通報しなければならない．食中毒発生時の対応を**図 11-1** に示す．保健所からの食中毒調査による提出書類を**表 11-1** に示す．

食中毒の原因が判明するまで，給食の提供は管理者，保健所側と相談し自粛の方向で検討する．給食を停止する場合は，他施設への支援要請，委託会

施設の管理責任者が発生状況を確認し，保健所に通報

↓

患者の診断をした医師は24時間以内に以下5項目を所轄の保健所に文書，電話または口頭により届け出る義務がある．（食品衛生法第58条及び食品衛生法施行規則第72条）

1. 医師の住所及び氏名
2. 中毒患者もしくはその疑いのある者または死者の所在地，氏名及び年齢
3. 食中毒の原因
4. 発病年月日及び時刻
5. 診断または検案年月日及び時刻

↓

患者の人数や症状の把握と記録

↓

2週間分の原材料と出来上がりの保存食を保健所に提出し原因を究明

↓

・保健所からの食中毒調査（聞き取り調査・立入調査）
・聞き取り調査-発症の有無，発症年月日，医療機関への受診の有無，健康状態，患者の共通の献立や間食等喫食状況

↓

・立入調査-消毒前の施設の拭き取り検体，排水等の採取，おおむね2週間の仕入れ元，原材料購入に関する検収簿，衛生管理に関する記録簿，献立，給食日誌等（表11-1）

↓

保健所の指示による施設内の消毒と給食の停止と再開

図 11-1 ●食中毒発生時の対応

表 11-1 ●食中毒時の提出物

提出物または書類	提出目的
原材料と調理済みの保存食	原因となる菌やウイルスを特定するために分析を行う
献立表	どの料理または食材料から発生したのかを特定するため
調理工程表	誰がどのようにして調理を行ったか確認
加熱調理の中心温度記録簿	一定の温度まで加熱されたものが提供されたか確認
検収簿	検収時の食材料の状態を確認
冷蔵庫・冷凍庫内の温度記録簿	冷蔵庫または冷凍庫は壊れていなかったか，保管温度の確認
厨房内の温度・湿度記録簿	調理作業場内の温度・湿度が食中毒発生に関与していないかを確認
水質検査の記録簿	調理に使用された水の水質を確認
調理従事者の衛生管理表	調理従事者からの感染症ではないか確認
調理従事者の検便結果および健康診断の結果	調理従事者からの感染症ではないか確認
調理従事者の勤務表	調理に誰がいつ携わったか確認
検食簿	検食を行った時に異常はなかったか確認
給食日誌	給食施設での異常はなかったか確認
施設の清掃や衛生管理に関する記録簿	清掃方法や衛生管理状況を確認

社への給食配達依頼，近所の仕出し弁当などを活用し，給食利用者の栄養管理を考慮して決める．

3）食物アレルギー対応に関する危機管理

近年，小児の食物アレルギーの罹患者が増加している．2012年には，小学校で食物アレルギーの児童が給食を食べアナフィラキシーショックを起こし，死亡事故が発生した．文部科学省から2015年に「学校給食における食

物アレルギー対応指針」，厚生労働省からは2019年に「保育所におけるアレルギー対応ガイドライン（2019年改訂版）」が出され，学校給食および保育所給食について，食物アレルギー対応に関する危機管理が示されている．学校では，「学校生活管理指導表」，保育所では「生活管理指導表」の位置づけが明確化されている．食物アレルギーをもつ幼児や児童，生徒は，医師の診断による「生活管理指導表」「学校生活管理指導表」を保育所，学校への提出が必須となっている．食物アレルギー児への安全安心な給食提供のため，組織的に食物アレルギー対応に取り組む．誤食やコンタミネーション[注]を予防し安全性確保のため，原因食物の完全除去対応を原則とし，食物アレルギー対応食の単純化を図る．調理場の施設設備，人員などを鑑みて無理な（過度に複雑な）対応は行わないこととし，安全性を最優先している．アナフィラキシーが起こった時に備え，エピペン®[注]の取り扱いができるように研修をしておく．

コンタミネーション
コンタミネーション（contamination）とは，本来「汚染」という意味であるが，食物アレルギーの場合，アレルゲン物質が混入することをいう．「コンタミ」と略して使う場合もある．

エピペン®
食物アレルギーなどによるアナフィラキシー症状の進行を一時的に緩和し，ショックを防ぐための補助治療剤の商品名で，アドレナリン自己注射製剤のことである．

4）インシデント・アクシデントレポート

インシデントとアクシデントについて情報収集，分析対策立案，フィードバック，評価（危機管理のPDCA活動）するためにレポートする．これは**事故の犯人探しではなく，危険を特定し再発防止につなげるために事実を明確に記すもの**である．反省文ではなく，5W1H〔誰が（WHO），何を（WHAT），いつ（WHEN），どこで（WHERE），どうして（WHY），どのように（HOW）〕を意識し，事実経過を丁寧に書く．インシデントレポートの記入例を**表11-2**に示す．報告項目を選択式にし，なるべく記述が少なく，負担も少ない方がよい．最近ではレポートを電子化し，ネットを介し報告している給食施設もある．

❶ インシデント・アクシデントレポートの活用方法

インシデントレポートの流れの1例を**図11-2**に示す．提出されたレポートは，集計・分析し，給食施設の事故の件数や傾向を把握する資料として活用する．また，それを職員全員にフィードバックし，自分の施設で何が起きているのか周知し，レポートを提出する意義を理解させる．

提出されたレポートから，どんな人に（経験年数等），いつ，どんな場所で，どのような理由で，どのような場合に発生頻度が高いのか分析し，傾向を探る．給食提供のどの段階でインシデントまたはアクシデントが起こり，どこで気づき，最終的にどうすれば防げたか，工程分析を行い，発生原因を

COLUMN

災害時の使い捨て食器

病院で渇水に遭い，食部門において水の使用をできるだけ控えるように院長から指示があった．まず使用食器をすべて使い捨てに替え，献立の汁物を和え物や炒め物に変更した．使い捨て食器は3食（1日分）だけでもすごい量で，倉庫がいっぱいになった．毎日食器を発注した．毎日大量の使い捨て食器のごみが出て，食器洗浄の代わりに，ごみ捨ての作業量が増えた．

表 11-2 ●インシデントレポート記入例

内容：	配膳ミス		**タイトルの記入**		
発生日					
発生時	2012 年 1 月 2 日 18 時 05 分				
患者情報					
年齢	70 歳	性別	男性	患者コード	G32941
発見者	報告者本人				
患者区分	入院患者				
報告者情報					
報告者名					
報告者 1	病棟看護師		○○△子		病棟勤務経験年数 10 年
インシデント			**ここの部分を明確に分類し，データ収集・分析に使用**		
発生場所	3 東病棟				
インシデントの領域					
	給食業務		配膳ミス		
患者の心身状態					
	良好				
自由記述					
インシデントの具体的内容					
	減塩食の患者に，普通食の汁物のついた食事がトレイセットされていた．患者には，通常より 10 分ほど遅れて減塩食の食事を配膳し，特に怒った様子はなかった．食札と食事があってないことに原因がある．食札と食事の確認必要．				
発生要因					
インシデントの経過			**5W1H で事実を記載する**		
	ベテラン看護師が減塩食に汁物が付いているのを病棟の廊下の配膳車前で，患者への配膳直前に発見した．すぐに厨房に連絡し，減塩食を病棟まで持ってきてもらった．患者に，看護師が通常より 10 分遅く食事を届け，食事間違いで交換のため時間がかかった旨の説明を行った．患者は納得した．同時に以後気をつけるように管理栄養士と調理員で患者に謝罪した．				
実施したまたは考えられる改善策					
	調理従事者の勤務人数が少ない時期に起こった出来事であり，配膳終了後に複数 2 名以上の調理従事者で食札と食種があっているか再確認をするように業務のなかへ組み込んだ．				

（日本医療マネジメント学会監修：5 日間で学ぶ医療安全超入門．学研メディカル秀潤社，p54，2011 より一部改変）

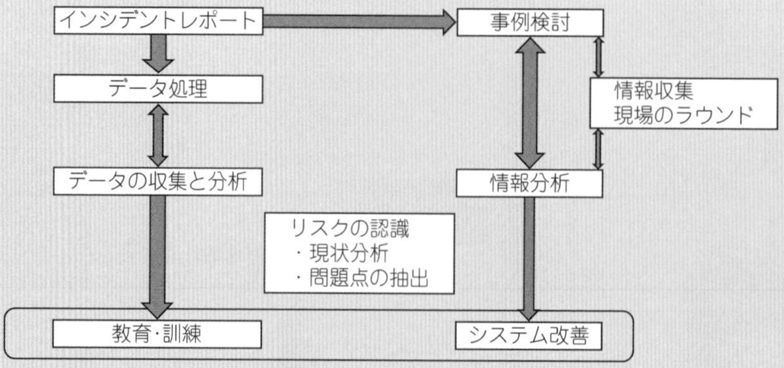

図 11-2 ●インシデントレポートの流れ

（5 日間で学ぶ医療安全超入門．学研メディカル秀潤社，p37，2011 より一部改変）

究明する．そして，発生対策と予防方法を立案する．

❷ インシデント・アクシデントレポートの波及効果

これらのレポートが，事故防止のさまざまな活動につながることが期待できる．事故防止だけでなく，業務改善にも波及し，組織全体を巻き込んでいくことで安全文化の育成にもつながる．

3. 自然災害対策と対応

自然災害で施設が被災し，**寸断されたライフライン**[注]**の復旧に時間を要することを想定した給食提供，または給食提供が困難とされる場合の対応策を定め，マニュアルを作成し備えておく**．給食施設は利用者の栄養改善を図るための社会的役割があり，災害時にライフラインの遮断や厨房の損壊などがあっても，利用者に継続した食事提供が求められる．そのため，災害時には自力で2～3日程度乗り切る対策を考えておかなければならない．給食施設における管理栄養士・栄養士には以下の3つの重要な役割が課せられる．

(1) 施設全体の災害時マニュアルへの給食部門の位置づけ

(2) 備蓄品の整備と人的支援の確保方法等の明記

(3) 施設で対応できない場合の相談先（連絡先）を区市町村および都道府県（地域機関）の管理栄養士・栄養士とともに明確にする．

また，状況によっては，自力で対応できない場合も想定し，区市町村災害対策本部（総水車や救援物資などの手配に応じる部署）に直接支援要請を行い，区市町村や都道府県（地域機関），近隣の給食施設などと連絡をとり，スムーズな支援を得るための調整を行うことも考えておく．

新潟県中越大地震，新潟県中越沖地震等の災害の経験から，災害発生時から想定される事柄，それに伴う支援活動の流れの目安および関係機関の役割が明確になるよう，時系列的に次の4つのフェイズ（局面・段階）に分類し，対応を検討したマニュアルが出されている．

フェイズ0　発生から24時間以内

フェイズ1　発生から72時間以内

フェイズ2　発生から4日目から1か月：避難所対策が中心の時期

フェイズ3　発生から1か月以降：避難所からおおむね仮設住宅入居までの時期

ライフライン

人間が生きていくために必要なもの，水（水道），電気，ガス，食料の流通などのことである．

1）災害時対応の組織と訓練

給食施設は，給食利用者への食事提供を災害時にも継続し，給食の早期平常化により栄養状態の適正化を図らなければならない．1日1食提供の場合でも帰宅困難を想定し，ある程度の食料を備蓄しておく必要がある．ライフライン（ガス・水道・電気など）が供給不能となり，調理器具も破損し一部または全部使用できないことも想定される．食事提供の混乱回避を目的に，平常時から**表 11-3** に示す施設内危機管理対策体制，支援体制の確立，災害

表 11-3 ●平常時の準備

項　目	内　容
施設内危機管理対策体制	●危機管理委員会における検討 ●連絡，指示体制の整備 ●マニュアルの作成
支援体制の確立	●応援要請連絡票の整備 ●外部業者との災害時対応に関する取り決め
災害時備蓄食料等の整備	●施設入所者数と職員数の合計人数 ●備蓄日数３日分，少なくとも２日分 ●災害時用献立の作成 ●必要備蓄の検討（食料，水，使い捨て食器，ラップ，ナイロン手袋，軍手，燃料） ●保管場所の確保（分散保管を考える） ●利用計画（普段の給食への利用，ランニングコスト） ●食料品の種類（濃厚流動，傷病者用流動，誤嚥防止補助食品，特定保健用食品，ミルクなど）
非常時訓練の実施	●緊急支援と支援ネットワーク機能の確認 ●支援食提供訓練 ●スタッフの配置，タイムスタディーの確認

（新潟県福祉保健部：新潟県災害時栄養・食生活支援活動ガイドライン　実践編〜平常時の備えを進め災害時に落ち着いて対応するための手引き．p99，2008 より一部改変）

時備蓄食料等の整備，非常時訓練の４つのことを示したマニュアルを整備しておく．また，非常時に備えた訓練を実施する．

施設内の配食方法についても，エレベーターが停止することを想定し，エレベーターを使用しないで配食する方法を検討し訓練を行い，時間や職員などの配置人数を把握しておく必要がある．

2）災害時のための貯蔵と献立

表 11-4 には災害時の対応例を時系列的に示している．災害に備え，フェイズ０からフェイズ１の２〜３日間，給食施設が自力で乗り越えられるよう，平常時から食糧を備蓄しておく．**表 11-5** に備蓄品の例を示す．給食提供に関する備蓄食品や物品は，利用者の特性や施設の立地条件などを勘案し，量，種類，備蓄方法，保管場所などを検討し明確にしておく．備蓄食品は，常温保存可能，個別包装で，ライフラインに頼らず美味しく食べやすく，調理済みで開封するだけで食べられるものが最適である．また，要配慮者[注]への食事も考慮して，備蓄食品を整備しておく．また，保管場所には非常時の停電に備え，懐中電灯を常備しておく．

＜備蓄計画の留意点＞

ライフライン寸断や通常の食材流通ルートが正常に機能しない状況を想定し，非常用献立を作成しておく．ライフラインの供給状況を複数想定し，備蓄食料品と合わせて非常時の献立を考えておく．

要配慮者

要配慮者とは，災害時に特別な支援が必要な対象者のことで，ここでは普通の食事を摂取するのが困難な者をさし，摂食嚥下困難者，疾病による食事制限がある者，食物アレルギーをもつ者，乳児，妊婦などである．

表 11-4 ●災害時の対応例

<table>
<tr><th colspan="2" rowspan="2">区　分</th><th>フェイズ 0
（おおむね災害発生後
24 時間以内）</th><th>フェイズ 1
（おおむね災害発生後
72 時間以内）</th><th>フェイズ 2
（おおむね災害発生後
4 日目から 1 か月以内）
（避難所対策が中心の時期）</th></tr>
<tr><th>初動体制</th><th>緊急体制</th><th>応急体制</th></tr>
<tr><td rowspan="3">想定される状況</td><td rowspan="2">1 日 3 食提供施設</td><td colspan="2">ライフラインの寸断，厨房設備破損により使用不可，食材料納入ルート遮断，移送・他施設利用者受け入れ等による食数の増減</td><td>健康問題発生</td></tr>
<tr><td>非常事態における食事提供，職員の出勤困難，外部との連絡（通信網）が遮断される</td><td>物資の不足，衛生状態の悪化，一般被災住民の受け入れ</td><td></td></tr>
<tr><td>1 日 1 食提供施設</td><td>学校，保育園は休校休園になる場合が多い</td><td>学校の設備等を活用した炊き出しの準備開始</td><td>学校の設備を活用した炊き出し実施，給食再開に向けた調整</td></tr>
<tr><td colspan="2" rowspan="11">被災給食施設（入居施設で，1 日 3 食提供の施設を中心に記載）</td><td>状況把握
●被害状況の把握，市町村対策本部設置状況の確認，都道府県地域機関への連絡・相談，要配慮者の把握
備蓄食品等を活用した食事提供
支援要請
●物的な支援要請，人的な支援要請</td><td>状況把握
●ライフラインの復旧情報，破損器具の点検，修理，都道府県地域機関への連絡相談
備蓄食品等を活用した食事提供
支援要請
●物的な支援要請，人的な支援要請</td><td>食事の提供
●給食利用者の健康状況の把握と対応，通常の食事提供再開に向けた調整
支援要請
●物的な支援要請，人的な支援要請</td></tr>
<tr><td colspan="3">1．厨房の被害状況の把握
●水道，ガス，電気等の点検
●厨房内構造，調理設備・器具，食器類等の点検</td></tr>
<tr><td colspan="3">2．スタッフの確保
調理員の出勤状況，健康管理，確保困難な時の応援体制</td></tr>
<tr><td colspan="3">3．食材料の確保
在庫食材料，納入業者の確認，増員分食材料の確保</td></tr>
<tr><td colspan="3">4．災害時用献立の作成
●被害状況に応じて，給食可能な献立を作成
●初期には最低限のエネルギー・水分確保</td></tr>
<tr><td colspan="3">5．調理・配食作業の環境整備
調理場所，熱源（発電機，プロパンガス等）の確保，運搬用エレベーター使用不可時の人員配置，使い捨て食器等の手配，衛生管理用品の調達，入所者の病室移動等に伴う食数把握の仕組み等</td></tr>
<tr><td colspan="3">6．特別用途食品等の調達
利用者の身体状況・ニーズに応じた調達</td></tr>
<tr><td colspan="3">7．利用者の健康調査
●健康状況・ストレス・食事摂取状況確認
●疾病，傷病等変化の確認</td></tr>
<tr><td colspan="3">8．栄養アセスメント・ケアプランの修正
●短期計画による摂取可能な食事に随時修正
●長期化の場合は医療機部門と連携し再検討</td></tr>
<tr><td colspan="3">9．栄養管理実施計画検討と評価
個別対応を全体のものとして総括し，実施後の評価を行う</td></tr>
<tr><td colspan="3">10．管理栄養士による利用者栄養巡回指導
●入所者の健康状況把握
●入所者への声掛け</td></tr>
</table>

（新潟県福祉保健部：新潟県災害時栄養・食生活支援活動ガイドライン　実践編～平常時の備えを進め災害時に落ち着いて対応するための手引き．p99，2008，新潟県福祉保健部：新潟県災害時栄養・食生活支援活動ガイドライン．p36，2006 より一部改変，日本公衆衛生協会：大規模災害時の栄養・食生活支援ガイドライン．2020）

表 11-5 ●備蓄品

区分			内容
備蓄食品	主食		米（アルファ米，無洗米），ご飯，かゆ等（缶詰・フリーズドライ・レトルト） パン（缶詰），餅（水戻し，真空パック），即席麺 乾パン，ビスケット，コーンフレーク
	副食	主菜	肉・魚・卵料理（レトルト・缶詰，フリーズドライ）
		副菜	野菜料理（レトルト・缶詰・フリーズドライ），即席汁物 野菜・海藻類（フリーズドライ・水煮缶） 果物（缶詰・ドライフルーツ）
	飲料		飲料水（お茶や水のペットボトル） 野菜ジュース，果汁 ロングライフミルク（LL 牛乳），ベビーフード
	特殊食品		粉ミルク（乳児用），液体ミルク，ベビーフード 濃厚流動食，病態用食品（糖尿病，腎臓病用） 栄養補助食品
その他	水		最低１人１日２Ｌを目安に用意．調理，飲料ともに必要
	使い捨て食器類		使い捨て食器類（皿，椀，コップ，箸，スプーン等），缶切り，ラップ，アルミホイル，ビニール袋，輪ゴム
	衛生管理用品		手指消毒用アルコール，逆性石けん，ウエットティッシュ，ペーパータオル，ディスポ手袋，ディスポマスク，ゴミ袋
	電気		非常用コンセント，自家発電機の有無，発電装置の整備，食事運搬方法の検討
	ガス		カセットコンロ，ガスボンベ，マッチ，点火ライター，固形燃料，灯油，プロパンガス，コンロ等は地元業者と事前に契約

（新潟県福祉保健部：新潟県災害時栄養・食生活支援活動ガイドライン．p66，76，2006 より一部改変）

COLUMN

災害時の配膳

病院勤務時代，管理栄養士の出張中に揺れの大きい地震が午後４時頃に起こった．厨房は地下にあり，普段は専用エレベーターに配膳車を乗せて給食を病棟へ運搬していた．地震の震度が大きかったために停電でエレベーターが停まり，非常用電源ではエレベーターは動かなかった．停電のまま夕食の時刻が近づいた．給食の調理担当者と病棟の看護師が人海戦術で地下の厨房から３階と４階の病棟まで１人１食ずつ持って階段を上って運んだ．所要時間は１時間ほどかかった．

Chapter 12

各種施設における給食経営管理

学修到達のポイント

- 各種給食施設における経営理念と経営形態を説明できる.
- 各種給食施設の給食の意義・役割が説明できる.
- 各種給食施設の種類別の展開（ライフステージ別の食事計画や具体的な調理特性）を説明できる.

本 Chapter「各種施設における給食経営管理」は，医療施設，高齢者・介護福祉施設，児童福祉施設，障害者福祉施設，学校，事業所，その他の給食施設に分けてその特徴をまとめている．施設の種類ごとに，利用者の特徴は異なり，給食の目的，関連する法令も異なる．それによるサブシステムおよび給食システムなどの違いを示している．

1. 医療施設

1）給食の意義と対象者特性

❶ 医療施設の給食

医療施設の給食の意義は，管理栄養士が行う栄養管理のなかで，入院患者に対し「医療の一環」として，そのプロセスにおいて品質管理された食事などを提供している．その目的は，傷病者の疾病の治療および病状の改善であり，さらに食事を教材とした栄養教育などである．提供される食事は，治療食として医師の指示に基づいて，管理栄養士によって品質管理がされ，個々の傷病者に対して適切な栄養素量を供給することである．その際，個々の生活習慣や嗜好，心理状態にも配慮する必要がある．さらに抵抗力や免疫力が低下しているので，食品衛生にはいっそうの注意が必要である．具体的には，糖尿病や腎臓病などは，医学に基づいた栄養素の制限や付加がされるなど，品質管理された食事として提供される．

❷ 一般治療食と特別治療食

給食は，大きく**一般治療食**と**特別治療食**に分けられる（**表 12-1**）．一般治

表 12-1 ●医療施設における食事分類

	分類		
一般治療食	●調乳・離乳食 ●幼児食 ●学齢食 ●妊産婦食 ●成人食 ●高齢者食	食事形態別	常食
			軟食 （全・分粥食）
			流動食
特別治療食	加算特別食	特別食と指定	
	非加算特別食	特別食指定以外	

特別治療食
特別治療食には，腎臓食，肝臓食，糖尿食，胃潰瘍食，貧血食，膵臓食，脂質異常食，痛風食，てんかん食，先天性代謝異常症，治療乳，無菌食，低残渣食，高度肥満症食，小児食物アレルギー食，特別な検査食などがある．

療食はライフステージ区分と食形態区分がある．特別治療食には，加算特別食と非加算特別食があり，診療報酬上の加算対象である特別治療食として，**医師の発行する食事せんに基づいた「治療食」「無菌食」「特別な場合の検査食」**がある．また，非加算特別食には，高血圧症に対する減塩食，食物アレルギー食，鉄欠乏以外の原因に由来する入院患者の貧血食，嚥下困難食などがある．しかし，非加算特別食であっても特別に栄養成分や食事形態などに配慮しているため，治療効果が上がらない食事ということではない．さらに栄養補給法分類から，経腸栄養法と経静脈栄養法に大別され，経腸栄養法はさらに経口栄養法と経管栄養法に分類され，食品扱いの栄養剤使用は，栄養部門が管理する．

❸ 対象者

対象者は，疾病の治療を目的に医療の提供を受けている患者が対象となり，ライフステージ，疾病種別，病状の程度，治療期間もさまざまである．個々の必要に応じて栄養補助食品の提供や食形態調理が必要な患者など，栄養・食事管理の対象者および食事療養の内容は幅広く，精神的・心理的な面も踏まえた個々への対応が重要となる．

2）管理栄養士・栄養士の配置と関連法規

病院における管理栄養士・栄養士の配置は，医療法第 21 条「病院に配置すべき職種」施行細則第 19 条「病床数 100 以上の病院にあっては栄養士 1」，医療法第 22 条の 2「特定機能病院に配置すべき職種」施行細則第 22 条の 2「管理栄養士 1 以上」，健康増進法第 21 条「特別な栄養管理が必要な施設への管理栄養士の必置」施行細則第 7 条「医学的管理が必要な施設 1 回 300 食以上または 1 日 750 食以上」と規定され，業務内容については，病院給食栄養士業務要領（厚生省衛生局長，医務局長通知）で示されている．

社会診療報酬点数では，入院時食事療養費や栄養食事指導（入院・外来・在宅・集団）等によって，管理栄養士業務が評価されている．2012 年改定では，医療機関の入院基本料算定の条件として，入院診療計画，院内感染，医療安全管理，褥瘡対策とともに栄養管理体制の整備が掲げられ，入院時からの患者の栄養管理を医師，看護師，管理栄養士らが共同して行うこととなった（**表 12-2**）最近では，リハビリテーション病棟や特定機能病院等で病棟配置が評価されている．

表 12-2 ● 入院基本料における栄養管理体制の施設基準

栄養管理体制の基準
(1) 当該保険医療機関内に，栄養管理を担当する常勤の管理栄養士が 1 名以上配置されていること．有床診療所は非常勤でもよい．
(2) 管理栄養士をはじめとして，医師，看護師，その他医療従事者が共同して栄養管理を行う体制を整備し，あらかじめ栄養管理手順を作成すること．
(3) 入院時に患者の栄養状態を医師，看護職員，管理栄養士が共同して確認し，特別な栄養管理の必要性の有無について入院診療計画書に記載していること．
(4) 特別な栄養管理が必要と医学的に判断される患者について，栄養状態の評価を行い，医師，管理栄養士，看護師その他の医療従事者が共同して，患者ごとの栄養状態，摂食機能及び食形態を考慮した栄養管理計画を作成していること．入院後 7 日以内．
(5) 栄養管理計画には，栄養補給に関する事項（栄養補給量，補給方法，特別食の有無，栄養食事相談事項（入院時，退院時の相談指導の計画等），その他課題に関する事項，栄養状態の評価の間隔等）を記載．当該計画書の写しを診療録に貼付．
(6) 栄養管理計画に基づいた栄養管理を行い，定期的に記録．
(7) 栄養状態を定期的に評価し，必要に応じて計画を見直す．
(8) (1) に規定する管理栄養士は，1 か月以内の欠勤については，欠勤期間中も算入することができる．なお，管理栄養士が欠勤している間も栄養管理のための適切な体制を確保していること．
(9) 管理栄養士の離職または長期欠勤のため，(1) に係る基準が満たせなくなった場合，地方厚生局長に届け出た場合に限り，届出を行った日の属する月を含む 3 か月間に限り，算定できる．

一方，2010 年 4 月の厚生労働省医政局長通知「医療スタッフの協働・連携によるチーム医療の推進について」では「管理栄養士は，傷病者に対する栄養管理・栄養指導や栄養状態の評価・判定等の専門家として医療現場において果たし得る役割は大きなものとなっており，以下に掲げる業務は，管理栄養士を積極的に活用することが望まれる」としている．①一般食（常食）について，医師の包括的な指導を受けて，その食事内容や形態を決定し，または変更すること．②特別治療食について，医師に対し，その食事内容や形態を提案すること（食事内容などの変更を提案することを含む）．③患者に対する栄養指導について，医師の包括的な指導（クリティカルパスによる明示など）を受けて，適切な実施時期を判断し，実施すること．④経腸栄養療法を行う際に，医師に対し，使用する経腸栄養剤の種類の選択や変更などを提案すること．

3）組織および運営形態の特徴と関連分野との連携

❶ 病院の組織

個々の患者に適したサービスを提供するには，院内の組織系統を明確にする必要があり，栄養部門は診療補助部門（コメディカル）に位置づけられ，他部門と共同することが重要である（**図 12-1**）．

医療機関の栄養管理業務担当部門では管理栄養士が中心となって，調理師など関係する他のスタッフとともに業務を担う．したがって，管理栄養士は，医療チームの一員として必要な知識・技術を修得し，患者の満足度の高い医療を提供していくことが重要となっている．

❷ 提供される食事の評価

医療施設では，栄養管理（給食）委員会が設けられている．医師，看護師，管理栄養士・栄養士，その他の食事関係者で構成され，提供される食事

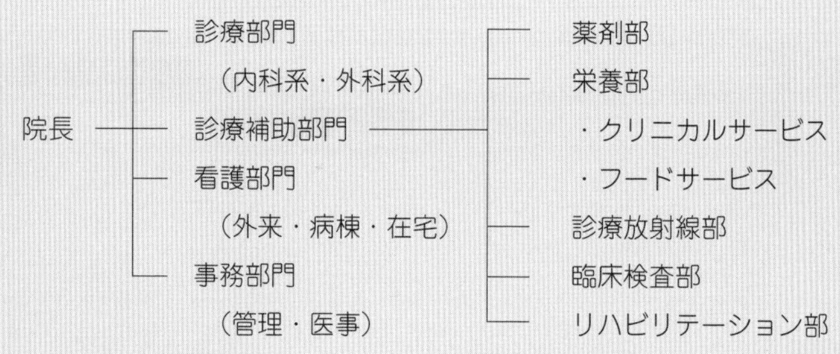

図 12-1 ●病院の組織例

が治療効果を十分あげているか，またミールラウンドを通し患者の嗜好，要望などが考慮されているかを検討する．管理栄養士が運営に責任をもち，**栄養アセスメントに基づいて策定された栄養食事計画が適切に実行されているか，病状や食事の摂取状況が改善されているかなどを評価し，課題を見つけて改善策を検討する**．

❸ 運営形態

医療施設の給食の運営形態は，直営を原則としてきたが，1986 年に外部委託が認められ，1993 年に病院における給食業務内容（範囲）や委託方法などが示され，病院が自らしなければならない業務も示されている（Chapter 10 表 10-11 参照）．人員や業務の簡素化，運営コストの低減を目的とした外部委託が増えている．これは，診療報酬点数上でも病棟での栄養管理の重要性から施設の管理栄養士業務の業務転向，負担軽減目的もある．なお，最終責任は施設側にある．

1996 年には，病院給食の院外調理[注]が認められた．この背景には，調理技術の向上や衛生管理の進歩があるが，患者からの食事に対する要望の多様化や，患者サービスへのニーズの高まりに対して効率的，効果的に対応するためである．

院外調理
入院患者等に対して当該施設外の施設において加工された食品を施設内において提供することをいう．

❹ 関連分野との連携

栄養部門には，多くの関連分野があり，その連携は単なる食事の提供のみならず，患者の医療施設に対する満足度にも影響する．給食管理を行ううえでも，医師による疾患の診断や治療計画，看護師による患者状態や喫食状況，薬剤師による薬と食事関係，事務管理部門による経理など，さまざまな情報が必要であり，栄養部門内に限らず，他部門や人との連携・共同が重要である．

4）献立・食事形態の特徴

❶ 給与栄養目標量

給与栄養目標量は，各々の施設ごとに約束食事箋[注]によって定められている．しかしすべての入院患者を当てはめるのは困難であり，必要に応じて，

約束食事箋
あらかじめ必要と思われる代表的な食種に対して治療効果の上がる基準を栄養管理委員会で審議し，院内での統一基準として定めたものである．約束食事箋には，疾病別と栄養成分別がある．疾病別管理方式とは，腎臓病食，肝臓食，糖尿病食，胃潰瘍食などと疾病別に分類して栄養管理する方法であり，栄養成分別管理方式とは，エネルギーコントロール食，たんぱく質コントロール食，脂質コントロール食，塩分コントロール食など栄養素別に管理する方法であり，後者は献立の合理化を図ることができる．

特別な指示やコメントによって個人対応を行う．

❷ 献立作成

献立作成にあっては，その治療の目的を注視しながら以下の点についても考慮する．①食材料の選択と調理法，②適当な硬さと分量，③料理に適した温度で提供，④食品衛生，⑤食欲向上の工夫，⑥作業効率（展開献立）．病態に応じた食種は多様である．一般食を基に治療食への展開，常食を基に異なる形態の食事に展開するなどの献立の展開には合理的に行う方法を考慮する必要もある．

5）給食システムの特徴

❶ 栄養・食事管理システム

医療施設の給食は，疾病の治療，回復および増悪防止を目的に加療する患者を対象としており，医師の診断に基づく食事指示に従い，給与栄養目標量および食品構成を設定し，献立を作成し治療食として食事を提供する．また，**提供された食事の摂取量の把握も重要**であり，目標量に対する充足率や食欲といったモニタリング事項となる．その方法は，患者個々のミールラウンド，残食量チェックや診療録からの情報収集などによる．

❷ 生産管理システム

約束食事箋にある食種別に食数を把握（食数管理）し，発注・検収・在庫管理（食材料・購買管理），調理，盛り付け，配膳，下膳と流れる．特に医療施設での給食は，一度に数十種類の食事を提供することや特定の食品を禁止するなど，患者個々に対応する食事の提供が求められるため注意を要する．また，食数管理も急な入院患者に対応できるような柔軟な運用が必要であり，提供管理では適時適温給食が常となっている．さらに，人事や作業管理の点から，クックチルやクックフリーズなどの新調理法やカミサリーシステムも導入されている．

現在の給食経営管理は，種々のソフトによってコンピュータ化され，また**オーダリングシステム**[注]**や電子カルテ**[注]**との一体化**が進んでいる．栄養部門では栄養アセスメントから得た情報を入力したり，総合的な情報を栄養管理や栄養指導に活用できる．給食経営管理においても，特別食や食数の把握が容易となり，調理や配膳の効率化，発注処理などの事務管理の効率化も図れる．また，患者の症状，咀嚼能力，嗜好などの情報から，配膳時にきめ細かな患者サービスを提供することも可能となる．しかし，患者の種々の情報を入力するため，個人情報管理体制が重要となる．

オーダリングシステム
入院患者に対し，多部門のスタッフが連携するために，入院時の情報や診断，検査の結果などをコンピュータ端末から入力し，体系的に保存し，必要な部門で活用するシステムをいう．

電子カルテ
診療情報（診療の過程で得られた患者の症状や治療経過等の情報）を電子化した診療録．

6）入院時食事療養制度と給食費

医療施設の給食経営は，社会保険診療報酬点数に基づいて「入院時食事療養制度」と「入院時生活療養制度」があり，保険者からの報酬や入院患者の自己負担によって行われている．

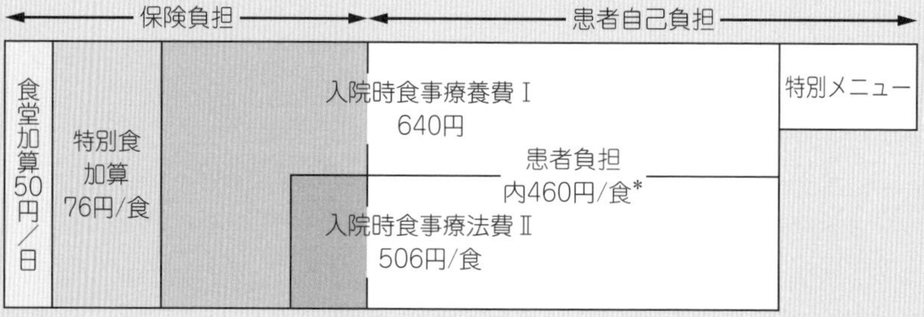

図12-2 ●入院時食事療養費（2020年4月現在）

1994（平成6）年に**入院時食事療養制度**等が導入され，2006年の改定では，自己負担や特別食加算などが1日単位の算定から1食単位に変更された．入院時食事療養制度には，保険医療機関が厚生労働大臣の定める基準（常勤の管理栄養士または栄養士，適時，適温，帳票整備など）に基づいて都道府県に届出を行い，受理された場合に適用される入院時食事療養（Ⅰ）と，届出をしない保険医療機関に適用される入院時食事療養（Ⅱ）とがある．

患者標準自己負担金
負担額は1食につき設定されるが，所得（住民税非課税世帯）により軽減される．
*2024年度中に490円/食に引き上げの予定．

入院時食事療養（Ⅰ）では，**1食640円（標準自己負担金[注]460円/食*あり）**に加えて**特別食加算，食堂加算**が算定できる．また，特別メニューとして選択食を選択した患者から支払いを受けることができる．なお，入院時食事療養（Ⅱ）が適用される保険医療機関は，1食につき506円である（**図12-2**）．ほかに入院時生活療養費ⅠⅡがある．

入院時生活療養制度にも，定める基準に基づいて都道府県に届出を行い，受理された場合に適用される入院時生活療養（Ⅰ）と届出をしない保険医療機関に適用される入院時生活療養（Ⅱ）とがある．入院時生活療養（Ⅰ）では，1食につき554円に加えて，特別食加算，食堂加算が算定できる．入院時生活療養（Ⅱ）は，1食につき420円である．また，入院時生活療養（Ⅰ）（Ⅱ）ともに，適切な療養環境を形成するための療養として1日398円を加算することができる．

現場から

持続可能な給食提供をどのように工夫しているか

当院では，せん妄，幻覚，食事拒否などを合併した認知症患者の入院が非常に多いため，個々の症状に応じた個別対応食が飛躍的に増加している．対応内容は多岐にわたるが，栄養科スタッフの作業は繁雑となるためさまざまな工夫が必要となる．たとえば，食材料の下処理作業では，業務量を軽減するため可能な限り包丁は使用せず，フードスライサーなどを積極的に活用している．その結果，調理経験がない少人数のスタッフでも対応が可能となり，調理経験があるスタッフは個別対応食の担当とすることができる．また，個別対応食が増加すると誤配膳のリスクも高まる．防止策として食札へのコメント記載や複数名での確認作業は当然だが，食札の色や使用するトレーの色なども変更することで，視覚からも誤配膳防止が可能となる．このような細かな工夫を積み重ねることで，継続的に多くの個別対応食へ対応できるものと考えている．

〔石岡拓得／弘前愛成会病院・栄養科〕

① 特別食加算とは，患者の病状に対応して医師の発行する食事箋に基づき，特別食を提供した場合に**1食につき76円**加算できる．

② 食堂加算とは，病棟に食堂が設置され，その面積が病床1床あたり0.5 m^2以上とされ，**1日につき50円**加算できる．なお，談話室との兼用は差し支えない．

③ 特別メニューとは，患者の多様なニーズに対応して，自己負担金1食あたり17円を標準として特別なメニューを提供することができるとされており，患者への十分な情報提供，自由な選択と同意が必要で，メニューの内容と料金（17円に固執しない）を掲示やパンフレットなどでわかりやすく患者に情報提供することが求められている．同時に栄養素量について患者ごとに栄養記録を作成し，医師と管理栄養士または栄養士の連携の基に個別的な医学的・栄養学的管理を行うことが必要である．

7）給食と栄養教育

医療施設における栄養教育は，患者の病態に応じた食事提供を通して治癒効果を高めるための教育的役割が大きく，食事療法を正しく理解し，退院後の食事管理を自らができる管理能力を身につけることが目的となる．よって栄養教育は，臨床心理，カウンセリングなどの技術をもって管理栄養士が主体で行うが，医療スタッフの一人として医師，看護師などと連携をとり，チームで患者に関わることも重要となる．患者個々にあったオーダーメードの医療サービスが求められる．栄養教育は，入院，外来，在宅，集団に分けられる．入院患者へは，品質管理された給食を教材として用い，提供される給食の必要性などを説き，食事療法の重要性などを説明し，退院後の食事の自己管理ができるよう知識や技術を支援する．

2. 高齢者・介護福祉施設

1）給食の意義と対象者特性

高齢者は，それまでの生活環境や食生活による個人の嗜好の違い，身体的機能の低下，歯の欠損などによる咀嚼力の低下，嚥下困難，疾病，寝たきり，認知症，味覚の低下により味付けの濃いものを好むなど，食生活にさまざまな影響が出てくるため個人差が大きい．食事の提供は画一的なものではなく，多様な対応を図ることが望まれる．

また，高齢者施設では，たんぱく質・エネルギー低栄養状態（PEM）を改善し，QOLを向上させることが重要とされている．主な高齢者・介護福祉施設を**表12-3**に，介護報酬の加算と算定要件を**表12-4**に示した．介護報酬の加算では管理栄養士だけでなく他の職種（医師，看護師，介護支援専門員等）との協働での栄養ケア計画などの取り組みが求められている．

2）管理栄養士・栄養士の配置と関連法規

高齢者を対象とした，主な高齢者福祉サービスと栄養士の配置を表 12-3 に示した．入所定員が少なく併設施設などと連携して運営できる場合は必置となっていない．介護保険における施設サービスは，要介護者（要介護 1～5）が介護や生活援助を受ける施設であり，老人福祉法に規定されている特別養護老人ホーム（介護老人福祉施設），老人保健法に規定されていた老人保健施設（介護老人保健施設），医療法に定められている療養型医療施設（介護療養型医療施設），介護保険法による介護医療院がこれに該当する．当該施設での栄養マネジメント加算では常勤の管理栄養士の配置が算定要件になっている．また，居宅サービスは在宅介護を支援することにより，介護予防を目的としているが，他の配置規定と同様に併設施設などと連携して運営できる場合は必置となっていない．

3）組織および運営形態の特徴と関連分野との連携

個人の身体状況に合わせた介護を重要視しているため，大規模な施設は少ない．したがって，給食業務部門も小規模の施設が多く，施設の管理栄養士や栄養士の人数は少ない．給食の運営形態は直営も多いが，近年では給食サービス業務を受託事業者が運営し，栄養管理業務を施設側の管理栄養士や栄養士が担うといった業務分担をする施設も増えている．

4）献立・食事形態の特徴

高齢者は身体的活動の低下などにより食事量が減少し，それに伴って栄養量の摂取が不足する傾向があり，微量栄養素を考慮した献立作成が重要である．また，摂取量を増やすためには嗜好に対応することも重要である．また，身体状況に合わせた介護用食器の利用など個別の対応を行う．

さらに，咀嚼・嚥下能力の低下に対応した食品選択や調理形態に配慮することも必要であり，ソフト食，ミキサー食，ゼリー食などがあるが，病院や施設を移動する高齢者の調理形態がなるべく異ならないことを目的とし，**現在では多くの施設が「日本摂食・嚥下リハビリテーション学会嚥下調整食分類 2021**[注]**：学会分類 2021」を嚥下調整食の統一基準とし利用**している．

日本摂食・嚥下リハビリテーション学会嚥下調整食分類 2021

2013 年に日本摂食・嚥下リハビリテーション学会によって，7 種類に分類された食事形態の基準である（2021 年に改訂）．

高齢者に多くみられる脱水症状については，水分を多く摂取できるような献立作成だけでなく，日常生活のなかでの水分補給の方法も工夫する．

5）給食システムの特徴

❶ 栄養・食事管理システム

高齢者施設の給与エネルギー目標量は，個々の対象者の推定エネルギー必要量を算出し，その分布状況を確認しながら設定する．ただし，**身体活動レベルは，病院における入院患者のベッド上安静 1.2，ベッド外活動 1.3，リハビリ施行中 1.4 を参考にする**．

栄養管理は他職種と協働しながら，個々人の食事摂取状態を把握する必要

表 12-3 ●主な高齢者福祉施設の概要と栄養士の配置規定

（◎必置○条件付き必置）

施設の種類	施設の概要	給食の実施	配置規定法令	栄養士の配置	設置基準・条件
特別養護老人ホーム（介護保険施設）	65歳以上の者であって，身体上または精神上著しい障害があるために常時の介護を必要とし，かつ居宅において適切な介護を受けることが困難な者を入所させ，養護することを目的とする施設（20条の5）	1日3回	老人福祉法特別養護老人ホームの設備及び運営に関する基準12条	○	1名以上．ただし，入所定員が40人を超えない施設で，他の福祉施設等の栄養士との連携により効果的な運営を期待することができる場合で，入所者の処遇に支障のないときは栄養士を置かないことができる．
養護老人ホーム	65歳以上の者であって，環境上および経済的理由により，居宅において養護を受けることが困難な者を入所させ，養護するとともに，社会的活動に参加するために必要な指導および訓練その他の援助を行うことを目的とする施設（20条の4）	1日3回	老人福祉法養護老人ホームの設備及び運営に関する基準12条	○	1名以上．ただし，特別養護老人ホームに併設する入所定員が50人未満の養護老人ホーム（併設する特別養護老人ホームの栄養士との連携により効果的な運営を期待することができ，入所者の処遇に支障のない施設）は，栄養士を置かないことができる．
軽費老人ホーム（A型，B型等）	無料または低額な料金で老人を入所させ，食事の提供その他の日常生活上必要な便宜を供与することを目的とする施設（60歳以上，夫婦の場合どちらかが60歳以上）．B型は自炊ができる程度の健康状態にある人（20条の6）	1日3回	経費老人ホームの設備及び運営に関する基準11条	○	1名以上．ただし，定員が40人以下または他の社会福祉施設等の栄養士との連携を図ることにより，効果的な運営を期待することができる場合は，栄養士を置かないことができる．
介護老人保健施設（介護保険施設）	要介護者に対し，施設サービス計画に基づいて，看護，医学的管理の下における介護および機能訓練その他必要な医療ならびに日常生活上の世話を行うことを目的とする施設（65歳以上）（8条25項）	1日3回	介護老人保健施設の人員，施設および設備並びに運営に関する基準2条	○	入所定員100以上で1名以上
介護療養型医療施設（介護保険施設）	療養病床等を有する病院または診療所であって当該療養病床等に入院する要介護者に対し，施設サービス計画に基づいて，療養上の管理，看護，医学的管理の下における介護その他の世話および機能訓練その他必要な医療を行うことを目的とする施設（8条26項）	1日3回	指定介護療養型医療施設の人員，設備及び運営に関する基準2条	○	病床数100以上で1名以上
短期入所生活介護（ショートステイ）（指定居宅サービス）	要介護者を特別養護老人ホーム等へ短期間入所させ，当該施設において入浴，排泄，食事等の介護その他日常生活上の世話および機能訓練を行う（介保8）	1日3回	指定居宅サービス等運営基準121条	○	1人以上．ただし，利用定員が40人以下の場合は他の施設の栄養士を充当させることができる．
短期入所療養介護（ショートステイ）（指定居宅サービス）	要介護者を介護老人保健施設等へ短期間入所させ，当該施設において看護，医学的管理の下における介護および機能訓練その他必要な医療ならびに日常生活上の世話を行う（介保8）	1日3回	介護老人保健施設の人員，施設および設備並びに運営に関する基準2条	○	入所定員100以上で1名以上．ただし，同一敷地内で業務に支障がない場合は兼務可能である．
通所介護（デイサービス）（指定居宅サービス）	要介護者を特別養護老人ホーム等に通わせ，当該施設において入浴，排泄，食事等の介護，生活等に関する相談，助言，健康状態の確認等の日常生活上の世話や機能訓練を行う（介保8）	昼食	—	—	
通所リハビリテーション（デイケア）（指定居宅サービス）	要介護者を介護老人保健施設等に通わせ，当該施設において，その心身の機能維持回復を図り，日常生活の自立を助けるために行われる理学療法，作業療法その他必要なリハビリテーションを行う（介保8）	昼食	—	—	

表 12-4 ●介護報酬における主な加算の種類と算定要件

施設	栄養マネジメント強化加算	11単位/日	・管理栄養士を常勤換算方式で入所者の数を50（施設に常勤栄養士を1人以上配置し，給食管理を行っている場合は70）で除して得た数以上配置すること． ・低栄養状態のリスクが高い入所者に対し，医師，管理栄養士，看護師等が共同して作成した，栄養ケア計画に従い，食事の観察（ミールラウンド）を週3回以上行い，入所者ごとの栄養状態，嗜好等を踏まえた食事の調整等を実施すること． ・低栄養状態のリスクが低い入所者にも，食事の際に変化を把握し，問題がある場合は，早期に対応すること． ・入所者ごとの栄養状態等の情報を厚生労働省に提出し，継続的な栄養管理の実施に当たって，当該情報その他継続的な栄養管理の適切かつ有効な実施のために必要な情報を活用していること．
施設	経口移行加算	28単位/日（当該計画が作成された日から起算して180日以内の期間に限り）	・医師の指示に基づき，医師，歯科医師，管理栄養士，看護師，介護支援専門員その他の職種の者が共同して，現に経管により食事を摂取している入所者ごとに経口による食事の摂取を進めるための経口移行計画を作成している場合であって，当該計画に従い，医師の指示を受けた管理栄養士又は栄養士による栄養管理及び言語聴覚士又は看護職員による支援が行われた場合に算定． ・栄養ケア・マネジメント未実施減算に該当している場合は算定できない． ・経口による食事の摂取を進めるための経口移行計画に基づき，管理栄養士又は栄養士が行う栄養管理及び言語聴覚士又は看護職員による支援が，当該計画が作成された日から起算して180日を超えた期間に行われた場合であっても，経口による食事の摂取が一部可能な者であって，医師の指示に基づき継続して経口による食事の摂取を進めるための栄養管理及び支援が必要とされるものに対しては，引き続き当該加算を算定できる．
施設	経口維持加算	（Ⅰ）400単位/月 （Ⅱ）100単位/月	・経口維持加算（Ⅰ）は，現に経口により食事を摂取する者であって，摂食機能障害や誤嚥が認められる入所者に対して，医師又は歯科医師の指示に基づき，医師，歯科医師，管理栄養士，看護師，介護支援専門員その他の職種の者が共同して，食事の観察及び会議等を行い，入所者ごとに経口維持計画を作成している場合であって，医師又は歯科医師の指示（歯科医師が指示を行う場合にあっては，当該指示を受ける管理栄養士等が医師の指導を受けている場合に限る．）に基づき管理栄養士等が栄養管理を行った場合に算定． ・経口維持加算（Ⅱ）は，当該施設が協力歯科医療機関を定めている場合であり，経口維持加算（Ⅰ）において行う食事の観察及び会議等に，医師（人員基準に規定する医師を除く．），歯科医師，歯科衛生士又は言語聴覚士が加わった場合，経口維持加算（Ⅰ）に加えて算定できる． ・経口維持加算（Ⅰ）は，栄養ケア・マネジメント未実施減算に該当している場合は算定できない．経口維持加算（Ⅱ）は，経口維持加算（Ⅰ）を算定していない場合は，算定できない．
施設	療養食加算	6単位/回（1日3回限度）	・食事の提供が管理栄養士又は栄養士によって管理されていること． ・入所者の年齢，心身の状況によって適切な栄養量及び内容の食事の提供が行われていること． ・疾病治療の直接手段として，医師の発行する食事せんに基づき提供された適切な栄養量及び内容を有する糖尿病食，腎臓病食，肝臓病食，胃潰瘍食，貧血食，膵臓病食，脂質異常症食，痛風食及び特別な場合の検査食． ・経口移行加算又は経口維持加算との併算定が可能．
施設	再入所時栄養連携加算	200単位/回	・介護保険施設の入所者が医療機関に入院し，施設入所時とは大きく異なる栄養管理が必要となった場合（経管栄養又は嚥下調整食の新規導入）であって，介護保険施設の管理栄養士が当該医療機関での栄養食事指導に同席し，再入所後の栄養管理について当該医療機関の管理栄養士と相談の上，栄養ケア計画の原案を作成し，当該介護保険施設へ再入所した場合に，1回に限り算定できる． ・栄養ケア・マネジメント未実施減算に該当している場合は算定できない．
居宅・通所	栄養アセスメント加算	50単位/月	・当該事業所の従事者として又は外部（※）との連携により管理栄養士を1名以上配置していること． ・利用者ごとに，管理栄養士，看護職員，介護職員，生活相談員その他の職種の者が共同して栄養アセスメントを実施し，当該利用者又はその家族に対してその結果を説明し，相談等に必要に応じ対応すること． ・利用者ごとの栄養状態等の情報を厚生労働省に提出し，栄養管理の実施に当たって，当該情報その他栄養管理の適切かつ有効な実施のために必要な情報を活用していること． ・口腔・栄養スクリーニング加算（Ⅰ）及び栄養改善加算との併算定は不可． ※他の介護事業所，医療機関，介護保険施設，日本栄養士会や都道府県栄養士会が設置・運営する「栄養ケア・ステーション」．ただし，介護保険施設については，常勤で1以上又は栄養マネジメント強化加算の算定要件の数を超えて管理栄養士を配置している施設に限る．
居宅・通所	栄養改善加算	200単位/回（原則3月以内，月2回限度）	・当該事業所の従事者として又は外部との連携により管理栄養士を1名以上配置していること． ・利用者の栄養状態を利用開始時に把握し，医師，管理栄養士，理学療法士，作業療法士，言語聴覚士，看護職員，介護職員その他の職種の者が共同して，利用者ごとの摂食・嚥下機能及び食形態にも配慮した栄養ケア計画を作成していること． ・利用者ごとの栄養ケア計画に従い管理栄養士等が栄養改善サービスを行っているとともに，利用者の栄養状態を定期的に記録していること． ・利用者ごとの栄養ケア計画の進捗状況を定期的に評価すること．
居宅・通所	口腔・栄養スクリーニング加算（Ⅰ）	20単位/回（6月に1回限度）	・介護サービス事業所の従事者が，利用開始時及び利用中6月ごとに利用者の口腔の健康状態及び栄養状態について確認を行い，当該情報を利用者を担当する介護支援専門員に提供していること． ・栄養アセスメント加算，栄養改善加算及び口腔機能向上加算との併算定不可．
居宅・通所	口腔・栄養スクリーニング加算（Ⅱ）	5単位/回（6月に1回限度）	・利用者が，栄養改善加算や口腔機能向上加算を算定している場合に，口腔の健康状態と栄養状態のいずれかの確認を行い，当該情報を利用者を担当する介護支援専門員に提供していること． ・栄養アセスメント加算，栄養改善加算又は口腔機能向上加算を算定しており加算（Ⅰ）を算定できない場合にのみ算定可能．

がある．同時に体重の増減などで栄養状態を観察し，食事計画の見直しにつなげる．

❷ 生産管理システム

咀嚼・嚥下機能が低下している対象者が多いため，個々人に対応したさまざまな食形態の食事提供を行う．そのため調理作業は煩雑になり作業効率を考えた生産管理が重要となる．

❸ 提供管理システム

近年では，少人数の家庭的な雰囲気のなかで生活してもらうことを目的にユニットケア[注]を導入している施設が多くなっている．調理担当者が一括に盛り付け，食堂で配膳というシステムと違い，ユニットでは，盛り付け・配膳作業は介護職員が担当する場合があるため，品質管理・安全衛生管理の面からも職種間の連携が必要である．

ユニットケア
特別養護老人ホームなどにおいて，入居者が相互に社会的関係を築き，自律的な日常生活を営むことを支援することを目的とし，10名程度の少人数で家庭的な雰囲気のなかでケアを行うものである．

6）給食費

居宅介護の食費との整合性を踏まえ，平成17年の介護保険制度の改正では**施設入居者の食費が介護保険給付の対象外となった**．このことにより，給食に関する費用（1日あたりの基準費用額1,445円：食材料費＋調理費）は**全額が利用者の自己負担**となった（令和3年8月改定）．したがって，さらに食事サービスの向上が求められている．

COLUMN

行事食が大切な訳

高齢者施設では，単調になりがちな毎日に変化を与え，楽しんで生活してもらうため多職種が連携して行事に取り組んでいる．毎月の誕生会や毎週のカフェやお茶会の開催などがあり，また施設内での生活は四季の変化を体感し難いため，春夏秋冬に合わせた行事も各施設で工夫している．日本の行事は，お正月から始まり，節分，お雛様とほぼ1年間続き12月にはなぜかクリスマス会や餅つき大会まである．そして，行事といえば必ず食べることがついてくる．つまり，高齢者施設にとって行事食はなくてはならないものといえる．「いつもは軟らかい食事しか摂取していない高齢者も，行事食の時は通常の硬さでも食べられる」といった話はよく聞くことである．

現場から

少品目大量生産→多品目少量生産
～複数の献立へ落とし込む方法～

近年の高齢者施設給食では，調理現場の人材確保が困難であり，限られた時間と予算で高齢者個々の状況に合わせた食事提供は困難を極めている．そのようななか，高齢者福祉施設の管理栄養士として求められることは，適切かつ効率のよいメニュー展開や加工済食品や補助食品を組み合わせた提供をコーディネートできることである（たとえば，「いちご1/2カットを5個にミルクをかける」→「いちご1/4カットにしミルクをかける」→「ザクザク刻み，ミルクで和える」→「たんぱく質補助食品のいちご味15 gを牛乳80 mLを加える」など，即座に展開指示ができる）．それらをマニュアル化し，調理の現場での作業工程やメニュー展開をわかりやすくすることで効率化を図ることができる．また，調理師とうまく連携する（できる）ことも管理栄養士の腕の見せどころである．

〔伊藤喜久子／介護老人保健施設サンプラザ米沢〕

7）給食と栄養教育

高齢者施設では，楽しく生きがいをもって生活してもらうため，あるいは食欲が低下している対象者に少しでも摂取してもらうためのさまざまな工夫が必要である．家族との連携が大切であるが，給食では，施設の年間行事や季節を考慮した行事食への取り組みが重要となっている．

3．児童福祉施設

1）給食の意義と対象者特性

児童福祉法第１条
すべて児童は，児童の権利に関する条約の精神に則り，適切に養育されること，その生活を保障されること，愛され，保護されること，その心身の健やかな成長および発達ならびにその自立が図られることその他の福祉を等しく保障される権利を有する．

児童福祉施設は，児童福祉法第１条[注]に基づいて設置され，入所施設と通所施設がある．対象者は，満18歳未満の児童で，①乳児（満1歳に満たない者），②幼児（満１歳から，小学校就学の始期に達するまでの者），③少年（小学校就学の始期から，満18歳に達するまでの者）に分けられ，障害児は身体に障害のある児童，知的障害のある児童，精神に障害のある児童（発達障害児を含む）などを，妊産婦は妊娠中または出産後一年以内の女子をいう．

児童福祉施設の給食は，児童に必要な栄養の補給と，心身の健やかな発育・発達および健康状態・栄養状態の維持・向上および生活の質の向上の基盤であるとともに，**給食を通じて望ましい食習慣および生活習慣の形成を培う役割**がある．また，食べることへの意欲や関心を高め，栄養や衛生の正しい知識や食事を大切にする考え方を育てるなど，将来につながる望ましい食態度や食を営む力を形成する役割がある．「児童福祉施設における食事の提供ガイド（厚労省雇用均等・児童家庭局母子保健課）」では「心と体の健康の確保」「安全・安心な食事の確保」「豊かな食体験の確保」「食生活の自立支援」をめざした子どもの食事・食生活の支援を行い，子どもの健やかな発育・発達に資することを目指している．

2）管理栄養士・栄養士の配置と関連法規

保育所における栄養士配置
保育所に栄養士配置規定の法令はないが，2015年に「特定教育・保育等に要する費用の額の算定に関する基準」内閣府告示第49号により，保育所や認定こども園に対し，栄養士を活用して給食を実施する場合に栄養管理加算として給付金が入ることとなった．

児童福祉施設の管理栄養士・栄養士の配置は，「健康増進法」，「健康増進法施行規則」，「児童福祉法」，「児童福祉施設の設備及び運営に関する基準（児童福祉施設最低基準）」，「医療法」，「医療法施行規則」などで規定されている．

表 12-5 には，児童福祉法に規定されている児童福祉施設の種類と概要，給食の有無および栄養士の配置基準を，**表 12-6** には管理栄養士の配置基準を示す．

保育所や認定こども園などに栄養士配置規定はないが，「子ども・子育て支援法（平 24 法第 65 号，令 4・6・22 法第 76 号改正）」および「特定教育・保育等に要する費用の額の算定に関する基準等（平 27 内閣府告示第 49 号）」「特定教育・保育等に要する費用の額の算定に関する基準等の実施上の留意

表 12-5 ●児童福祉法に規定されている児童福祉施設の概要と栄養士の配置規定

（◎必置○条件付き必置）

施設の種類	施設の概要（児童福祉法）	給食の実施	配置規定法令	栄養士の配置	設置基準・条件
助産施設	保健上必要があるにもかかわらず，経済的理由により，入院助産を受けることができない妊産婦を入所させて，助産を受けさせる施設（第 36 条）	1 日 3 回	医療法施行規則 19 条，児童福祉施設最低基準 15 条 2	○	病床数 100 以上（第一種助産施設）
乳児院	乳児（保健上，安定した生活環境の確保その他の理由により特に必要のある場合には，幼児を含む。）を入院させて，これを養育し，あわせて退院した者について相談その他の援助を行う施設（第 37 条）	1 日 3 回	児童福祉施設最低基準 21 条	○	入所人員 10 人以上
母子生活支援施設	配偶者のない女子又はこれに準ずる事情にある女子及びその者の監護すべき児童を入所させて，これらの者を保護するとともに，これらの者の自立の促進のためにその生活を支援し，あわせて退所した者について相談その他の援助を行う施設（第 38 条）	—		—	
保育所	保育を必要とする乳児・幼児を日々保護者の下から通わせて保育を行う（利用定員が 20 人以上であるものに限り，幼保連携型認定こども園を除く）施設（第 39 条）	昼食＋おやつ		×	
幼保連携型認定こども園	義務教育及びその後の教育基礎を培うものとしての満 3 歳以上の幼児に対する教育及び保育を必要とする乳児・幼児に対する保育を一体的に行い，これらの乳児又は幼児の健やかな成長が図られるよう適当な環境を与えて，その心身の発達を助長する施設（第 39 条の 2）	1 号認定は園の判断，2・3 号認定は昼食＋おやつ		×	
児童厚生施設	児童遊園，児童館等児童に健全な遊びを与えて，その健康を増進し，又は情操をゆたかにする施設（第 40 条）	—		—	
児童養護施設	保護者のない児童（乳児を除く．ただし安定した生活環境の確保その他の理由により特に必要のある場合には乳児を含む．），虐待されている児童その他環境上養護を要する児童を入所させて，これを養護し，あわせて退所した者に対する相談その他の自立のための援助を行う施設（第 41 条）	1 日 3 回	児童福祉施設最低基準 42 条	○	児童 41 人以上
福祉型障害児入所施設	障害児を入所させて，保護，日常生活の指導及び独立自活に必要な知識技能の付与の支援を行う施設（第 42 条）	1 日 3 回	児童福祉施設最低基準 49 条	○	入所人員 41 人以上
医療型障害児入所施設	障害児を入所させて，保護，日常生活の指導，独立自活に必要な知識技能の付与及び治療の支援を行う施設（第 42 条）	1 日 3 回	医療法施行規則 19 条，児童福祉施設最低基準 58 条	○	病床数 100 以上
福祉型児童発達支援センター	障害児を日々保護者の下から通わせて，日常生活における基本的動作の指導，独立自活に必要な知識技能の付与又は集団生活への適応のための訓練の支援を提供する施設（第 43 条）	昼食	児童福祉施設最低基準 63 条	○	入所人員 41 人以上
医療型児童発達支援センター	障害児を日々保護者の下から通わせて，日常生活における基本的動作の指導，独立自活に必要な知識技能の付与又は集団生活への適応のための訓練及び治療の支援を提供する施設（第 43 条）	—		—	
児童心理治療施設	家庭環境，学校における交友関係その他の環境上の理由により社会生活への適応が困難となった児童を，短期間，入所させ，又は保護者の下から通わせて，社会生活に適応するために必要な心理に関する治療及び生活指導を主として行い，あわせて退所した者について相談その他の援助を行う施設（第 43 条の 2）	1 日 3 回，又は昼食	児童福祉施設最低基準 73 条	◎	
児童自立支援施設	不良行為をなし，又はなすおそれのある児童及び家庭環境その他の環境上の理由により生活指導等を要する児童を入所させ，又は保護者の下から通わせて，個々の児童の状況に応じて必要な指導を行い，その自立を支援し，あわせて退所した者について相談その他の援助を行う施設（第 44 条）	1 日 3 回	児童福祉施設最低基準 80 条	○	入所人員 41 人以上
児童家庭支援センター	地域の児童の福祉に関する各般の問題につき，児童に関する家庭その他からの相談のうち，専門的な知識及び技術を必要とするものに応じ，必要な助言を行うとともに，市町村の求めに応じ，技術的助言その他必要な援助を行うほか指導を行い，あわせて児童相談所，児童福祉施設等との連絡調整その他厚生労働省令の定める援助を総合的に行う施設（第 44 条の 2）	—		—	

「児童福祉施設最低基準：児童福祉施設の設備及び運営に関する基準」（昭和 23 年 12 月 29 日厚生省令第 63 号，最終改正：令和 5 年 4 月 1 日内閣府令第 38 号）

表 12-6 ●児童福祉施設の管理栄養士の必置基準と関連法規（健康増進法 21 条 1 項の規定により都道府県知事が指定する施設）

施設の種類	必置指定基準	根拠法令・取り扱い（児童福祉法）
乳児院	・管理栄養士による特別な栄養管理を必要とする特定給食施設 ・継続的に 1 回 500 食以上または 1 日 1,500 食以上の食事を供給するもの	37 条
児童養護施設		41 条
福祉型障害児入所施設		42 条
児童心理治療施設		43 条の 2
児童自立支援施設		44 条

事項について（令 5・2・20 府子本第 138 号子発 0220 第 1 号）」により，**保育所や認定こども園などにおいて，栄養士を活用して給食を実施する場合「栄養管理加算」が給付**される．

3）組織および運営形態の特徴と関連分野との連携

給食の実施に当たっては，施設長のもと管理栄養士・栄養士，調理師・調理員から給食責任者または調理責任者を定めて，給食業務の責任体制を明確にし，給食会議などを通じて保育部門の職員（保育士，医師，看護師，児童指導員，個別対応職員，家庭支援専門相談員，事務員など）との協力体制が十分とれる組織を確立する．

運営形態は，直営が多いが以下の点に留意することで調理業務の委託が各施設で認められている．

① 施設内の調理室を使用して調理すること．

② 各施設の児童の特性に応じた食事の提供ができるよう，きめ細かな配慮の重要性を受託業者に十分認識してもらうこと．

③ 受託業者に対し定期的に契約内容を確認すること．

さらに，**保育所，幼保連携型認定こども園では 3 歳以上の児童に対する食事の提供に限り，要件を満たせば外部搬入が実施できる**（児童福祉施設の設備及び運営に関する最低基準 32 条 2）．

4）献立・食事形態の特徴

児童福祉施設の設備及び運営に関する最低基準 11 条では，食事について「献立は変化に富み，健全な発育に必要な栄養量を含有すること」「食品の種類及び調理方法については栄養や身体的状況，嗜好を考慮すること」「調理はあらかじめ作成された献立に従って行うこと」としている．

児童福祉施設は，一人ひとりの発育・発達に対応した食事提供が重要である．子どもを集団として捉えながら，離乳のすすめ方，食物アレルギーなどの特別な配慮を必要とする場合もあり，個別対応した献立・食事形態が求められる．

① 献立作成では，給与栄養量が確保できるような内容にする．

② 献立は，子どもの食に関する嗜好や体験が広がりかつ深まるよう，季節感や地域性などを考慮し，品質がよく，多様な幅広い種類の食品や

味を取り入れ，料理の組み合わせに配慮する．

③ 子どもの咀嚼や嚥下機能，食具使用の発達状況などを観察し，その発達を促すことができる食品の種類や調理方法に配慮する．

④ 障害児施設において，過食，偏食，拒食などの問題を抱えている子どもには，複数献立や選択食に，視覚が不自由な子どもには，見た目による食欲が得られにくいため少食になりやすいので栄養素密度の高い食品を使用する．また，摂食機能の発達に障害がある子どもには，消化・吸収を助ける食材や食形態にするなど工夫する．

⑤ 授乳の支援，離乳食の開始・進行は「授乳・離乳の支援ガイド」（2019年３月），保育所におけるアレルギー疾患を有する子どもへの対応は「保育所におけるアレルギー対応ガイドライン」（2019年４月）を参考に進めていく．

5）給食システムの特徴

児童福祉施設の給食では「児童福祉施設における食事の提供に関する援助及び指導について（令2・3・31子発0331第1号，障発0331第8号）」，「児童福祉施設における『食事摂取基準』を活用した食事計画について（令2・3・31子母発0331第1号）」および「児童福祉施設等における食事の提供ガイド（2024年改訂）」をもとに，PDCAサイクルを踏まえた食事の提供を実施する．

❶ 栄養・食事管理システム

a）給与栄養目標量は，子ども一人ひとりの性，年齢，発育・発達状況，栄養状態，生活状況などを把握・評価して設定し，月１回の身長・体重の測定とカウプ指数や成長曲線[注]で**体格のバランスを確認しながら，少なくとも半年に１回以上（ただし乳児は個別対応を基本とする）定期的に見直す**．

b）１日の食事提供回数や食事区分は，入所・通所施設によって異なる．１日のうち特定の食事（たとえば昼食）を提供する場合は，子どもの生活状況や栄養摂取状況を把握，評価したうえで，提供する食事の給与栄養目標量が１日全体の食事のどのくらいの割合が適当かを勘案し，特段配慮すべき問題がない場合は，昼食は１日全体のおおむね1/3，おやつは発育・発達状況や生活状況などに応じて１日全体の10～20％程度の量を目安とする．

c）一定期間ごと（１か月間の平均値）に子どもの栄養状態や摂食量，残食量などを把握し，給与栄養目標量の達成度や計画どおりに調理および提供が行われたかを評価し，その後の食事計画の改善を図る．たとえば，身長・体重，食事の摂取状況は，看護師や保育士などが測定し，記録を残している場合が多い．管理栄養士・栄養士は，担当保育士，調理員，看護師，保護者などと連携を深めながら，子どもの健康状態，生活状況，喫食状況などの情報を把握し，それらを施設全体で共有する．

d）施設で食べる食事そのものが，食べることへの意欲や関心を高めることにつながる，望ましい食態度を形成する場であり，栄養教育（食育）につなげる．

成長曲線

横軸の年齢と身体の成長過程における身長や体重などの測定値をグラフ上にプロットした点を繋いだ曲線をいう．年齢ごと（月齢ごと）の身長や体重を記入すると，その子どもの成長パターンがわかり，成長の経過を観察することができる．

子どもの食事摂取量

子どもの食事の摂取量は，月齢や体の大きさ，活動量，発育の速度，摂食機能の発達段階に応じて異なる．そこで，子ども一人ひとりのおかわり量や残した量を確認することでおおよその摂取量を把握し，その子どもに適した摂取量かどうか総合的に保育士や看護師などと連携して判断することが重要である．

e）食事提供と食育を通じ，子どもと保護者を支援していく過程そのものが栄養管理である．

❷ 生産管理システム

a）調理は，あらかじめ作成された献立に従って行う．

b）食事の提供は，摂食機能や食行動の発達を促すよう食品の種類や調理方法に配慮した献立作成および品質管理を行う．

c）衛生管理では，食事の提供が衛生的かつ安全に行われるよう，関係職員の健康管理や，食品の衛生的取り扱い，消毒等保健衛生に万全を期し，食中毒や感染症の発生防止に努める．

❸ 提供管理システム

a）配膳・配食作業では，子どもの発育・発達状況によって，事前に調理室内で料理を盛り付けておく方法や，食缶などに入れ，配膳室や教室，ホールに運んでから，保育士や調理員，栄養士が盛り付ける方法がある．

b）食育の一環として，児童自身が直接食べられる量を盛り付けるバイキング方式や量の違う同じ料理から選択する方法なども行われている．

6）給食費

児童福祉施設の給食費は，国や地方自治体の補助金，および保護者が負担する費用で運営されている．障害児施設[注]は，原則として児童の保護者と施設との契約方式により，施設の種類に応じて，利用のサービスにかかる費用と食費などを利用者が負担する．ただし，保護者の所得状況によって負担上限額があり，一定の負担軽減が講じられている．

「子ども・子育て支援法」の一部改正（平 24 年法第 65 号，令 4 年 6 月 22 日法第 76 号改正）により 2019（令和元）年 10 月 1 日から幼児教育・保育の利用料が無償化になった．対象者は，保育所，認定こども園，障害児の発達支援などを利用する 3 歳から 5 歳までのすべての子どもで，その期間は満 3 歳になった後の 4 月 1 日から小学校入学前までの 3 年間である．0 歳から 2 歳の子どもについては住民税非課税世帯である．

利用料の無償化に伴い，給食の提供に要する材料費は，従来の利用者負担額のなかに含めた徴収から外れ，保育所，認定こども園などの 3 歳以上児の副食費は，施設ごとに設定して保護者から徴収する．主食費を別途徴収していた施設では副食費とまとめて徴収できる．ただし，生活保護世帯，一人親世帯，年収 360 万円未満相当世帯，全世帯の第 3 子以降では副食費が免除される．主食費は無償化以前から保育料には含まれていないため減免の対象外である．0 歳から 2 歳の子どもは主食費および副食費すべて保育料に含まれているため，これまで通り保育料の一部として保護者が負担する．就学前の障害児の発達支援を利用する子どもにおいても利用料以外の費用（医療費，食材料費など）はこれまでどおり保護者が負担する．

「保育所等の運営実態に関する調査結果速報（平 31・1・28)」では，保育所・認定こども園などにおける入所児童 1 人あたりの食材料費（月額）は，0

障害児施設

従来は障害種別などに分かれていたが，複数の障害に対応できるように，入所による支援を行う施設は障害児入所施設（福祉型・医療型），通所による支援を行う施設は児童発達支援センター（福祉型・医療型）にそれぞれ一元化された．

保育所利用者負担額（保育料）の徴収

公立保育所は施設で徴収する．私立保育所では市町村が徴収して，公費と利用者負担額を合わせた全額を市町村からの委託費として，運営に要する費用が施設に支弁される．

歳から2歳児が4,977円（主食619円，副食4,358円），3歳から5歳児が5,423円（主食703円，副食4,720円）であった（平成30年実績，延長保育・一時預かりは除く）．

保育所の利用料は，公費（私立：国1/2，都道府県1/4，市町村1/4，公立：市町村10/10）で賄われている．私立保育所の保育費用は，児童福祉法第24条において，保育所における保育は市町村が実施することとされていることから，利用者負担は市町村が徴収して公費と利用者負担を合わせた全額を市町村から委託費として支弁される．その費用は事務費（人件費，管理費），事業費に当てられる．給食にかかる費用は事業費のなかの一般生活費に給食材料費（3歳未満児：主食費および副食費）として含まれている．「令和元年度における私立保育所の運営に要する費用について（令5・6・21こ成保第59号）」では，3歳以上児の副食費は除かれ，一般生活費（給食材料費，保育材料費など）月額3歳未満児10,812円，3歳以上児1,868円であった．

7）給食と栄養教育

児童福祉施設で日々食べる食事（給食）そのものが栄養教育（食育）につながる．発達段階に応じた食体験の積み重ねが，生涯にわたって健康で質の高い生活を送る基本となる「食を営む力」を培うため，発達段階に応じて食事内容や食事環境に十分配慮する．また，子どもや保護者等に対する献立の提示など食に関する情報提供や，食事づくりなど食に関する体験の機会を提供し，「食育」の実践に努める．

また，保育所では「保育所保育指針（平20・3・28厚労告141，平29・3・31厚労告117改正）」に食育の推進が盛り込まれ，食事が保育の一環に位置づき「楽しく食べる子どもに～保育所における食育に関する指針～（平16・3・29雇児保発第0329001号）」「食育基本法第5条[注]（平17・6・17法63，平27・9・11法66改正）」「保育所における食育の計画づくりガイド〔(財)こども未来財団〕」「第4次食育推進基本計画に基づく保育所における食育の推進について（令和3・4・1子保発0401第2号）」で食育が計画的に実施されている．

食育の実践には，保育士，栄養士，調理員，看護師等全職員の協力が不可欠である．また，施設長の給食に対する理解は，円滑な給食運営を左右し，保育者の態度も，子どもに影響を与えるため，給食の意義についての正しい認識，給食運営の正しい理解が得られるよう働きかけることも必要である．

4. 障害者福祉施設

1）給食の意義と対象者特性

障がい者とは，障害者基本法（昭和45年法律第84号）によれば「身体障害[注]，知的障害[注]，精神障害[注]，その他の心身の機能の障害がある者であって，障害及び社会的障壁により継続的に日常生活又は社会生活に相当な制限

食育基本法第５条
子どもの教育，保育などを行う者にあっては，教育，保育などにおける食育の重要性を十分自覚し，積極的に子どもの食育の推進に関する活動に取り組むこととなるよう，行われなければならない．

身体障害者
「視力障害」「聴覚または平衡機能の障害」「音声機能，言語機能，咀嚼機能の障害」「肢体不自由」「重篤な心臓，腎臓，呼吸器機能の障害」といった身体上の障害を抱える18歳以上の者であって，都道府県知事から身体障害者手帳の交付を受けたもの〔身体障害者福祉法（昭和24年12月26日法律第283号）〕．

知的障害者
知的機能障害が発達期（概ね18歳まで）にあらわれ，日常生活に支障が生じているため，何らかの特別な援助を必要とする状態にある者〔知的障害児（者）基礎調査（厚生労働省，平成17年）〕．

精神障害者
統合失調症，精神作用物質による急性中毒又はその依存症，知的障害，精神病質その他の精神疾患を有する者〔精神保健及び精神障害者福祉に関する法律（昭和25年法律第123号）〕．

を受ける状態にある者をいう」とされている．

「障害者の日常生活及び社会生活を総合的に支援するための法律」（平成17年法律第123号）は，障害の有無に関わらず安心して暮らすことのできる地域社会の実現を目的としている．「障害者支援施設」は，障害をもつ人を対象に日常生活または社会生活を営むために必要な福祉サービスを提供するものであり，食事の提供もその一部に含まれる．

障害者福祉施設では，障害のために自力での食事摂取や，経口での食事摂取が困難な利用者もいるため，個人に見合った食事提供の方法が求められる．また，寝たきりなどの身体活動量の制限や，自己判断能力の制限による過食などから肥満を招くことがあり，さらに不活動による筋肉量の減少のため，外見では肥満と見えなくとも体脂肪の過剰な蓄積がみられる利用者もいる．これとは反対に，廃用症候群[注]による筋萎縮や極度の筋緊張のためにやせの利用者もみられるなど，**障害者の身体は個人差が大きく，肥満とやせが混在しているという特徴がみられる**．

障害福祉サービスの一つである「栄養マネジメント加算」は，管理栄養士が利用者の栄養管理を適切に行うことで算定されるが，障害者支援施設（施設入所支援）における算定率は開始時から40％前後と伸び悩んでいるのが現状である．「経口移行加算」，「経口維持加算」は，管理栄養士が他職種と協力して，経口摂取への支援を行うものである．経口摂取は利用者のQOL[注]の向上に寄与し，生活の自立にもよい影響がみられる．

2）管理栄養士・栄養士の配置と関連法規

管理栄養士および栄養士の配置規定はないが，「障害者の日常生活及び社会生活を総合的に支援するための法律に基づく指定障害者支援施設等の人員，設備及び運営に関する基準」（平成18年厚生労働省令第172号，最終改正：令和5年厚生労働省令第48号）において以下のように定められている．

① 正当な理由がなく，食事の提供を拒んではならない．
② あらかじめ利用者に対し食事の内容及び費用に関して説明を行い，その同意を得なければならない．
③ 利用者の心身の状況および嗜好を考慮し，適切な時間に食事の提供を行うとともに，利用者の年齢および障害の特性に応じた，適切な栄養量および内容の食事の提供を行うため，必要な栄養管理を行わなけれ

知的障害者とBMI

知的障害者を対象に実施された調査では，健常者より肥満者の割合が高いことが報告されている．また，同じ程度のBMIであっても，身体組成の内訳をみてみると知的障害者の体脂肪率は健常者のそれよりも高いことが明らかとなっている．このことから，単純に健常者と同様のBMIを用いて肥満度を測ることは難しいといえる．

廃用症候群

過度に安静にすることや，活動が低下したことで身体に生じるさまざまな症状．筋萎縮，関節拘縮，骨萎縮等がある．

QOL（Quality of Life）

生活の質．健康状態，経済状態，社会的環境，生活環境といった客観的な評価と，個人の充実感や満足度などの主観的な評価のいくつかの定義があり，それぞれ単独で定義する場合や，組み合わせて定義する場合などがある．

COLUMN

身体に障害をもつ人の身体計測

栄養状態を把握するために身体計測は重要であるが，身体に障害がある場合，健常者と同様の計測方法が実施できない場合がある．立位が困難な対象者の身長計測には，ベッド上でメジャーを用いて頭から首の付け根，肩から腸骨，腸骨から大転子，大転子から膝中央，膝中央から足底踵部の5つの長さを合計する5分法がある．また，足底から脛骨点までの高さ（膝高）から推定身長を算出する方法もある．上腕周囲長，上腕三頭筋部皮下脂肪厚を測る際には，基本的に利き腕でないほうで行うが，麻痺や拘縮がある場合には障害のないほうの腕で行う．ベッド上で測定する場合には，対象者の安全を確保するため日頃より体位変換に慣れた職員と一緒に行うなど配慮が必要である．

ばならない.

④ 調理はあらかじめ作成された献立に従って行われなければならない.施設に栄養士を置かない時は，献立の内容，栄養価の算定および調理の方法について保健所などの指導を受けるように努めなければならない.

障害者支援施設（施設入所支援）において栄養士配置が非常勤であった場合は，入所定員によって1日あたり6～12単位の減算，また栄養士配置がなかった場合は同じく12～27単位の減算となっている．短期入所（ショートステイ），自立訓練（機能訓練・生活訓練），就労移行支援，就労継続支援において管理栄養士または栄養士が配置され，適切な栄養管理を行った場合は**栄養士配置加算**の対象となる.

3）組織および運営形態の特徴と関連分野との連携

給食施設は比較的小規模であり，ライン組織の場合が多い．食事の提供を外部の事業者へ委託することは差し支えないとされているが，その際には，利用者の嗜好や障害の特性等が食事の内容に反映されるよう，受託事業者と定期的に調整を行わなければならない.

また，施設内では給食委員会等を設置し，管理栄養士または栄養士が中心となり，サービス管理責任者・医師・看護師・介護職等の職員と給食の内容や利用者の状況について検討する．他職種とは常に情報を共有し連携体制を構築しておく必要がある.

4）献立・食事形態の特徴

咀嚼や嚥下に麻痺がみられる場合は，誤嚥や窒息を招きやすい食品を避けるか，調理方法を変える必要がある．注意が必要な例として，粘り，ぱさつき，口の中にはりつくなどの特性をもつ，餅，ゆで卵，ふかしいも，焼きのり，きな粉などがある．これらは，切り方を小さくする，量を少なくする，だし汁などでのばす，ゼリー状や佃煮状にするなど別料理の献立にする必要がある.

主食は米飯のほか，全粥，五分粥など利用者の状況に合わせたものを提供する．副食は常食，刻み食，ソフト食，ゼリー食など，食品の大きさや軟らかさを数段階用意する．副食の形態の呼び名は施設によって異なる．給食部門では各形態がどのような状態をさすのか調理従事者の認識を統一する必要がある.

自力で食事を摂取することを支援する食事形態として，副食をすべて一口大にしたり，串に刺して提供する形態などがある．片手だけで食事をすることが可能であり，人の手を借りず自分のペースで食事をすることができる.

口から食事を摂ることが困難な利用者は，経腸栄養剤をチューブを用いて直接胃に送る胃ろう（経皮的内視鏡的胃ろう造設術，percutaneous endoscopic gastorostomy：PEG）という方法がとられることが多い．濃厚流動食は医療品として扱われることもあるが，食事として扱う場合は，給食部門の担当となり，体温程度に温めるなどして提供される.

イベント給食として，セレクト給食，バイキング給食があるが，料理ごとに複数の食事形態を提供しなくてはならず，設備や人員体制を考慮して行わなくてはならない．

5）給食システムの特徴

❶ 栄養・食事管理システム

障害をもつ人の体位は健常な人とは異なり，必要なエネルギーおよび栄養素量も健常な人とは同じでないと考えられる．障害の種別ごとの適切なエネルギーおよび栄養素量は現時点で明らかではないため，「日本人の食事摂取基準」を参考としながら，体重の増減などをモニタリングし栄養補給量の増減をする．

提供した食事量が必ずしもそのまま摂取量とはならないため，残食や食べこぼしがあった場合はその量を把握しておく必要がある．

視覚障害児の食事の実態

視覚障害をもつ人を対象に栄養や食の調査をしたものは世界的に少ない．日本において視覚障害児を対象に食事調査を実施した調査では，エネルギー産生栄養素バランスが国民健康・栄養調査と大きな違いがなかったこと，また学校給食のある平日のほうがない休日よりも望ましい摂取量であったことが報告されている．

❷ 生産管理システム

同一法人内で複数の障害者施設を運営する場合，一つの調理場で調理を行い，各施設に配食するセントラルキッチン方式をとることがある．

調理の際に，複数の食種をそれぞれ個別に調理するのではなく，一緒に調理して差し支えない場合や，差し支えない段階までは一緒に調理するなど効率化する工夫が必要である．これらは作業指示書に明記し調理従事者に周知する．

❸ 提供管理システム

障害者施設の利用者は年齢や障害の種別や程度がさまざまであるので，提供する食事の量，形態，食器具なども利用者ごとに異なる．これらを間違えて配食することは重大な事故につながりかねない．そのため給食部門の従業員全員が確認できるよう利用者名と食種，使用する食器具，禁忌食等を一覧表にするなどし，配食前のチェック体制を整備する．

障害福祉サービス費の報酬では，管理栄養士または管理栄養士と関連職種が共同して実施したサービスについて**表 12-7** のように評価される．具体的な内容と報酬単位は**表 12-8**，**表 12-9** に示す．1 単位の単価は 10 円を基本として所在地の地域区分により異なる．

6）給食費

食事の提供に要する費用（材料費・調理にかかる人件費），光熱水費は利用者の自己負担となり，1 か月あたり 58,000 円を上限として施設ごとに額を設定することができる．自己負担額について施設側は利用者または家族などに事前に説明し，同意を得て契約を結んではじめて食事の提供ができる．障害者支援施設（施設入所支援）における収入と支出の実際例を示す（**図 12-3**）．

通所事業所において，低所得の利用者に対して要件を満たした食事提供を

表 12-7 ●障害福祉サービスと栄養士に関わる加算

	サービス	概要	加算
介護給付	居宅介護 （ホームヘルプ）	自宅で，入浴，排せつ，食事の介護等を行うもの	
	重度訪問介護	重度の肢体不自由者で常に介護を必要とする人に，自宅で，入浴，排せつ，食事の介護，外出時における移動支援などを総合的に行うもの	
	行動援護	自己判断能力が制限されている人が行動するときに，危険を回避するために必要な支援，外出支援を行うもの	
	重度障害者等包括支援	介護の必要性がとても高い人に，居宅介護等複数のサービスを包括的に行うもの	
	短期入所 （ショートステイ）	自宅で介護する人が病気などの場合に，短期間，夜間も含め施設で，入浴，排せつ，食事の介護等を行うもの	栄養士配置加算 食事提供体制加算
	療養介護	医療と常時介護を必要とする人に，医療機関で機能訓練，療養上の管理，看護，介護および日常生活の世話を行うもの	
	生活介護	常に介護を必要とする人に，昼間，入浴，排せつ，食事の介護等を行うとともに，創作的活動または生産活動の機会を提供するもの	食事提供体制加算
	施設入所支援	施設に入所する人に，夜間や休日，入浴，排せつ，食事の介護等を行うもの	栄養マネジメント加算 経口移行加算 経口維持加算 療養食加算
訓練等給付	自立生活援助	1人暮らしに必要な理解力・生活力等を補うため，定期的な居宅訪問や随時の対応により日常生活における課題を把握し，必要な支援を行うもの	
	共同生活援助 （グループホーム）	夜間や休日，共同生活を行う住居で入浴，排せつ，食事の介護，日常生活上の援助を行うもの	
	自立訓練 （機能訓練・生活訓練）	自立した日常生活または社会生活ができるよう，一定期間，身体機能または生活能力向上のために必要な訓練を行うもの	食事提供体制加算
	就労移行支援	一般企業等への就労を希望する人に，一定期間，就労に必要な知識および能力の向上のために必要な訓練を行うもの	食事提供体制加算
	就労継続支援	一般企業での就労が困難な人に，働く場を提供するとともに，能力等の向上のために必要な訓練を行うもの	食事提供体制加算
	就労定着支援	一般就労に移行した人に，就労に伴う生活面の課題に対応するための支援を行うもの	

表 12-8 ●障害福祉サービス費報酬に伴う加算

食事提供体制加算	低所得の利用者に対して，障害者支援施設の調理員による食事が提供された場合または障害者支援施設の責任において食事を提供するための体制を整えている場合に算定される．
栄養士配置加算（Ⅰ）（Ⅱ）	（Ⅰ）は常勤の管理栄養士または栄養士を 1 名以上配置，（Ⅱ）は管理栄養士または栄養士を 1 名以上配置して適切な栄養管理を行っている場合に算定される．
栄養マネジメント加算	常勤の管理栄養士を 1 名以上配置し，利用者の栄養状態を入所時に把握したうえで，関連職種と共同して栄養ケア計画を策定していること．さらに計画を定期的に評価・見直し，記録を残している場合に算定される．
経口移行加算	経管により食事摂取している利用者ごとに，医師の指示に基づいて関連職種と共同して経口移行計画を作成したうえで，計画に従った栄養管理を行った場合に計画作成の日から 180 日以内に限って算定される．
経口維持加算（Ⅰ）（Ⅱ）	経口で食事をする利用者で（Ⅰ）著しい摂食機能障害があり造影撮影または内視鏡検査により誤嚥が認められる者，（Ⅱ）摂食機能障害を有し誤嚥が認められる者，に対して医師の指示に基づいて関連職種と共同して経口維持計画を作成したうえで，計画に従った栄養管理を行った場合に計画作成の日から 180 日以内に限って算定される．
療養食加算	栄養士配置加算が算定されている障害者支援施設などにおいて，別に厚生労働大臣が定める療養食を提供した場合に算定される．ただし，経口移行加算または経口維持加算を算定している場合には算定されない． 別に厚生労働大臣が定める療養食は以下のとおり． 疾病治療の直接手段として，医師の発行する食事箋に基づき提供された適切な栄養量および内容を有する糖尿病食，腎臓病食，肝臓病食，胃潰瘍食，貧血食，膵臓病食，脂質異常症食，痛風食および特別な場合の検査食．

表 12-9 ●障害福祉サービス費の報酬

		食事提供体制加算	栄養マネジメント加算	経口移行加算	経口維持加算	療養食加算
介護給付	生活介護	30 単位				
	短期入所	48 単位				
	施設入所支援		12 単位	28 単位	（Ⅰ）28 単位 （Ⅱ）5 単位	23 単位
訓練等給付	機能訓練	30 単位				
	生活訓練	（Ⅰ）48 単位 （Ⅱ）30 単位				
	宿泊型自立訓練	48 単位				
	就労移行支援	30 単位				
	就労継続支援	30 単位				

現場から

障害施設での個別対応

障害者支援施設には脳性麻痺や頸椎損傷などさまざまな障害の方々が利用しており，それに伴い嚥下および咀嚼状況に応じた食形態（常食・刻み食・トロミ食）の給食を，効率的で持続可能な体制で提供していく必要がある．

煮物や炒め物以外の魚や一枚肉，かに玉などの卵料理はスチコンで焼く．副菜はボールなどで和えて味付けする．出来上がった物は，常食・刻み食・トロミ食の分をそれぞれ鍋に振り分ける．トロミ食は，その食材をブリックサーにかけトロミ剤にてトロミを付け，ディッシャーで同じ量になるよう盛り付ける．

食事提供時には，食形態や米飯・粥量は食札に記載し，また食禁などに関しても見やすい場所にわかりやすく掲示することで皆が戸惑わないようにしている．

以上のことはおおまかな事柄で，利用者個々に合わせた食事提供は大前提であるが，ある程度の施設としての統一性（嗜好対応など）は大変重要なことといえる．また，厨房職員間の声掛けなどの連携も大切であり，その調理環境を整えるのも仕事の一つといえる．

〔青柳美里／障害者支援施設 大雅荘 管理栄養士〕

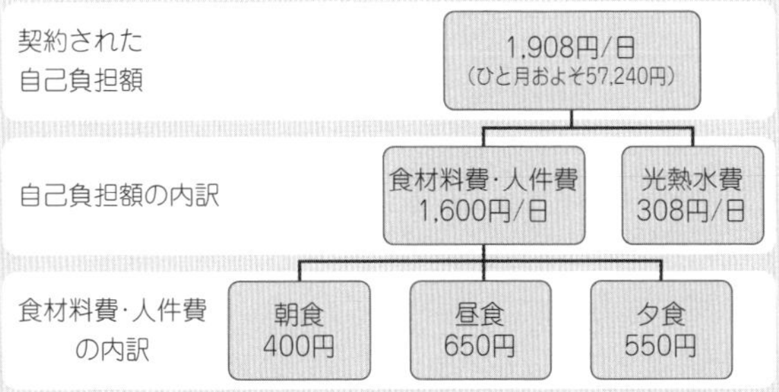

図 12-3 ●障害者支援施設（入所施設）における収入と支出の例

行った場合に「**食事提供体制加算**」が算定され，利用者は材料費のみの負担となる．このため，この加算の実質は利用者負担軽減のためのものといえる．

7）給食と栄養教育

❶ 献立の提示

あらかじめ献立を掲示および配布する．文字を読むことが困難な利用者のために読み上げたものを放送するなどの工夫も必要とされる．

❷ 献立の栄養成分表示

掲示および配布した献立表にエネルギー，エネルギー生産栄養素量，食塩相当量などを表示する．

❸ 給食だよりなど

栄養，食品，料理などについての情報を掲載した給食だよりなどを定期的に発行する．

そのほか，利用者の懇談会や調理講習会などによる情報提供や，利用者からの希望に応じた栄養相談も行う．施設から自宅に帰る際には，家族に対し自宅での食事づくりに関する助言などの支援を行うこともある．

5. 学　校

1）給食の意義と対象者特性

学校給食は，学校給食法およびこれに準ずる法律に基づいて，実施されている．学校給食は，①小学校，中学校，中等教育学校の前期課程または特別支援学校の小学部もしくは中学校（学校給食法），②夜間課程を置く高等学校（夜間課程を置く高等学校における学校給食に関する法律），③特別支援学校の幼稚部および高等部（特別支援学校の幼稚部および高等部における学校給食に関する法律）において，これらの学校に在籍する児童・生徒を対象

学校給食法

学校給食法は，昭和29年に制定された．この法律が制定されるまでは，統一的な施策や公的根拠がなく，学校給食の実施に当たってさまざまな支障が出ていた．たとえば，国費，地方費，保護者負担額などについても取り決めがなかったため，学校ごとに異なっているという状況があった．一方，国は，教育目的の実現だけでなく，児童に望ましい食生活を経験させることが必要であると考えていた．以上のことから，学校給食法，および同法施行規則などの法律が制定された．この法律は，数回の改訂がされていたが，平成21年4月には，学校給食の目標が見直されるなど，大きな改定が行われた．

に行われている．①と③は昼食が提供され，②は，授業日の夕食が提供されている．

学校給食法における学校給食の目的は，学校給食が児童および生徒の心身の健全な発達に資するものであり，かつ，児童および生徒の食に関する正しい理解と適切な判断力を養ううえで重要な役割を果たすものであると位置づけている．学校給食法は，平成21年4月に学校における食育の推進を図る観点から学校給食の目標を見直し，栄養教諭などがその専門性を生かして学校給食を活用した食に関する指導を行うなど，学校給食が教育の一環として実施されることが明確になった．

この法律において，**学校給食の目標**が定められている．

① 適切な栄養の摂取による健康の保持増進を図ること．
② 日常生活における食事について正しい理解を深め，健全な食生活を営むことができる判断力を培い，および望ましい食習慣を養うこと．
③ 学校生活を豊かにし，明るい社交性および協同の精神を養うこと．
④ 食生活が自然の恩恵のうえに成り立つものであることについての理解を深め，生命および自然を尊重する精神ならびに環境の保全に寄与する態度を養うこと．
⑤ 食生活が食に関わる人々のさまざまな活動に支えられていることについての理解を深め，勤労を重んずる態度を養うこと．
⑥ わが国や各地域の優れた伝統的な食文化についての理解を深めること．
⑦ 食料の生産，流通および消費について，正しい理解に導くこと．

したがって，学校給食の普及充実を図るとともに，**食育の推進を図る**ことが求められる．

対象となるのは，年齢6〜18歳の児童・生徒であり，心身ともに発達する時期であるとともに，味覚や食習慣が確立される時期でもある．また，体格および生活習慣の変化に伴い，児童・生徒は，肥満・やせ，食物アレルギー疾患，小児生活習慣病，拒食・過食症．強い痩身願望などさまざまな課題を抱えている場合もある．学校給食は，年間180回前後実施され，1年間の食事回数の約1/6を担っているといえる．そのため，児童・生徒の発達に非常に大きな影響を与えるものであるといえる．

現在の学校給食の実施状況は，令和3年度の結果では，学校給食を実施している学校数は全国で29,614校，実施率は95.6%である．そのうち完全給食[注]の実施率は，小学校98.7%，中学校89.1%，特別支援学校88.4%，夜間定時制高等学校51.9%であった（**表12-10**）．

2）管理栄養士・栄養士の配置と関係法規

学校給食を所管している省庁は文部科学省である．「学校給食法」において，学校給食の栄養に関する専門的事項をつかさどる職員として，学校給食栄養管理者が位置づけられている．この**学校給食栄養管理者**は，**栄養教諭**[注]**または学校栄養職員**[注]である．栄養教諭は，管理栄養士免許または栄養士免許と栄養教諭の免許を有する者であり，学校栄養職員は，栄養士免許を有する者である．栄養教諭および学校栄養職員の配置数については，「公立義務

完全給食
パンまたは米飯（これらに準ずる小麦粉食品，米加工食品その他の食品を含む），ミルクおよびおかずである給食．

補食給食
完全給食以外の給食で，給食内容がミルクおよびおかずなどである給食．

ミルク給食
ミルクのみである給食．

栄養教諭
食に関する指導を担う教諭として，平成17年に創設された教諭免許である．食に関する指導と給食管理を一体のものとして行うことにより，高い相乗効果が期待されている．免許には，専修，一種，二種があり，専修および一種では，管理栄養士の免許が必要であり，二種では栄養士の免許が必要である．

学校栄養職員
栄養士免許をもち，学校給食の栄養的事項をつかさどるものである．学校給食の管理と食に関する指導を行う．

表 12-10 ●令和 3 年学校給食の実施率

区分	全国総数	完全給食		補食給食[注]		ミルク給食[注]		計	
		実施数	百分比	実施数	百分比	実施数	百分比	実施数	百分比
小学校	19,107	18,857	98.7	38	0.2	28	0.1	18,923	99.0
中学校	9,955	8,867	89.1	26	0.3	214	0.1	9,107	91.5
義務教育学校	151	149	98.7	0	0.0	0	0.0	149	98.7
中等教育学校（前期課程）	54	30	55.6	0	0.0	5	9.3	35	64.8
特別支援学校	1.157	1,023	88.4	1	0.1	9	0.8	1,033	89.3
夜間定時制高等学校	555	288	51.9	77	13.9	2	0.4	367	66.1
計	30,979	29,214	94.3	142	0.5	258	0.8	29,614	95.6

（学校給食実施状況調査―令和 3 年度―）

表 12-11 ●区市町村に配置される栄養教諭および学校栄養職員の定数の計算方法

単独実施校で在籍児童・生徒数が 550 人以上の学校が存在する場合	550 人以上の学校	1 名	合計数
	549 人以下の学校	学校数×0.25 人（ただし，市町村において配置されている学校を除く）	
単独実施校で，在籍児童・生徒数が 549 人以下の学校のみの場合	549 人以下の学校の合計数が 1 以上 3 以下	市町村の数×1	
共同調理場	1500 食以下	1 名	
	1501 食～6000 食	2 名	
	6001 食～	3 名	
	特殊教育諸学校	学校給食実施校×1	

（公立義務教育諸学校の学級編制及び教職員定数の標準に関する法律より作成）

教育諸学校の学級編制及び教職員定数の標準に関する法律」において決められている（**表 12-11**）．各区市町村は，前述の法律において，都道府県費用において配置される栄養教諭および学校栄養職員の他に区市町村費において栄養教諭および学校教職員を配置しているところもある．令和 4 年における栄養教諭は 6,843 人であり，年々増加している．

学校給食をつかさどる関連法規としては，学校給食法，学校給食施行規則，学校給食実施基準，学校給食衛生管理基準など，文部科学省から示されている．

3）組織および運営形態の特徴と関連分野との連携

国公立学校の場合は，設置者の首長をトップとして組織化されている．公立学校の場合は，市区町村立の学校がほとんどであるので，市区町村長が組織のトップとなる．次に，組織形態としては，市区町村役所内にある教育委員会を中心とした組織が存在する．教育委員会のなかに学校給食課といった名称の部署があり，学校給食の管理を行っている．教育委員会等と校内運営組織図の例を示した（**図 12-4**）．施設管理課においては，学校教育施設の維持管理を担っている．また，教育委員会においては，教育内容や給食の内容

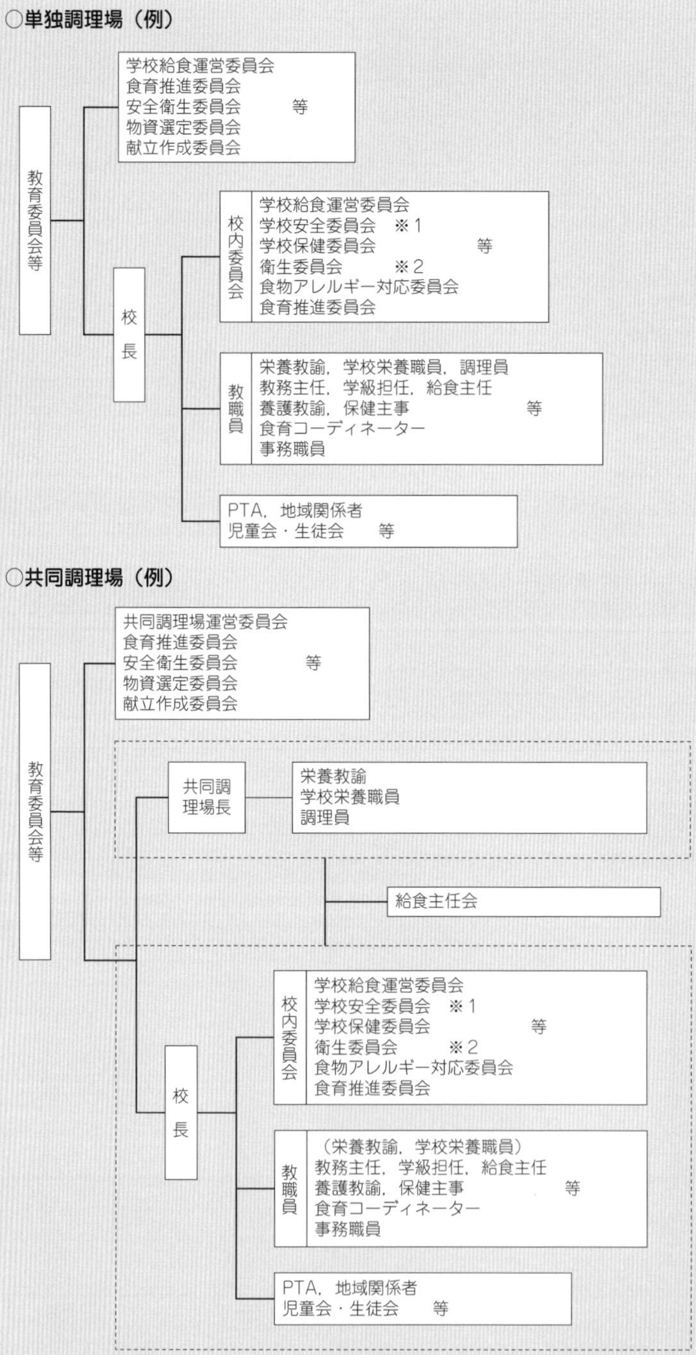

※1 防災委員会等を含む.
※2 教職員50人以上の学校に設置義務付け.

図 12-4 ●教育委員会等と校内運営組織図（例）

（長野県教育委員会：学校給食の手引き．2022 より）

表 12-12 ●教育委員会等が設置する主な運営組織（例）

委員会名	協議事項例	構成員例
学校給食運営委員会	●学校給食運営に係る事項全般 ●学校での対応困難事項 ●その他必要と認められる事項	学識経験者，学校長，栄養教諭等，PTA 関係者，保健福祉事務所（保健所）長，学校医，学校薬剤師等
物資選定委員会	●食品の研究及び調達に関すること ●食品の納入業者の選定及び指導に関すること ●その他必要と認める事項	学校長，栄養教諭等，PTA 関係者，保健福祉事務所（保健所）関係者，学校給食課長，教育委員会が必要と認める者
献立作成委員会	●栄養，衛生管理等に配慮し，児童生徒の実態に応じた魅力ある献立の検討 ●地域の食材の活用や伝統食等を含めた年間献立計画立案	学校長，栄養教諭等，PTA 関係者，保健福祉事務所（保健所）関係者，教育委員会が必要と認める者
食物アレルギー対応委員会	●学校における給食対応の決定 ●緊急時対応に備えた関係機関，保護者との連携 ●専門的に相談できる体制の構築 ●ヒヤリ・ハット事例の情報収集とフィードバック ●ルール，マニュアルの整備	学校長，医療関係者，学識経験者，保健主事，学校医，養護教諭，栄養教諭等，PTA 関係者

（長野県教育委員会：学校給食の手引き．2022 より）

などについての管理が行われている．具体的な管理内容としては，給食の施設設備や給食費，給食の内容などについてである．教育委員会等が設置する主な運営組織の例を示した（**表 12-12**）．市区町村内での統一献立を採用している場合には，コーディネートの役割も担っている．

学校単位では校内における組織が存在する．これは，校長をトップとして組織化されているものである．校内においては教職員を中心とした組織がある．校長，副校長（教頭），主幹教諭，教務主任などの管理職の下で，各教科教諭，養護教諭，栄養教諭（学校栄養職員），事務職員，給食調理員，用務員などによって組織されている．また，校内には教員を中心としたさまざまな委員会が存在し，給食部門は，学校給食委員会や学校保健委員会といった名称の委員会において，校内の食に関する年間指導計画や給食の内容についての検討が行われている．

4）献立・食事形態の特徴

学校給食の献立形態は，単一定食である場合が多い．しかし，そのなかでも，学校の学校給食年間指導計画に基づいて，バイキング給食やセレクト給食，リクエスト給食，ふれあい給食などの給食が提供されている．

単一定食の場合の料理の構成は，主食とおかずと飲用牛乳で構成されている．おかずは，主菜，副菜，汁，デザートによって構成されているが，これらがすべていつも提供されているのではなく，その日の主食などによって，主菜と副菜だけの日もあれば，主菜，副菜，汁が提供されている日もある．

食事形態としては，普通食の他に，アレルギー対応食の提供がされている．アレルギー対応食については，文部科学省から平成 27 年に示された，「学校給食における食物アレルギー対応指針」に基づいて提供されている．ここには，**学校給食における食物アレルギー対応の大原則**として，6 項目が示されている．

① 食物アレルギーを有する児童生徒にも，給食を提供する．そのために

も，安全性を最優先とする．
② 食物アレルギー対応委員会などにより組織的に行う．
③「学校のアレルギー疾患に対する取り組みガイドライン」に基づき，**医師の診断による「学校生活管理指導表」の提出を必須とする**（**表12-13**）．
④ 安全性確保のため，原因食物の完全除去対応（提供するかしないか）を原則とする．
⑤ 学校および調理場の施設設備，人員などを鑑み無理な（過度に複雑な）対応は行わない．
⑥ 教育委員会等は食物アレルギー対応について一定の方針を示すとともに，各学校の取り組みを支援する．

食物アレルギーの原因食品は多岐にわたるため，すべてのアレルギーに学校給食が対応できているわけではない．学校給食のアレルギー対応食を提供する場合には，多くの自治体において，医師に診断書を必要としたうえでの手続きを行い，その後，保護者と在籍校の校長や学級担任，養護教諭，栄養教諭（学校栄養職員）などを交えた話し合いをもち，具体的な対応内容を決めている場合が多い．また，学校給食で対応することができない場合にも，献立内容の情報提供を保護者に行うとともに，保護者，校長，学級担任，養護教諭，栄養教諭（学校栄養職員）を交えて，提供される給食のなかでどの料理を食べることができるのかを確認し，家庭から持参していただく弁当の料理を決めるなどの対応を行っている．

また，特別支援学校や特別支援学級に在籍する児童・生徒では，嚥下や咀嚼に問題がある場合には，刻み食や，ペースト食，ソフト食などへの展開を行って給食を提供している場合もある．

5）給食システムの特徴

❶ 栄養・食事管理システム

学校給食の栄養計画は，在籍する児童・生徒の実態を踏まえて計画されている．また，**文部科学省から，学校給食実施基準が示されている**（**表12-14**）．この学校給食実施基準については，数値の考え方を理解しておくことが必要である．概要の部分に，「本基準は児童生徒の1人1回あたりの全国的な平均値を示したものであるから，適用に当たっては，児童生徒の個々の健康および生活活動などの実態ならびに地域の実情などに十分配慮し，弾力的に運用すること．」と示されており，各学校の児童生徒の実態に応じた栄養計画をしていくことが必要である．また，栄養量だけでなく，学校給食を生かした食育を推進することが必要であることも明記されている．

給与栄養目標量は，単独実施校の場合には，学校単位もしくは教育委員会で，共同調理場方式の場合には，その自治体の教育委員会で決められている場合が多い．給与栄養目標量が決定されたのちには，献立作成基準を作成し，献立作成を行う．必要に応じて食品構成を作成する場合もあり，その場合には，食品群別荷重平均成分表の作成が必要である．献立は，1か月を単

表 12-13 ●学校生活管理指導表（アレルギー疾患用）（一部抜粋）

名前＿＿＿＿＿＿＿（男・女）＿＿＿年＿＿月＿＿日生　＿＿年＿＿組　　　提出日＿＿＿年＿＿月＿＿日

※この生活管理指導表は，学校の生活において特別な配慮や管理が必要となった場合に医師が作成するものです．

アナフィラキシー（あり・なし）／食物アレルギー（あり・なし）

病型・治療	学校生活上の留意点	【緊急時連絡先】
A 食物アレルギー病型（食物アレルギーありの場合のみ記載） 1．即時型 2．口腔アレルギー症候群 3．食物依存性運動誘発アナフィラキシー **B アナフィラキシー病型（アナフィラキシーの既往ありの場合のみ記載）** 1．食物（原因　） 2．食物依存性運動誘発アナフィラキシー 3．運動誘発アナフィラキシー 4．昆虫（　） 5．医薬品（　） 6．その他（　） **C 原因食物・除去根拠**　該当する食品の番号に○をし，かつ《　》内に除去根拠を記載 1．鶏卵《　》 2．牛乳・乳製品《　》 3．小麦《　》 4．ソバ《　》 5．ピーナッツ《　》 6．甲殻類《　》（すべて・エビ・カニ　） 7．木の実類《　》（すべて・クルミ・カシュー・アーモンド　） 8．果物類《　》（　） 9．魚類《　》（　） 10．肉類《　》（　） 11．その他1《　》（　） 12．その他2《　》（　） ［除去根拠］該当するもの全てを《　》内に記載 ①明らかな症状の既往　②食物経口負荷試験陽性 ③IgE抗体等検査結果陽性　④未摂取 （　）に具体的な食品名を記載 **D 緊急時に備えた処方薬** 1．内服薬（抗ヒスタミン薬，ステロイド薬） 2．アドレナリン自己注射薬（「エピペン®」） 3．その他（　）	**A 給食** 1．管理不要　2．管理必要 **B 食物・食材を扱う授業・活動** 1．管理不要　2．管理必要 **C 運動（体育・部活動等）** 1．管理不要　2．管理必要 **D 宿泊を伴う校外活動** 1．管理不要　2．管理必要 **E 原因食物を除去する場合により厳しい除去が必要なもの** ※本欄に○がついた場合，該当する食品を使用した料理については，給食対応が困難となる場合があります． 鶏卵：卵殻カルシウム 牛乳：乳糖・乳清焼成カルシウム 小麦：醤油・酢・味噌 大豆：大豆油・醤油・味噌 ゴマ：ゴマ油 魚類：かつおだし・いりこだし・魚醤 肉類：エキス **F その他の配慮・管理事項（自由記述）**	**★保護者** 電話： **★連絡医療機関** 医療機関名： 電話： 記載日 年　月　日 医師名 ㊞ 医療機関名

気管支ぜん息（あり・なし）

病型・治療	学校生活上の留意点	【緊急時連絡先】
A 症状のコントロール状態 1．良好　2．比較的良好　3．不良 **B-1 長期管理薬（吸入）**　薬剤名　投与量／日 1．ステロイド吸入薬（　）（　） 2．ステロイド吸入薬／長時間作用性吸入ベータ刺激薬配合剤（　）（　） 3．その他（　）（　） **B-2 長期管理薬（内服）**　薬剤名 1．ロイコトリエン受容体拮抗薬（　） 2．その他（　） **B-3 長期管理薬（注射）**　薬剤名 1．生物学的製剤（　） **C 発作時の対応**　薬剤名　投与量／日 1．ベータ刺激薬吸入（　）（　） 2．ベータ刺激薬内服（　）（　）	**A 運動（体育・部活動等）** 1．管理不要　2．管理必要 **B 動物との接触やホコリ等の舞う環境での活動** 1．管理不要　2．管理必要 **C 宿泊を伴う校外活動** 1．管理不要　2．管理必要 **D その他の配慮・管理事項（自由記述）**	**★保護者** 電話： **★連絡医療機関** 医療機関名： 電話： 記載日 年　月　日 医師名 ㊞ 医療機関名

〔（公財）日本学校保健会 作成〕

表 12-14 ●児童または生徒 1 人 1 回あたりの学校給食摂取基準

区 分	基準値			
	児童（6 歳〜7 歳）の場合	児童（8 歳〜9 歳）の場合	児童（10 歳〜11 歳）の場合	生徒（12 歳〜14 歳）の場合
エネルギー（kcal）	530	650	780	830
たんぱく質（%）	学校給食による摂取エネルギー全体の 13%〜20%			
脂 質（%）	学校給食による摂取エネルギー全体の 20%〜30%			
ナトリウム（食塩相当量）（g）	1.5 未満	2 未満	2 未満	2.5 未満
カルシウム（mg）	290	350	360	450
マグネシウム（mg）	40	50	70	120
鉄（mg）	2	3	3.5	4.5
ビタミン A（μgRAE）	160	200	240	300
ビタミン B_1（mg）	0.3	0.4	0.5	0.5
ビタミン B_2（mg）	0.4	0.4	0.5	0.6
ビタミン C（mg）	20	25	30	35
食物繊維（g）	4 以上	4.5 以上	5 以上	7 以上

（注）1 表に掲げるもののほか，次に掲げるものについても示した摂取について配慮すること．
亜鉛‥児童（6 歳〜7 歳）2 mg，児童（8 歳〜9 歳）2 mg，児童（10 歳〜11 歳）2 mg，生徒（12 歳〜14 歳）3 mg
2 この摂取基準は，全国的な平均値を示したものであるから，適用に当たっては，個々の健康及び生活活動等の実態並びに地域の実情等に十分配慮し，弾力的に運用すること．
3 献立の作成に当たっては，多様な食品を適切に組み合わせるよう配慮すること．

（文部科学省．学校給食実施基準の一部改正について．2021）

COLUMN

学校給食共同調理場の建て替えについて

多くの学校給食共同調理場（学校給食センター）は，昭和 40 年から 50 年代に建設され，築 40 年以上が経過している．そのため，老朽化が進み，耐震上の問題も抱えている．そのうえ，現在の学校給食衛生基準に沿った施設設備ではないため，献立上の制約やアレルギー食への対応ができないなどの課題を多く抱えている．そのため，現在学校給食共同調理場の建て替えが進められている．この事業を進めるために，PFI（p193，小コラム参照）手法が用いられることがある．現在までも，約 80 施設の学校給食共同調理場の建て替えがこの手法により実施された．PFI 手法を用いた場合の建て替えの手順は，次の通りである．

①地方公共団体による，実施方針を決定する．実施方針は，どのような学校給食共同調理場を建設したいのか，どのような機能を求めるのかなどが記述されている．

②実施方針に基づいた要求水準書を作成する．要求水準書には，具体的な条件などが詳細に示されている．

③事業者は要求水準書に基づいて提案書を作成し，提出する．

④地方公共団体は，提案書を審査するための審査委員会を組織する．

⑤審査委員会は，地方公共団体の職員および学識経験者などから構成されており，委員会で審査を行い，優秀提案者を地方公共団体の首長（市長など）に推する．

⑥地方公共団体が事業者を決定する．学校給食共同調理場の場合には，提案者は，設計者，建設者，給食運営者，維持管理者などによって構成されており，事業者として選定された場合には，特別目的別会社（SPC）を作り，事業を開始する．学校給食共同調理場の場合には，給食の運営，維持管理の期間は平均で 15 年程度であり，長期にわたり事業を行うことが可能である．一方，地方公共団体は，総事業費を，期間での割賦支払いにすることができる．近年に建設された学校給食共同調理場においては，学校給食衛生管理基準に沿った作業区域の区画がされ，また食物アレルギーなどの個人対応をすることが可能な作業室が設置されている．

厨房以外では，食育のための見学コースが設けられているところもあり，エアーシャワーや手洗い，回転釜の撹拌等の体験コーナーが設置されているところもある．また，講習会や物資選定会議などでの試作等の活用できるような会議室や調理室がある場合もある．

位として作成される．献立作成は，学校単位，市区町村での統一献立の場合などがある．統一献立の場合には，各学校や調理場の学校給食栄養管理者（栄養教諭，学校栄養職員）によって検討のうえ決定される．単独調理場方式の場合には，学校の行事や教育内容に応じた給食の献立を考え，提供することができる．一例をあげると，運動会に関する献立や，国語の教科書の内容に対応した献立の提供などである．共同調理場の場合には，受配校の数が多いため，献立もさまざまな影響を受けている．しかし，共同調理場でも，たとえば，受配校の一部が休校などで，食数が減少している日には，少し手をかけた料理を提供するなどの工夫もされている．学校給食の大きな特徴として，配膳が児童生徒によって行われることがある．したがって，献立作成の際には，栄養量や作業のことだけでなく，児童生徒による配膳がしやすいような工夫も必要である．

❷生産管理システム

生産方式は，単独調理場方式の場合にはコンベンショナルシステムであり，共同調理場方式の場合にはカミサリーシステムである．また，調理システムとしては，クックサーブがほとんどである．令和３年の調理方式別の実施状況は，小学校では，単独調理場方式 46.3%，共同調理場方式が 52.3%，中学校では，単独調理場方式が 23.8%，共同調理場方式が 61.7% であった．調理方法だけでなく，調理業務の委託化も進んでいる．調理業務の委託率は 54.7% であり，運搬 47.3%，食器洗浄 52.3% となっている．

食材料については，ほとんどが当日の朝に納品，検収が行われる．その後，調理され，配缶，配膳，提供となる．学校給食の調理は，主に回転釜が中心であるが，現在は，スチームコンベクションオーブンや，真空冷却機なども導入されている．そのため，冷菜なども以前より冷たい状況で提供することが可能になった．また，衛生管理については，文部科学省の「学校給食衛生管理基準」に沿って実施する．具体的には，野菜の提供方法や最終加熱方法，また施設設備の衛生管理について記述されている．

❸ 提供管理システム

学校給食は，調理，配缶された後，各クラスに運搬される．配缶とは，食缶などの容器に出来上がった料理をクラスの人数分ずつ配分することである．配缶は，重量で配缶する場合と容量で配缶をする場合がある．いずれの場合にも，献立表から出来上がり重量を予測して，各クラスの配缶量を決めておく必要がある．

小学校の栄養計画は，低学年，中学年，高学年の３区分に分けて行われている．しかし，献立の内容は同じであるため，肉や魚などの切り身では，重量を区分ごとに設定している．また，カレーや八宝菜などの料理については，中学年を１として，低学年と高学年は比率計算を行い，発注および配缶を行っている．したがって，実際の食数（提供数）と調理食数（中学年に換算した食数）は異なっている．配缶された料理は，コンテナもしくは配膳ワゴンにセットされる．共同調理場方式の場合には，コンテナに数クラス分を

PFI

PFIとは，Private Finance Initiativeの頭文字をとったものである．これは，公共施設などの建設，維持管理，運営などを行政と民間が連携して行うことにより，民間の創意工夫などを活用し，財政資金の効率的使用や行政の効率化などを図ることが目的である．内閣府に民間資金等活用事業推進室（PPP/PFI推進室）が設けられており，PFI法も制定されている．PFIの導入により，地方公共団体の事業コストの削減を可能とする．また，この手法を導入することによって，地方公共団体が支払う事業費用を一括でなく割賦支払いにすることが可能となり，年度の費用負担を軽減することが可能となる手法である．給食の分野では，学校共同調理場の建て替え事業にこの手法が導入されている．

入れ，受配校に到着後に配膳ワゴンに移し替えてクラスに運搬する場合もある．いずれの場合にも，温かい料理と冷たい料理がコンテナなどに混載されている．近年は，保温・保冷機能のある二重食缶や，保冷剤がセットできる構造のものなども使用されている．

各クラスへの運搬は，教室前まで配膳員などが運搬する場合や，給食室や配膳室まで児童生徒が取りに来る場合など，学校によってさまざまである．このようにして運搬された給食は，学級担任の指導の下で配食される．配食は，児童生徒が給食当番として行う．盛り付け，配膳を児童生徒が行うため，学校給食栄養管理者（栄養教諭，学校栄養職員）は，担任教諭への支援や給食当番への衛生教育を行う必要がある．また，給食時間は40分程度と短いため，配膳がスムーズにできるように，盛り付け量の具体的な指示などが求められる．また，この給食時間を利用して，各クラスへの巡回を行い，喫食状況に問題がある児童などについての把握を行うとともに，給食指導も積極的に行っていく必要がある．

6）給食費

学校給食費は，月額での徴収が行われている．令和3年度学校給食実施状況等調査によると，学校給食費の平均月額は，小学校で4,477円，中学校で5,121円である．年間の平均給食回数は，小学校192回，中学校188回であることから，1食あたりの平均給食費は小学校256円，中学校300円である．現在，給食費の徴収方法は，金融機関からの引き落としが多い．また，徴収された給食費の扱いでは，学校単位で学校給食費の会計処理を行う私会計と，地方公共団体が徴収を行う公会計があり，自治体によって扱いが異なっている．しかし，令和元年に，文部科学省から「学校給食費等の徴収に関する公会計化等の推進について」（通知）が発出され，公会計化が進んでいる．私会計の時には，未納給食費の徴収は校長を中心とした学校単位で行っていたが，公会計になることによって，学校単位でなく，地方公共団体で徴収手続きが行われる．これにより，学校における教職員の事務作業が軽減された．徴収された学校給食費は，一部の地方公共団体を除いて，**食材料費として使用されており**，単年度での使い切りとなっている．文部科学省による学校給食費に係る公会計化等の推進状況調査では，令和4年5月1日現在，学校給食費の公会計を実施している自治体は34.8％，準備検討している自治体が30.4％であった．食材料は，一般価格よりも安価に購入できる．たとえば，**学校給食用牛乳**の供給事業の仕組みを**図12-5**に示した．令和3年度学校給食用牛乳供給事業概況によると，供給価格は，全国平均200 mLあたり51円60銭であった．また，容器包装別の供給数量の割合は，びん装等8.4％，紙容器91.6％であった．また，都道府県ごとに学校給食会があり，学校給食に必要な物資を市場より安い価格で提供している．購入に関しては，物資選定会議などにより，実際の食材料を確認して購入を決める場合が多い．学校給食に関わる施設設備費や人件費，委託給食における委託費などは，地方公共団体が負担する．

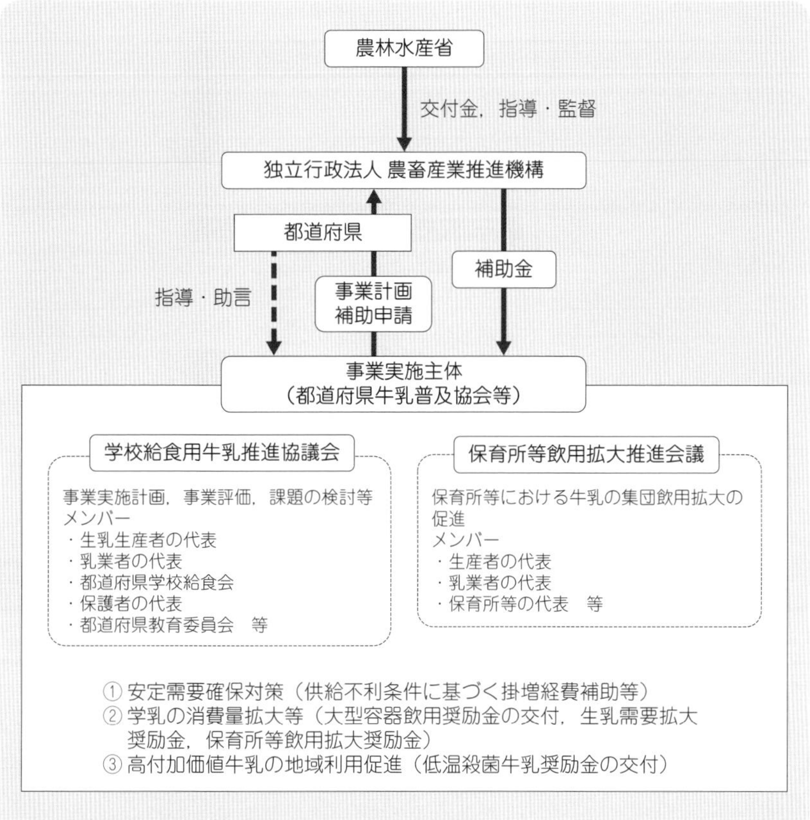

図 12-5 ●学校給食用牛乳供給事業の仕組み
（独立行政法人 農畜産業推進機構ホームページより）

7）給食と栄養教育

学校給食において，毎日提供される給食は，栄養教育の教材である．また，食育基本法，第三次食育推進計画をはじめ，各地方公共団体においても，**食育推進計画**が策定されている．これらを受けて，各学校においても食の年間指導計画を作成し，それに基づいた栄養教育が実施される．**栄養教諭は，学級担任や教科担任と連携を図り，食に関する指導を推進していく役割**を担っている．また，文部科学省より，「食に関する指導の手引き—第二次改訂版—」が発出されている．栄養教諭における栄養教育は，授業時間での教育だけではない．栄養教諭（学校栄養職員）がクラスを巡回し，給食時間を活用した指導も多く行われている．この場合の指導時間は短く，児童生徒は給食を食べながら受けることもあるため，そのことを考慮した指導内容でなければならない．また，クラス巡回時には，児童生徒の喫食状況を把握したり，個別指導を行う場合もある．また学校の委員会活動に参画し，児童生徒を通じた，食に関する指導を行うこともある．1か月ごとに作成される献立であるが，配布するための献立表や配膳表，給食だよりの作成と配布を通じて，児童生徒だけでなく，保護者や地域の人々へ向けて行う情報発信も栄養教育である．最近は，ゲストティーチャーの制度を活用して，農産物など

食に関する指導の手引き—第二次改訂版—

文部科学省により「食に関する指導の手引（第二次改訂版）」が平成 31 年 3 月に示されている．これは，食育基本法，学校給食法，学校教育法に基づく学習指導要領等を踏まえ，学校における食育を推進する観点から，学校における食育の必要性，食に関する指導の目標，食に関する指導の全体計画，食に関する指導の基本的な考え方や指導方法，食育の評価について示すものである．

の生産者を学校に招いて授業を行うなど，地域に根づいた栄養教育がなされている．

6. 事業所

1）給食の意義と対象者特性

近年，特定健康診査および特定保健指導[注]の実施が義務づけられ，事業所における健康管理の重要性はますます高くなっている．さらに，経済産業省では**従業員などの健康管理を経営的な視点で考え，戦略的に健康経営[注]を実践する企業には「健康経営優良法人認定制度」（平成28年）を創設**し，「国民の健康寿命の延伸」に関する取り組みを促進している．事業所給食では，従業員の健康支援として健康に配慮した献立の充実（ヘルシーメニューの開発など），献立の栄養成分表示や個人の健康に配慮した食事の組み合わせの表示など栄養教育をWebや食堂を活用するなど，企業によってさまざまな取り組みが行われており社会的関心も高い．また，健康管理室（センター）[注]と委託給食会社との連携や産業栄養指導担当者[注]の活躍も期待されている．一方，社会の経済状況が厳しいなか，企業の従業員の減少や福利厚生費[注]の見直しによって，給食運営にかけられる経費も抑えられている．事業所給食では従業員の食堂利用率を高めるために，一般飲食店と競合できるよう，顧客満足度調査をし，質の高い給食サービスの提供や経費の統制（コントロール）を含めた経営管理が求められる．

❶ 事業所給食の目的

従業員の労働意欲や作業効率を高め，生産性の向上を図る．

a）栄養管理された適正な食事を提供することにより，従業員の健康保持・増進を図る．

b）福利厚生の一環として従業員に低価格で給食を提供し，経済的負担を軽減する．

❷ 事業所給食の特徴

a）対象者

20歳前後から60歳前後〔成人期（青年期，壮年期，中年期）〕と年齢幅が広い．また，事業所により男女の比率，職種や就業形態の違う，複合施設となっており，複数の企業の従業員が利用する食堂などさまざまである．幅広い対応が求められる．主に健康人を対象とした食事の提供が基本であるが，近年はストレスなどによるメンタルヘルスケアや成人期の生活習慣病の罹患率が高くなり，生活習慣病の予防や改善を考慮するなど，心身両面にわたる健康づくりが大切である．

近年，食物アレルギーの表示や外国人労働者の増加に伴い宗教的配慮からハラール食[注]やベジタリアン食などに対応した食事の提供や表示などを行っ

特定健康診査および特定保健指導
40歳以上の公的医療保険加入者全員を対象とした保健制度．事業主は内臓脂肪型肥満に着目した健診・保健指導が義務づけられている（厚生労働省令第157号第1条，平成20年4月実施）．

健康経営
従業員などの健康管理を経営的な視点で考え，戦略的に実践すること．企業理念に基づき，従業員などへの健康投資を行うことによって，従業員の活力向上や生産性の向上などの組織の活性化をもたらし，業績向上や株価向上につながると期待されている．NPO法人健康経営研究会の登録商標である．

健康管理室（センター）
労働安全衛生法では労働者の衛生のための教育の実施，健康診断の実施や健康の保持増進のための措置など安全衛生管理体制の整備が義務付けられている．企業では安全衛生管理活動を組織的，計画的，継続的に進めるため，産業保健スタッフが在籍する健康管理室（センター）や部門を設けている．50人以上の労働者数の事業主は産業医の選任が義務付けられている．

産業栄養指導担当者
健康測定の結果及び産業医の指導票に基づき労働者個人にあわせた食習慣や食行動の評価とその改善に向けて指導を行う管理栄養士，栄養士（実務2年以上）の者が養成研修を受けて資格を得る．

表 12-15 ●事業所給食における施設の特徴

施設	特徴	給食回数
オフィス給食	デスクワークが主体の従業員が対象である．都心では大規模オフィスビルもみられるが，コンビニエンスストアや飲食店など競合先も多様化している．	昼食　1 回 ＊主に平日
工場給食	現場作業者が主体の勤労者が対象である． 工場によっては休日や，24 時間稼働している所もあり，交代制の勤務などさまざまである．	昼食　1 回 ＊勤務体制に対応して 4 回　朝食，昼食，夕食，夜勤食[1)]
社員寮給食（寄宿舎）[2)]	企業が保有する寄宿舎・寮の入所者が対象である．	朝食，夕食　2 回
研修所給食	企業が保有する研修所の利用者が対象である．	昼食　1 回 ＊宿泊の場合は朝食，昼食，夕食

[1)]夜勤食　夜間時間帯に勤務する従業員に対して提供する食事．
[2)]常時 30 人以上の労働者を寄宿させる寄宿舎には，食堂を設けなければならない（抜粋）．事業附属寄宿舎規程（第 24 条）．

表 12-16 ●事業所給食における栄養士配置規定

施設	栄養士配置規定	規定法令
事業所	事業者は，事業場において，労働者に対し，1 回 100 食以上又は 1 日 250 食以上の給食を行うときは，栄養士を置くように努めなければならない．	労働安全衛生法 労働安全衛生規則 （第 632 条）[*)]
社員寮（寄宿舎）	1 回 300 食以上の給食を行う場合には，栄養士をおかなければならない．	労働基準法 事業附属寄宿舎規程 （第 26 条）

[*)]事業者は，栄養士が，食品材料の調査又は選択，献立の作成，栄養価の算定，廃棄量の調査，労働者の嗜好調査，栄養指導等を衛生管理者及び給食関係者と協力して行うようにさせなければならない．

ている企業も増えている．

b）事業所給食の種類（表 12-15）

事業所給食とは，オフィス，工場などの職場に設置される，従業員を対象とした給食施設での食事である．

2）管理栄養士・栄養士の配置と関連法規（表 12-16）

事業所給食に関する関連法規は主に「労働基準法」，「労働安全衛生法」である．

3）組織および運営形態の特徴（表 12-17）

給食の経営形態は**委託化率が高い**．事業所給食の委託契約では，単価制，管理費制が主であるが，単価制が増えている（委託契約の詳細は Chapter 10 を参照）．組織の特徴として，従業員の健康管理には事業体の健康管理部門〔人事労務，総務，厚生（健康管理室〈センター〉）担当〕が担う場合が多い．

福利厚生

会社員が働くことよって得られる給与以外の援助・サービス．福利厚生には法定福利（社会保険の加入負担など）と企業の任意（社員寮，食堂等）がある．

ハラール食

ハラールは「イスラーム法によって許されている物事，合法的な物事」を意味する．宗教上扱ってはいけない食材として豚肉（豚肉由来も含む．例：ゼラチン，ラード等）やアルコール飲料などがある．ハラール認証を受けた食材も流通されている．

表 12-17 ●職場給食の経営指標の推移 〔実施率（%）〕

区分		2009 年	2019 年
経営形態	直営	2.5	4.6
	委託	97.5	95.4
委託給食の契約方式	管理費制	40.6	38.0
	単価制	54.8	55.4
	単価制＋補助金	3.9	2.5
	施設賃金のみ	0.6	4.1
給食形態	カフェテリア方式	44.7	48.4
	弁当給食	5.0	6.3
	定食方式など	50.3	45.3
給食費の精算方式	カード方式	58.0	65.4
	食券，現金，給与控除等	39.9	25.2
	電子マネー	2.0	9.4
喫食率（昼食数/利用者数）		50.3	39.3

〔労務研究所，旬刊福利厚生，NO. 2282（2019 年 10 月下旬），p6，表 1 職場給食の経営指標，表 2 給食費の清算方式より改変〕

4）給食システムの特徴

❶ 栄養・食事管理システム

事業所給食では従業員のすべての人が給食を利用するとは限らない．そのうえで，給食の利用率，対象集団の人員構成〔性別，年齢別，主な業務内容など（身体活動レベルに関連）〕，食習慣や栄養状態などの情報をできるだけ把握しておく．栄養計画では，**対象者の特性から，生活習慣病予防に配慮した栄養管理が主となる**．供食の形態に応じて給与栄養目標量の設定を行う．複数定食では段階的に給与エネルギー目標量の設定をすることで個人の過不足する確率が低くなるようにする．PDCA サイクルと食事摂取基準を活用した栄養・食事管理システムを**図 12-6** に示す．

❷ 生産管理システム

調理システムではクックサーブ方式が主である．大規模な施設ではクックチル方式やカット野菜の活用などで効率化を図っている．

❸ 提供管理システム

供食形態はカフェテリアや定食，麺類，丼ものなどカウンター配食が主である．サービス方法はセルフサービスが主である．昼食は休憩時間を交代制（食堂の回転数，2～3 回）にしている場合も多い．

社員食堂
食事をする場だけでなく，従業員のコミュニケーションの場としての機能をもつ．

5）給食費

事業所給食は**福利厚生の一環**として，昼食費の一部を企業が負担している（食事の福利厚生は事業主の任意）．事業主の負担割合は年々低下している．給食費の精算方式はカード方式（プリペイド，IDカード[注]，電子マネーなど），食券，給与控除などがある．POS システムで在庫管理やマーケティングの情報を活用している施設も多い．

IDカード
企業が発行する社員証．給食費を給与からの天引きによるキャッシュレスで行えること．利用者の購買傾向や経理や売上などの経営管理を効率的に行える．

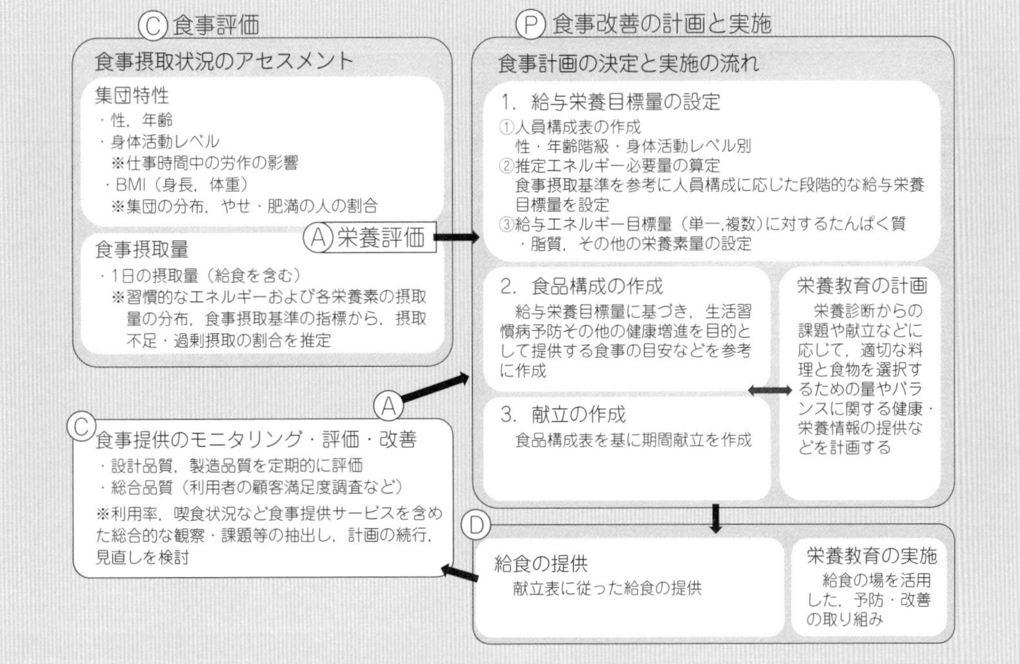

図 12-6 ●事業所における PDCA サイクルと食事摂取基準を活用した栄養・食事管理（概要）

表 12-18 ●ヘルシーメニュー，健康に関する啓発活動の実施状況

実施率[1]		27.8%
平均価格		435 円
平均熱量 **平均塩分量**		541 kcal 3.3 g
実施サイクル	毎日（週 4 回以上） 週 1 回 週 2 回 月 1 回 その他	73% 10.8% 5.4% 8.1% 2.7%
栄養教育の媒体（複数回答）	卓上メモ ポスター掲示 イントラネット[注]利用 栄養士による指導等	63.3% 53.1% 26.5% 18.4%

[1]2018 年度「職場給食の経営指標」調査の付帯調査にて，生活習慣病等に配慮したヘルシーメニューを提供していた事業所の実施割合．
（労務研究所：ヘルシーメニューの平均像，健康・栄養面への啓発活動の方法，旬刊福利厚生 NO. 2282，p59，2018 より改変）

イントラネット
インターネット技術を応用して構築された企業のみで使うネットワーク．

6）献立・食事形態の特徴

事業所での献立，食事形態は多種多様なフードサービスや低価格の販売によって，顧客の利用率の向上を図っている．利用者が料理の組み合わせや栄養表示を意識して選択するよう栄養教育と並行していくことが必要である．また，生活習慣病対策などに関連したいわゆるヘルシーメニューの導入も増えている（**表 12-18** 参照）．

スマートミールの基準

1食あたりの提供エネルギー量（2段階）による分類

①「主食＋主菜＋副菜」パターン

項目	食品等	「ちゃんと」450〜650kcal未満	「しっかり」650〜850kcal
主食	飯，麺類，パン	飯の場合 150〜180g（目安）	飯の場合 170〜220g（目安）
主菜	魚，肉，卵，大豆製品	60〜120g（目安）	90〜150g（目安）
副菜1（付合せ等） 副菜2（小鉢・汁）	野菜，きのこ，いも，海藻	140g以上	140g以上
食塩	食塩相当量	3.0g未満	3.5g未満

注）副菜は，副菜1を主菜の付合わせ等とし副菜2を独立した小鉢とする方法，或いは副菜1と副菜2を合わせて1つの大きな副菜とする方法など，メニューにより自由に工夫をしても構いません．

②「主食＋副食（主菜，副菜）」パターン

項目	食品等	「ちゃんと」450〜650kcal未満	「しっかり」650〜850kcal
主食	飯，麺類，パン	飯の場合 150〜180g（目安）	飯の場合 170〜220g（目安）
副食 主菜・副菜（汁）	魚，肉，卵，大豆製品	70〜130g（目安）	100〜160g（目安）
	野菜，きのこ，いも，海藻	140g以上	140g以上
食塩	食塩相当量	3.0g未満	3.5g未満

☑「ちゃんと」か「しっかり」を毎日提供している

☑主食，主菜，副菜が揃っている

☑汁物は，つけなくてもよい

☑野菜，きのこ，いも，海藻が，1食あたり140g以上である

☑PFC比率が毎食，基準内である

☑食塩相当量が毎食，基準内である

事例

実施日：2018年06月01日
食種：スマートミール　ちゃんと
回鍋肉／健康な食事

成分値			
エネルギー（kcal）	646✓	レチノール当量（μg）	108
水分（g）	292.1	ビタミンB₁（mg）	0.45
たんぱく質（g）	21.8	ビタミンB₂（mg）	0.32
脂質（g）	20.1	ビタミンC（mg）	40
炭水化物（g）	85.8	ビタミンE（mg）	2.5
カリウム（mg）	678	コレステロール（mg）	117
カルシウム（mg）	124	食物繊維総量（g）	5.1
鉄（mg）	2.3	食塩相当量（g）	2.3✓

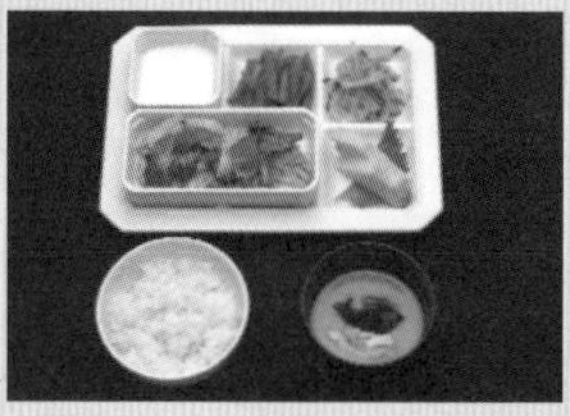

たんぱく質比率（13〜20%）	14%✓
脂質比率（20〜30%）	28%✓
炭水化物比率（50〜65%）	53%✓
野菜重量	149g✓

図 12-7 ●スマートミール（基準に合った食事）と具体例の確認
（公益社団法人日本給食サービス協会，日本給食経営管理学会，産学連携委員会：「健康な食事・食環境」認証制度応募事例集—給食部門—，p6-7，2018 より一部改変）

一方，2018 年「健康な食事・食環境」認証制度が始まり，外食・中食・事業所給食にて健康に資する要素を含む栄養バランスのとれた食事「スマートミール」を継続的に提供していることや，健康的な空間として栄養情報の提供等に取り組むことが推進されている．

スマートミールの基準は，厚生労働省の「生活習慣病予防その他の健康増進を目的として提供する食事の目安」（平成 27 年 9 月）や食事摂取基準を基本としている．スマートミールには 1 食あたりの提供エネルギー量（2 段階「ちゃんと」「しっかり」）による分類がされ，主に献立構成別（主食，主菜，副菜）と食塩に関する基準が設けられている（**図 12-7**）．

エビデンスに基づいた献立・食事の提供（食物へのアクセス）と栄養情報の提供（情報へのアクセス）を備えた食環境づくりを目指した一連のマネジメントが求められている（p203，「現場から」参照）．

❶ カフェテリア方式

主食，主菜，副菜，汁物などの料理を利用者が自由に選択する．主食や主

表 12-19 ●給食を活用した栄養教育の方法例

栄養教育の方法	ねらい
食堂の活用 ・サンプルケース（モデル献立の展示） ・プライスカード（価格，栄養成分表示） ・卓上メモ，栄養リーフレット，ポスター ・健康・栄養フェア	カフェテリアなど料理を選択する際のモデル献立の展示や栄養成分表示を行い，喫食者が適切な選択ができるような情報（知識）の提供を行う．関心を高め，知識の習得を助ける．ただし，忙しい勤労者にとって，サンプルケースを見る時間は瞬時であるため，分かりやすい表示（色分け）やキャッチコピーを施設の対象者に合わせて工夫する必要がある． また，イベント等を実施して健康に対する自己管理意識を高める動機づけ支援を行う．
情報技術の活用 ・web を利用した健康管理システム ・ホームページ上での情報発信	ID カードの普及により，健康診断，食事，運動と総合的な健康管理を行い，個人に合わせた適切な指導を行う．IT を活用して献立情報，健康・栄養情報の発信や栄養相談を行う．Web を利用するメリットは対象者の関心がある時に，いつでも情報にアクセスできることである．

菜の盛り付け量などを段階的にするなどの対応を行う施設もある．

❷ 定食方式

単一定食は小規模の施設に多い．複数定食はエネルギーなどを段階的に設定するとよい．季節やイベント，また麺類や丼物などを組み合わせるなどサービスを充実させることができる．

❸ 弁当方式

給食施設のない事業所の場合が多い．配送による味や衛生管理等を配慮した献立の作成が必要である．

7）給食と栄養教育

事業所における生活習慣予防のための健康づくりでは，保健指導プログラムに沿って段階的に「情報提供」「動機づけ支援」「積極的支援」を行う．その一環として，栄養教育では給食を生きた教材として，各自に適した食事の選択能力を養うなど，自己の健康管理意識を高めるようつなげていく．

❶ 健康管理センターとの連携

産業医を主としてチームで事業所全体の健康づくりに取り組む．一方，栄養・給食部門を委託している現状から，**給食委員会など事業体と委託会社の双方が情報を定期的に共有し，栄養教育の効果や給食の改善に努める**．

健康保持増進対策（THP；total health promotion）
産業医を中心に，運動指導士，心理相談員，産業保健指導者，産業栄養指導者がチームとなって健康づくりに当たる．

❷ 食堂の活用，情報技術の活用

モデル献立の展示，栄養表示，栄養・食生活の情報提供，生活習慣病予防に配慮したメニュー提供がある（**表 12-19**）．

給食の利用者には**エビデンスに基づいた信頼できる情報を提供する**ことが重要である．栄養媒体（栄養メモ，ポスター，リーフレットなど）の栄養表示や献立・料理など給食を介した情報提供の留意点（食品表示法，表示基準）を考慮して表示する（**表 12-20**）．

表 12-20 ●給食を介した情報提供のための表示の作り方例

献立の事例 （含有量の表現に留意すべき事例）			
想定条件	1）施設	事業所	
	2）料理	野菜たっぷりランチ（ヘルシーメニュー）	
	3）取り上げたい内容	野菜に含まれる食物繊維の生理機能	
	4）情報提供媒体	POP（サンプルケース）	
	5）情報提供のねらい	アセスメントの結果，日常的にエネルギー，脂質摂取量が多く，野菜摂取量が少ないという特徴のある利用者に対して，野菜たっぷりランチ（定食）に食物繊維の情報を提供することで，野菜を使用した料理への興味・関心を考え，野菜摂取量の増加および，ヘルシーメニューの販売促進をねらいとする．	
	6）備考	1 食中の食物繊維総量：7.2 g （1 定食あたり野菜 125 g）	
表示内容	**STEP1　取り上げる献立・料理・食材に関する基礎情報の確認**	1）提供予定の“野菜たっぷりランチ”に含まれる食物繊維含有量の確認． 2）1）で確認した含有量をガイドにある基準値と照合して評価． ①対象料理に対して食物繊維について表示することは適切か？ →「含む旨の表示の基準」（4.0 以上）を満たしており，表示は適切． ②対象料理に対して「豊富（多く）」などの表示は適切か？ →「高い旨の表示の基準」（7.0 以上）を満たしており，表示は適切．	**〈活用資料例〉** ・日本食品標準成分表 2020 年版 ・業者提供の成分分析結果 ・本ガイド
	STEP2　取り上げたい情報に関するエビデンスを確認	参考資料を用いて食物繊維の生理機能について確認．	・栄養表示基準 ・栄養学の書籍
	STEP3　栄養情報提供の媒体作成		
	STEP4　表示内容の確認	不適切な表示が含まれていないか？	・本ガイド
表現例	不適切例	この定食には食物繊維がたっぷり含まれています．食物繊維は動脈硬化の予防に役立ちます．	
	適切例	この定食には食物繊維がたっぷり含まれています．食物繊維は小腸におけるコレステロールの吸収を妨げ，体外に排出されやすくする作用があります．	
	考え方	この定食には食物繊維が 7.2 g 含まれており，ガイドの「高い旨を表示する基準」を満たしており，「たっぷり含まれている」と表示することは適切であると判断される．不適切事例については，疾病の予防に関する表示が適切ではないと判断した．	

（公益社団法人日本給食サービス協会，日本給食経営管理学会：給食施設における情報提供ガイド，p40，2020 より）

現場から

事業所給食におけるスマートミールへの取り組み

事業所給食において「健康な食事・食環境」認証制度への取り組みが積極的になっている．

2023 年 8 月に発表された第 7 回までの認証件数を合計すると，総数 578 件のうち，給食部門が 331 件を占めており，事業所給食（社員食堂）が本認証制度に基づくスマートミールの普及を牽引していることがわかる．企業が健康経営を進めていくうえで，食環境の整備に積極的に関与し，給食事業者とともに，自社の社員の健康，満足を考えた食堂づくりを積極的に進めていることがその背景であるが，一方で事業所給食でのヘルシーメニューは，いまだにおいしくないというイメージをもつ食堂利用者が多い．そこで当社ではメニューについてはおいしいことを前提にメニュー開発専門チーム（管理栄養士と調理師）が試作を繰り返し，レシピを作成している．スマートミールについてはエネルギー産生栄養素バランス（PFC バランス）を整え，食塩相当量 3 g 未満を満たしたうえで，適正材料費内に抑えることは難易度が高かったが，チーム力を活かし，味に自信をもって提供できるものとなった．この本部考案のスマートミールの試食会を実施し，おいしさを実感していただいたうえで認証取得を進めるとともに，「バランスのとれた食事」の大切さをアピールする事前 PR を兼ねた健康イベントなどの取り組みも行っている．さらに提供時にはより多くの方にスマートミールを選択いただくため，ポスターを掲示したり，サンプルケースでスマートミールの POP を置くなどで啓蒙を進めている．

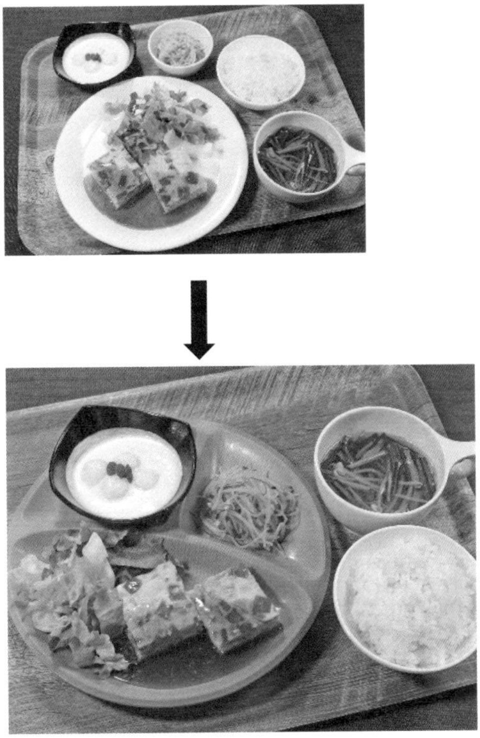

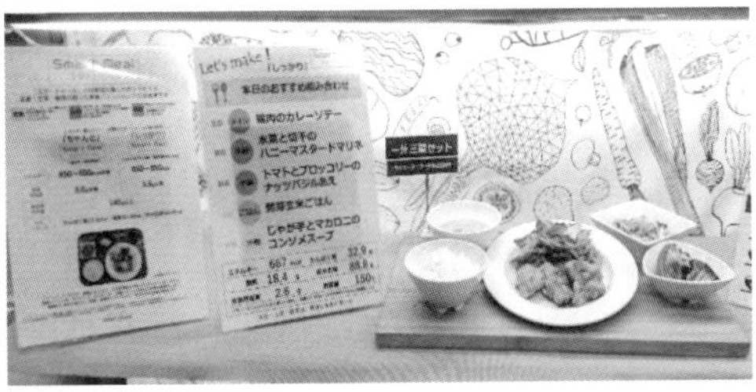

このような工夫にも関わらず，利用人数が予想以上に増えないケースもあった．利用者を増やすには，新メニューや小鉢のバリューアップなども必要であるが違った視点を持つことで大きな効果を生むことがある．

初回の認証を取得した約 300 食を提供する食堂は，カフェテリア方式で，お客様がランチを選ぶことに慣れているが，スマートミールとなる組み合わせをチョイスするにはハードルがあったことがわかった．そこで，専用のプレート皿を使ったワンプレートメニューの提案を行った．見栄えもよくなり，利用者は倍増．見た目も含めた商品の魅力アップがお客様の評価も大きく高めている．

また，お客様にスマートミールの「本当の良さ」を理解していただくことも重要である．女性が喫食者の 8 割，450 食を提供する食堂ではスマートミールの紹介を入れた健康セミナーを昼食時に開催，事業所の栄養士が直接喫食者の方々にプレゼンをした．アンケートでは「スマートミールが何かがわかった」，「栄養士がバランスを考えてメニューを作っていることがわかった」，などの声をいただき，食堂全体の価値観がアップするとともに栄養士がお客様の健康を支えていることの認知まで高めることができた．

ポスターなどの掲示物のみでは伝わらないことを直接伝えることで利用者のスマートミールへの理解度，ヘルスリテラシーが高まることを知ることができた．

「健康な食事・食環境」認証を受け，スマートミールを社員食堂で提供するだけでなく，多くの方に食べていただけるような工夫・改善を続けることが利用者の皆様の健康増進に役立つと実感している．その工夫や改善のヒントはお客様にあり，お客様への提案が栄養士の価値を高めることをスマートミールを通して改めて学んだ．

〔望月ひとみ／（株）グリーンハウス〕

Chapter

13

外食産業と管理栄養士

学修到達のポイント

- ●地域における食支援体制のための外食産業・給食デリバリーサービスの役割を説明できる.
- ●ライフスタイルに応じた外食の適切な利用法について説明できる.

本 Chapter「外食産業と管理栄養士」は，外食・中食および宅配食といった給食以外の食産業とそこでの管理栄養士の役割をまとめている．地域の食支援体制として適切な食べ物に人々がアクセスできるように食環境整備に関する基本的な考え方を示す．社会経済や食のビジネスの動向に関する新しい知識や情報を得るための基礎的な事項を示している．

1. 地域の食支援体制と外食・中食産業の役割

外食とは家庭の外で食べる食事またはその形態をいう．中食は外で買ってきた料理（食品）を家庭や職場などで食べることをいい，外食と家庭の食事との中間に位置づけられる．近年，女性の社会進出や単身・高齢者世帯の増加，ライフスタイルの多様化や簡便化，食品加工技術の進歩・流通システムの変化などを背景に，外食や中食の利用頻度が高くなり，食の外部化が進行している．最近の外食・中食に対する消費者の意識は量から質的なものに移行し，健康・安全・安心への関心が高まっている．外食・中食産業では，これらの消費者ニーズを反映した商品開発が進められている．

＜外食・中食産業における食環境整備（健康づくりへの取り組み）＞

健康づくりのための食環境整備に関する検討会報告書（厚生労働省：平成16年3月）では，栄養状態や食物摂取状況を改善するためには，個人や集団が適切な知識とスキルを得て，望ましい態度を形成し，具体的な食行動として実践することが重要であり，個人や集団の行動変容には環境づくり，とりわけ食環境の改善が重要であるとしている．このような施策に基づき外食・中食分野でも，食環境整備のための具体的な取り組みとしてヘルシーメニューの提供や栄養成分表示などの健康・栄養に関する情報の提供を行っている．

平成30(2018) 年より新たに「健康な食事（スマートミール）・食環境」認証制度がスタートした．これは，「日本人の長寿を支える『健康な食事』のあり方検討会」報告を受け，健康局長通知として示された「生活習慣病予防その他の健康増進を目的として提供する食事の目安〔厚生労働省：平成27(2015) 年9月〕」を踏まえ，日本栄養改善学会，日本給食経営管理学会など複数の学術団体が独自に設けた基準をもとに認証する制度である．対象は，外食・中食・事業所給食で，主食・主菜・副菜が揃った栄養バランスのとれた食事を提供する施設となっている．認証基準には，必須項目とオプション項目がある．

外食産業と管理栄養士
計測器の大手メーカーである（株）タニタが東京・丸の内にタニタ食堂をオープンさせた(2012年)．タニタ食堂といえば，自社の社員食堂がきっかけで店舗展開となった外食店である．1食あたり500 kcal前後ながらも満足感があってヘルシーというメニューコンセプトが顧客のニーズを捉えている．食材に用いる野菜は大きめに切る，硬めに茹でるなど，栄養士のアイデアと工夫が生かされている．

2. 地域の外食・中食産業における管理栄養士の役割

外食産業の市場規模を**図13-1**に示す．給食主体部門は営業給食と集団給食に分類され，食堂・レストランなどの一般飲食店が営業給食に，学校・事業所・病院・保育所における施設給食が集団給食に分類される．料理品小売業とはいわゆる中食のことで，持ち帰り弁当や惣菜，配達ピザなどの市場が該当する．

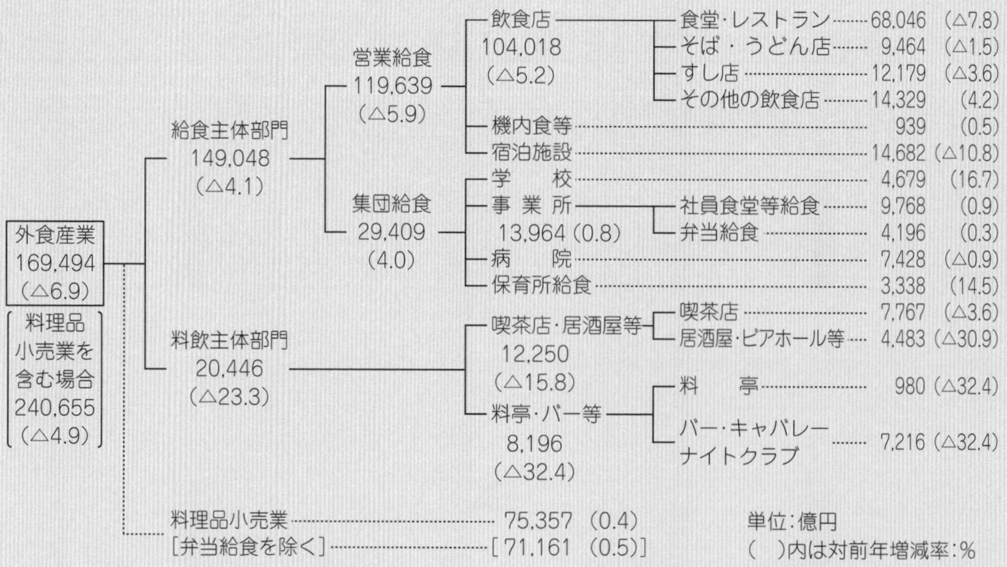

資料：(一社)日本フードサービス協会の推計による．
注1) 市場規模推計値には消費税を含む．
2) 外食産業の分類は，基本的に「日本標準産業分類(総務省)」(平成14年改訂)に準じている．
3) 産業分類の関係から，料理品小売業のなかには，スーパー，百貨店等のテナントとして入店しているものの売上高は含まれるが，総合スーパー，百貨店が直接販売している売上高は含まれない．
4) 四捨五入の関係で合計と内訳の計が一致しない場合がある．

図13-1 ●令和3年（2021年1～12月）外食産業市場規模推計値

外食・中食は栄養管理された給食とは異なり予算や嗜好が優先される．多種多様なメニューのなかから食べたいものを欲しい時に入手できるという簡便さや利便性に富むが，消費者には，正しい知識に基づいた適切な選択能力が求められる．外食産業に携わる管理栄養士・栄養士は，外食・中食のメリット，デメリットを念頭に入れた利用者への栄養教育が必要であり，食に関する自己管理能力を身につけて正しい食習慣が定着するよう教育的支援を行わなければならない．

具体的には，栄養成分表示やヘルシーメニュー提供，モデル献立の提示，その他栄養・食品に関する情報の提供などである．

3. 給食デリバリーサービス（配食サービス）

配食サービスとは，健常人を対象とした普通食（一般食）および糖尿病，腎臓病，高血圧症，肥満，嚥下食などの食事療養を目的とした治療食など，それぞれの目的に応じた食事（料理）を利用者の居宅に届ける事業である．近年，高齢者人口の増加や医療・介護の在宅化に伴って，栄養管理を重視した配食産業が拡大している．**配食サービスには，自治体（行政）と民間事業者によるものがある**．自治体が行っている高齢者を対象とした配食サービスは，もともと1980年代後半より老人福祉サービスの一環として行政支援の下でスタートしたものであるが，2000年に導入された介護保険制度により，配食サービスは保険適用外となった．その後，2005年に行われた介護保険の改正により，配食サービスは各自治体の任意事業（食の自立支援事業）となり，材料費および調理費相当分を利用者負担，それ以外の経費を介護保険から自治体が負担することになった．現在，各自治体が行っている配食サービスは，配食と利用者の見守り・安否確認が目的となっている．

1）利用者（対象者）

・自治体による配食サービス：地域在住の65歳以上の者，および心身の低下により自ら買い物や調理，食事の支度が困難な高齢者．
・民間事業者による配食サービス：ライフスタイルに合わせ配食を希望する者．

2）配食方法

工場で調製され，クックチルまたはクックフリーズにより配送される．

3）運営形態

❶公的配食サービス

自治体が配送費や管理費などを補助（食材料費は本人負担）し，運営を指定業者に委託している．配食サービスの目的は，毎日の食事（昼食・夕食）

の配食と利用者の安否確認である．自治体によっては，配食サービスを行っていないところもあり，補助金額やサービスの内容も異なる．

❷民間配食サービス

民間企業が公的補助を受けないで，独自の運営方法によりサービスを行う．費用は全額，利用者負担となる．サービス全般の差別化が求められ管理栄養士・栄養士による食事のグレードアップや利用者に対する栄養・健康管理面での付帯サービスの充実が求められる．

4）配食サービスの課題と管理栄養士・栄養士の役割

高齢化の進展に伴って，配食サービスに対するニーズは，今後さらに拡大することが予測される．安全な食事を提供することが最優先され，生産・配送過程における衛生管理は特に重要である．また，人件費，配送コストなどの経費が高騰するなかで適切な栄養管理を行い，品質の確保と利益の追求が使命である．したがって，配食サービスに携わる管理栄養士・栄養士は，これらの課題を解決すべく市場ニーズを反映した食事が提供できるよう商品開発力，マーケティング力，治療食などに必要な臨床栄養学的知識，衛生管理，関連法規に関する知識など，総合的なマネジメント能力が求められる．

参考文献

Chapter 1 給食と給食経営の概念

1）由田克士：高齢者の栄養・食生活ガイドライン事業報告書，2004.

2）藤本隆宏：生産マネジメント入門 I 生産システム編，日本経済新聞，2001.

3）Ruby P：Puckett Food Service Manual for Health Care Institutions Third edition Jossey-Bass, 2004.

Chapter 2 給食経営システム

1）赤尾　正・他：1 章 給食の概念，新実践 給食経営管理論 第 3 版，p.17-19，みらい，2019.

2）石田裕美・他：Part 1 Chapter2 給食システム，第 9 巻 給食経営管理論 第 3 版，p13-30，医歯薬出版，2013.

3）韓　順子・他：B 給食システム．サクセス管理栄養士講座 12 給食経営管理論 第 3 版，p7-9，第一出版，2010.

Chapter 3 給食施設における栄養・食事管理と品質管理の概念

● 1　品質管理

1）フィリップ・コトラー，ケビン・ケラー：コトラー&ケラーのマーケティング・マネジメント 第 12 版（恩藏直人監修）．ピアソンエデュケーション，2009.

2）鈴木久乃，太田和枝，定司哲夫：給食マネジメント論．第一出版，2009.

3）辻　ひろみ，名倉秀子・他：給食に冷凍魚を用いた料理の品質管理―食塩相当量について，第 64 回日本栄養改善学会学術総会講演要旨集．211，2017.

4）宮田　唯，名倉秀子・他：学校給食のサラダに用いるきゅうりの品質評価．第 65 回日本栄養改善学会学術総会講演要旨集．p277，2018.

● 2　栄養・食事管理

1）由田克士，石田裕美編：PDCA サイクルと食事摂取基準による栄養管理・給食管理 第 1 版．建帛社，2011.

2）厚生労働省：「日本人の食事摂取基準」策定検討会報告書．日本人の食事摂取基準 2020 年版，第一出版，2019.

● 3　献立管理

1）鈴木久乃，小林幸子，君羅　満，石田裕美・編：給食経営管理論 第 1 版，p53，南江堂，2007.

2）石田裕美，登坂三紀夫，髙橋孝子編：健康・栄養科学シリーズ 給食経営管理論 改訂第 3 版．p31，南江堂，2019.

3）藤井恵子：管理栄養士養成課程におけるモデルコアカリキュラム準拠 第 9 巻 給食経営管理論―給食の運営から給食経営管理への展開．p28-29，医歯薬出版，2013.

Chapter 4 給食の資源に応じた献立管理

1）高城孝助, 三好恵子, 松月弘恵・編著：実践 給食マネジメント論 第 2 版, 第一出版, 2019.

2）幸林友男, 曽川美佐子, 神田知子, 市川陽子・編：栄養科学シリーズ NEXT 給食経営管理論 第 4 版,講談社, 2019.
3）富岡和夫・編著：エッセンシャル給食経営管理論 第 2 版, 医歯薬出版, 2010.

Chapter 6 給食の資源としての食材料管理

1）日本給食経営管理学会・監：食材・購買管理．給食経営管理用語辞典 第 2 版．p58–66，第一出版，2017.
2）石田裕美，冨田教代・編：材料管理．給食経営管理論 第 1 版，p31–41，医歯薬出版，2016.
3）宮原公子，細山田洋子・編：給食の生産管理．給食経営管理論 第 1 版，p91–98，化学同人，2018.

Chapter 7 給食の生産・提供における衛生管理

1）栄養調理関係法令研究会：食品衛生法 栄養調理六法 平成 24 年版．p1043–1078，1019–1145，1181–1192，1210，1211–1222，新日本法規出版，2011.
2）栄養法規研究会：大量調理施設衛生管理マニュアル．わかりやすい給食・栄養管理の手引き．p1064–1072，新日本法規，2006.
3）日本給食経営管理学会・監：安全・衛生管理．給食経営管理用語辞典 初版，p92–103，第一出版，2011.
4）横山理雄，里見弘治，矢野俊博・編：HACCP 導入の手順と前提条件．改訂 HACCP 必須技術―殺菌からモニタリングまで 改訂第 1 刷．p191–192，幸書房，2008.
5）鈴木久乃，小林幸子，君羅　満，石田裕美・編：生産管理における HACCP を組み込んだ衛生管理，健康・栄養科学シリーズ 給食経営管理論．p91，南江堂，2009.
6）米虫節夫・編：食品製造システムの承認制度―日本版 HACCP（総合衛生管理製造過程の承認制度），HACCP 実践講座②こうすれば HACCP システムが構築できる 第 1 版，p12–13，日科技連出版社，1999.

Chapter 8 給食の生産管理

1）日本給食経営管理学会・監：給食経営管理用語辞典 第 2 版, 第一出版，2015.
2）高城孝助, 三好恵子, 松月弘恵・編著：実践 給食マネジメント論 第 2 版, 第一出版，2019.
3）石田裕美, 登坂三紀夫, 高橋孝子・編：健康・栄養科学シリーズ 給食経営管理論 改訂第 3 版, 南江堂，2019.
4）幸林友男, 曽川美佐子, 神田知子, 市川陽子・編：栄養科学シリーズ NEXT 給食経営管理論 第 4 版, 講談社，2019.
5）富岡和夫・編著：給食経営管理実務ガイドブック 新訂第 3 版，同文書院，2010.

Chapter 9 給食経営におけるマーケティング

1）那須幸雄：AMA によるマーケティングの新定義（2007 年）についての一考察．文教大 国際学部紀要，19（2）：93–99，2009.
2）折笠和文：マーケティングの新定義と最新理論をめぐる解釈．名古屋学芸大学 教養・学際編 研究紀要，第 3 号，2007.
3）高嶋克義，桑原秀史：現代マーケティング論．有斐閣アルマ，2008.
4）弘兼憲史，前田信弘：知識ゼロからのマーケティング入門．幻冬舎，2011.

5）宮崎哲也：コトラーの「マーケティング」実践ワークブック．秀和システム，2009.
6）中野　明：今日から即使えるコトラーのマーケティング戦略54．朝日新聞出版，2011.
7）つなぶちようじ：わかる！マーケティング［新版］．ダイヤモンド社，2011.
8）藤屋伸二：20代から身につけたいドラッカーのマーケティング思考法．中経出版，2011.
9）野上眞一：18歳からの「マーケティング」の基礎知識．ぱる出版，2010.
10）高城孝助：給食におけるマーケティング情報の活用．給食マネジメント論．第一出版，2007.

Chapter 10 持続可能な給食経営の組織管理・マネジメント

●1　給食経営の組織管理・人事管理

1）日本栄養改善学会・監：石田裕美，冨田教代・編：管理栄養士養成課程におけるモデルコアカリキュラム準拠 第9巻 給食経営管理論―給食の運営から給食経営管理への展開．医歯薬出版，2019.
2）日本給食経営管理学会・監：給食経営管理用語辞典 第2版，第一出版，2015.
3）三好恵子，山部秀子，平澤マキ・編：テキストブックシリーズ 給食経営管理論 第3版，第一出版，2019.
4）高城孝助，三好恵子，松月弘恵・編：テキストブックシリーズ 実践 給食マネジメント論 第2版，第一出版，2019.
5）国立研究開発法人 医薬基盤・健康・栄養研究所・監，石田裕美，登坂三紀夫，髙橋孝子・編：健康・栄養科学シリーズ　給食経営管理論 改訂第3版，南江堂，2019.
6）今野浩一郎，佐藤博樹・著：マネジメント・テキスト人事管理入門 第2版，日本経済新聞出版社，2009.

●2　会計・原価管理

1）日本給食経営管理学会・監：給食経営管理用語辞典．第一出版，2011.
2）富岡和夫編著：会計・原価管理，エッセンシャル給食経営管理論．第2版，p71–88，医歯薬出版，2007.
3）茂木喜久雄：財務諸表，らくらく会計入門．p79–243，週刊住宅新聞社，2008.
4）渡辺克之，渡辺雅文：小さな会社の社長のためのExcelでマスターする経営分析．ラトルズ，2004.
5）全国栄養士養成施設協会，日本栄養士会・監：会計・原価管理．サクセス管理栄養士講座給食経営管理論．p123–132，第一出版，2010.

●3　委託と契約

1）太田和枝：給食経営のアウトソーシング．給食マネジメント論．第一出版，2007.
2）定司哲夫：外食産業と給食．給食経営管理論．南江堂，2009.

Chapter 11 給食施設における危機管理対策の基本

1）坂本すが：医療安全推進の背景と経緯．5日間で学ぶ医療安全超入門（坂本すが編）．p8，学研メディカル秀潤社，2011.
2）前田初子：医療安全管理者の役割と活動，5日間で学ぶ医療安全超入門（坂本すが編）．p31–38，学研メディカル秀潤社，2011.
3）本間みね子：ヒヤリ・ハット事例を報告する理由．5日間で学ぶ医療安全超入門（坂本すが編）．p54，学研メディカル秀潤社，2011.
4）新潟県福祉保健部：新潟県災害時栄養・食生活支援活動ガイドライン．p3–7，36，66，73，76，

99-100, 2006.
5）日本給食経営管理学会・監：危機管理，給食経営管理用語辞典．p.90-91，第一出版，2011.
6）Charles Vincent：患者安全学入門（池田俊也監訳）．p36-38，エルゼビア・ジャパン，2007.
7）日本医療マネジメント学会・監：5日間で学ぶ医療安全超入門．学研メディカル秀潤社，2011.
8）国立健康・栄養研究所，日本栄養士会：災害時の栄養・食生活マニュアル．2011.

Chapter 12 各種施設における給食経営管理

● 2 高齢者・介護福祉施設

1）厚生労働省：平成30年介護報酬の改定.
2）食事摂取基準の実践・運用を考える会・編：日本人の食事摂取基準（2015年版）の実践・運用，第一出版.
3）高城孝助，三好恵子，松月弘恵：実践給食マネジメント論．第一出版，2019.

● 3 児童福祉施設

1）厚生労働省雇用均等・児童家庭局母子保健課：児童福祉施設における食事の提供ガイド－児童福祉施設における食事の提供及び栄養管理に関する研究会報告書，2010.
2）内閣府：特定教育・保育，特別利用保育，特別利用教育，特定地域型保育，特別利用地域型保育，特定利用地域型保育及び特例保育に要する費用の額の算定に関する基準等，内閣府告示第49号，平成27年3月31日.
3）内閣府：特定教育・保育等に要する費用の額の算定に関する基準等の実施上の留意事項について，府子本第536号，子発0930第1号，令和元年9月30日.
4）厚生労働省：児童福祉施設における食事の提供に関する援助及び指導について，雇児発第0331第1号・障発0331第16号，平成27年3月31日.
5）厚生労働省：児童福祉施設における「食事摂取基準」を活用した食事計画について，雇児母発第0331第1号，平成27年3月31日.
6）令和元年度における私立保育所の運営に要する費用について，府子本第609号，子保発1106第1号，令和元年11月6日.

● 4 障害者福祉施設

1）大和田浩子：知的障害者の栄養状態と栄養管理．栄養学雑誌，67（2）：39-48，2009.
2）金谷由希，大和田浩子：視覚障害児の食品群並びにエネルギー及び栄養素摂取量の実態．日本家政学会誌，67（11）：610-616，2016.

● 5 学校

1）学校給食法並びに同法施行令等の施行について（文部学第543号 昭和29年9月28日 文部事務次官通達）.

● 6 事業所

1）日本給食経営管理学会・監：事業所給食，給食経営管理用語辞典．p156-157，第一出版，2011.
2）富岡和夫・編著：事業所給食，エッセンシャル給食経営管理論 第2版，p162-165，医歯薬出版，2007.
3）石田裕美，村山伸子，由田克士・編著：特定給食施設における栄養管理の高度化ガイド・事例集．第一出版，2007.

Chapter 13 外食産業と管理栄養士

1）「健康な食事・食環境」認証制度ホームページ　http://smartmeal.jp/

索引

あ

い

う

え

お

か

き

の

は

ひ

ふ

へ

ほ

ま

み

め

も

や

ゆ

よ

ら

り

【編者略歴】

市《いち》 川《かわ》 陽《よう》 子《こ》

1988 年　東京家政大学家政学部卒業
1990 年　日本女子大学大学院家政学研究科修士課程修了
1990 年　川村短期大学助手
1994 年　日本大学短期大学部（三島）専任講師
2005 年　徳島大学大学院栄養学研究科博士後期課程単位取得満期退学
2005 年　静岡県立大学食品栄養科学部助教授
2007 年　静岡県立大学食品栄養科学部准教授
2018 年　静岡県立大学食品栄養科学部教授

神《こう》 田《だ》 知《とも》 子《こ》

1996 年　徳島大学医学部栄養学科卒業
1998 年　徳島大学大学院栄養学研究科博士前期課程修了
1998 年　大阪府立看護大学医療技術短期大学部助手
2000 年　山口県立大学生活科学部助手
2005 年　山口県立大学生活科学部講師
2008 年　同志社女子大学生活科学部准教授
2015 年　同志社女子大学生活科学部教授

管理栄養士養成のための栄養学教育モデル・コア・カリキュラム準拠
第 11 巻　給食経営管理論　第 2 版　給食と給食経営管理における関連項目の総合的理解

ISBN978-4-263-72050-9

2021 年 3 月 25 日　第 1 版第 1 刷発行
2023 年 3 月 25 日　第 1 版第 3 刷発行
2024 年 2 月 10 日　第 2 版第 1 刷発行

監　修　特定非営利活動法人
日本栄養改善学会

編　者　市　川　陽　子
神　田　知　子

発行者　白　石　泰　夫

発行所　**医歯薬出版株式会社**

〒 113-8612　東京都文京区本駒込 1 - 7 - 10
TEL.　(03)5395 - 7626(編集)・7616(販売)
FAX.　(03)5395 - 7624(編集)・8563(販売)
https://www.ishiyaku.co.jp/
郵便振替番号 00190-5-13816

乱丁，落丁の際はお取り替えいたします　　印刷・三報社印刷／製本・皆川製本所